U0311352

炎症性肠病临床解析

主 编 曲 波 王新红 李 惠

科学出版社

北 京

内 容 简 介

本书详细介绍了炎症性肠病的流行病学、病因及发病机制、临床表现、辅助检查、诊断及鉴别诊断、治疗等，同时关注门诊、住院的炎症性肠病患者的临床常见问题，包括入院诊断及治疗、多学科协作、治疗后随访及特殊人群的临床相关问题等。本书理论与实践紧密联系，以临床工作中的实际问题为主，对具体的临床诊治策略进行了重点阐述，注重实用性、可读性。

本书通过总结炎症性肠病的临床特征及诊治策略，力求为临床一线医师进行炎症性肠病的诊治工作提供帮助，可供消化科医师参考。

图书在版编目（CIP）数据

炎症性肠病临床解析 / 曲波，王新红，李惠主编. —北京：科学出版社，2022.7

ISBN 978-7-03-072522-6

Ⅰ. ①炎⋯ Ⅱ. ①曲⋯ ②王⋯ ③李⋯ Ⅲ. ①肠炎–诊疗 Ⅳ. ①R516.1

中国版本图书馆 CIP 数据核字（2022）第 100968 号

责任编辑：丁慧颖 / 责任校对：张小霞
责任印制：李　彤 / 封面设计：吴朝洪

科 学 出 版 社 出版
北京东黄城根北街 16 号
邮政编码：100717
http://www.sciencep.com

北京盛通商印快线网络科技有限公司 印刷
科学出版社发行　各地新华书店经销
*
2022 年 7 月第 一 版　开本：720×1000　1/16
2022 年 7 月第一次印刷　印张：13 1/2　插页：1
字数：270 000
定价：80.00 元
（如有印装质量问题，我社负责调换）

《炎症性肠病临床解析》编写人员

主　编　曲　波　王新红　李　惠

副主编　裴凤华　邢　慧　金世柱　殷积彬

编　者　（按姓氏汉语拼音排序）

范巧未　耿欣宇　胡　晨　孔晨爽

李翠华　李慧博　李莞盈　刘丽娜

刘沙沙　吕成倩　倪　欣　潘　超

王　爽　肾　颉　杨　楠　杨昌霞

杨玲玲　叶子悦　于　波　张　瑞

张永红

序

随着国民经济的发展和人们生活方式的改变，我国疾病谱也发生了重大变化。炎症性肠病，包括溃疡性结肠炎和克罗恩病的发病率逐年增高，在我国已不再是少见病。目前，炎症性肠病的病因未明，病程漫长，缺乏诊断"金标准"，无根治手段，对医生提出了巨大的临床挑战，也给患者及家庭造成了巨大的心理压力和经济压力，值得各界关注与重视。

关于炎症性肠病规范化诊断治疗的研究及相关专著已有许多，为解决临床实际问题提供了参考和帮助。《炎症性肠病临床解析》从一线医师的角度提出问题并解答，全面而详尽地阐述了炎症性肠病的临床常见问题及注意事项，参考该书能够解决炎症性肠病临床诊治相关工作中的诸多困惑。

炎症性肠病患者临床表现差异大，疾病预后及转归各不相同，诊断及鉴别诊断过程复杂，治疗中应根据疾病阶段和病情变化不断调整治疗方案。因此，各位医师在借鉴该书经验的同时，应结合患者个体情况，在保证规范化诊疗的前提下制订个体化的治疗策略。希望该书能够帮助广大基层消化科医师提高炎症性肠病诊疗水平，为我国炎症性肠病防治能力的提升做出贡献。

吴开春

中国人民解放军空军军医大学

2022 年 2 月

前　言

炎症性肠病是一种慢性病，常反复发作，使患者痛苦不堪，严重影响其生活质量。随着炎症性肠病的发病率不断升高，该病已从少见病逐渐成为多发病、常见病。炎症性肠病的发病机制尚未明确，诊断尚缺乏"金标准"，给临床医师对该病的诊断带来了困难。哈尔滨医科大学附属第二医院消化内科作为黑龙江省最大的消化专科科室，在曲波教授的带领下，长期致力于炎症性肠病的科学研究与临床工作，吸引了大量炎症性肠病患者前来就诊，积累了丰富的临床经验，确立了多学科团队（MDT）的诊疗模式，对炎症性肠病患者进行规范化和个体化的诊疗，取得了较高的疾病临床应答率，改善了患者的生存质量。

本书编者从临床实际出发，针对临床医师常遇到的一线实际问题，结合在临床工作中的经验，参考炎症性肠病的专著、论文、教材及指南，编写了本书，以期指导临床医师在炎症性肠病的临床诊疗工作中做出快速正确的决策。本书强调实用性，注重理论联系实际，相信能够为提高基层消化科医师对炎症性肠病的诊断及治疗水平提供帮助，推进临床医生对炎症性肠病的规范化治疗。

本书在精心设计、筹备、组织安排下，本着实用、系统、科学的原则，全体编写人员集思广益，共同努力才得以完成。除胥颉在杜尔伯特蒙古族自治县中医医院工作和于波在泰来县人民医院工作外，其余编写人员均为哈尔滨医科大学附属第二医院的医护人员。所有编写人员尽力完善书中内容，但因疾病表现及诊疗过程复杂多样，难免存在不足及疏漏之处，敬请广大读者多提宝贵意见和建议，不吝斧正！

曲　波　王新红　李　惠

2022 年 3 月

目　　录

第一章　炎症性肠病

第一节　概　　述

炎症性肠病（inflammatory bowel disease，IBD）是一类累及肠道的慢性非特异性炎症性疾病，被认为是由遗传易感宿主对肠道微生物的不适当炎症反应引起的。人们不完全清楚其发病机制，目前认为与免疫、遗传、肠道微生态、环境、精神心理因素等有关。IBD 包括溃疡性结肠炎（ulcerative colitis，UC）、克罗恩病（Crohn's disease，CD）和未定型结肠炎，主要临床表现为腹痛、腹泻、黏液脓血便。目前 IBD 的诊断没有金标准，应根据临床表现、消化内镜、病理学、影像学和实验室检查结果进行综合判断。IBD 的治疗方案应根据患者的具体病情进行制订，包括起病类型、发病年龄、病变部位、病变范围、活动度、并发症、既往治疗方案及患者对治疗的应答等，力求治疗方案兼有规范化和个体化。IBD 常用的治疗药物有氨基水杨酸、激素、硫唑嘌呤、环孢素、沙利度胺及英夫利昔单抗、阿达木单抗、维多单抗、乌司奴单抗等，选择性白细胞吸附疗法和粪菌移植也有一定疗效，但迄今为止，仍无治愈 IBD 的药物和方法。

第二节　流　行　病　学

一、世界范围内炎症性肠病的流行病学趋势

IBD 最早是工业革命期间在西欧被报道的，虽然以前只被认为是经济发达国家中的一种疾病，但随着时间的推移，炎症性肠病的全球流行病学发生了巨大变化，无论是成人还是儿童，IBD 的发病率和流行率在全球范围内均呈上升趋势。西欧和美国等发达地区的 IBD 发病率相对稳定，但最近的流行病学研究表明，在亚洲、非洲和东欧等以前被认为 IBD 发病不常见的地区，IBD 的发病率和流行率显著增加。IBD 在亚洲人群中的临床表现与西欧等人群相似，但存在一些差异，包括在男性中和回肠、结肠 CD 的患病率较高，家族聚集性较低，手术率较低和存在肠外表现。这些差异可能与时间、遗传和环境因素有关。在发病率

迅速增加的地区研究 IBD 的流行病学,可能会发现与疾病发展相关的重要病因学因素。

1. 欧洲 以前的研究表明,欧洲 IBD 发病率从北到南呈下降趋势,但 20 世纪 90 年代初,欧洲 IBD 研究小组发现,南欧和北欧的发病率相当,可能是以前的高发区发病率相对稳定,而以前的低发区发病率持续上升的缘故。传统上西欧国家是高发地区,但目前它们的发病率已经稳定甚至下降,而东欧以前的低发地区发病率却在持续升高。在过去 20 年中,东欧国家的生活方式更加"西化",这可能是 UC 和 CD 发病率增加的一个原因。多项研究表明,IBD 患者的亲属患相同疾病的风险比普通人群高得多,这种风险主要取决于两个因素:①亲属关系程度;②IBD 类型。在亲属关系方面,一级亲属的 IBD 患病率高于二级亲属,且 IBD 在后代中发病的年龄可能比其父母更早。CD 患者的家族聚集率高于 UC 患者。

2000～2017 年,在英国 UC 患病率从 390/10 万增加到 570/10 万,年均增长率约为 2.7%。男性和女性 UC 患病率相似。CD 的患病率从 220/10 万增加到 400/10 万。到 2025 年,预计 IBD 患病率为 1.1%。IBD 可导致住院和休假,其管理成本很高。鉴于这些疾病对个人和社会的影响,准确和最新的流行率及结果数据对于服务规划非常重要。按年龄划分的发病率呈双峰分布,峰值出现在 30～40 岁和 60～80 岁年龄组,男性发病率高于女性。在 50 岁以下的人群中,发病率随着时间的推移略有上升,但在 50 岁及以上人群中,发病率下降了 5%。新的治疗方法、手术、人口老龄化和多学科管理可能会延缓发病率的增加。发达国家的其他几项研究表明,其总体发病率稳定或略有下降。IBD 的病程因年龄而异,年轻人的疾病模式更具侵袭性,胃肠道受累更广泛。研究期间,尽管用于管理 IBD 的可用药物显著增加,但 UC 或 CD 患者的结直肠癌发病率没有下降。与非 IBD 人群相比,UC 一直与结直肠癌相关,但在 CD 患者中并未观察到这种相关性。

2. 南美洲 在过去 21 年里,IBD 的发病率和流行率在巴西显著增加,居住在城市的人同时患 CD 和 UC 的风险更高。所有纳入的研究都显示,在南美洲人群中 UC 的发病率明显高于 CD,南美洲 IBD 疾病负担的上升似乎反映了最近在非洲、亚洲和东欧等其他发展中国家观察到的流行病学变化。目前南美洲 IBD 的发病率和流行率虽然仍然低于美国、澳大利亚和英国等国家,但从巴西、阿根廷、哥伦比亚和乌拉圭等国家获得的研究数据显示,与中国、印度尼西亚、马来西亚、新加坡、斯里兰卡和泰国等亚洲国家相比,其疾病负担要高得多,且疾病负担的增加速度似乎比其他发展中地区更快。南美洲的总人口超过 4.3 亿,预计未来将在全球范围内造成严重的 IBD 负担。加速的工业化,包括城市化程度的提高,导致了生活方式、行为和暴露方式的转变,这促进了 IBD 的发展。较高的吸烟率、久坐不动的职业习惯和较低的母乳喂养率都是 IBD 发生的风险因素，这些均与密集城市中人们采用的生活方式有关。研究表示，暴露于肠道病原体越多的人群，发生 CD 的风险也越高。

3. 亚洲 传统上被认为是低发病率地区的亚洲，在社会经济快速发展的同时，发病率也在上升。最近在亚洲 8 个国家进行的一项大规模人口研究表明，IBD 的发病率从 0.54/10 万到 3.44/10 万不等。在中国，IBD 发病率最高的地区是广州，其次是香港和澳门。在香港，来自医院队列的数据显示，1990～2001年，CD 和 UC 的发病率分别从 0.4%上升到 1.0%，从 0.8%上升到 1.2%。在印度，一项基于社区的研究报道 UC 的发病率相对较高，为 6.0/10 万。1961～1991年，在日本 UC 的发病率从 0.02/10 万增加到 1.95/10 万，而 CD 的发病率在1986～1998 年从 0.60/10 万增加到 1.20/10 万。目前，据估计日本有超过 10 万例 UC 患者。在韩国，两项基于人群的研究表明，从 1986～2008 年，CD 和 UC 的发病率都有所上升。

即使在亚洲，IBD 的发病率也因地理和种族而异。据报道，印度的 IBD 发病率最高，其次是日本和中东地区，而总体上 IBD 的上升趋势在东亚地区较明显。城市的 IBD 患病率似乎也高于农村。除了地理上的差异，包括马来西亚和新加坡在内的多种族国家中，种族差异也被描述为印度裔似乎比同一国家的华裔和本地马来西亚人更容易感染 IBD 的影响因素。这些差异可能反映了遗传易感性、生活条件和（或）饮食习惯的差异。在非洲和中南美洲，流行病学数据仍然稀缺或不明确。总之，随着发展中国家的发展和工业化，IBD 的发病率可能会进一步增加。几项研究表明，从低流行地区（如亚洲）移民到高流行国家（如英国、加拿大）的人发生 IBD 的风险增加，尤其是在第一代儿童中。这些迁移研究表明，儿童承担了新环境的风险因素，而父母保持了他们最初的风险模式，这表明童年时期的环境影响至关重要。

在美国、澳大利亚、英国等国家，CD 的发病年龄中位数为 20～30 岁，而UC 的发病年龄中位数为 30～40 岁。与这些发现一致的是，亚洲 CD 的诊断年龄小于 UC。亚洲诊断为 UC 的平均年龄与美国、澳大利亚、英国等国家相似或略高，为 35～44 岁。IBD 的发病部位在亚洲与美国、英国等国家研究报道的大致相似（直肠炎，37% vs. 32%；左侧结肠炎，32% vs. 27%；广泛/全部结肠炎，31% vs. 41%）。与美国、英国等国家相比，IBD 在亚洲的临床表型和并发症方面存在一些差异，包括男性患者较多，回结肠受累的患病率较高，手术率较低，家族聚集性较低。

这些疾病、严重程度和并发症的差异可能是多因素的，过去 20 年间，亚洲国家的生活方式更加"西化"，所有这些因素以前都与 IBD 联系在一起，因此生活方式的变化可以解释观察到的 IBD 发病率的增加。饮食中脂肪、脂肪酸、糖的高摄入增加了患 IBD 的风险，而水果和蔬菜摄入量的增加可降低这一风险。在日本，乳制品和肉类摄入量的增加与日本 UC 的上升趋势一致。甜食和高脂肪饮食的较高消费量与 IBD 有关。其他假定的因素，如吸烟、扁桃体切除术、口服避孕药的使用、非母乳喂养和疫苗接种，以及最近补充的新因素，如维生素 D 水平、心理压力和体育锻炼量，都被认为与 IBD 有关。

4. 其他　研究报道 IBD 患病率最高的是欧洲（挪威为 505/10 万，德国为 322/10 万）和北美洲（美国为 286/10 万，加拿大为 319/10 万）。在北美洲、大洋洲和欧洲许多国家，IBD 的患病率超过 0.3%。总体而言，北美洲和欧洲的发病率稳定或在下降。自 1990 年以来，非洲、亚洲和南美洲的新兴工业化国家的 IBD 发病率一直在上升。在 21 世纪之交，IBD 已经成为一种全球性疾病，在新兴工业化国家的发病率正在加速上升。虽然经济发达国家的发病率正在趋于平稳，但由于患病率高，疾病负担仍然很高。这些数据突显了通过对 IBD 预防的研究和卫生保健系统创新管理 IBD 这种复杂和高花费疾病的必要性。此外，在以前 IBD 不常见的族裔和民族中，疾病发病率的增加对理解不同人群的发病机制和环境诱因具有重大影响。一些研究的结果表明，在经济发达国家的某些地区，儿童发作性 IBD 的发病率可能会增加。此外，到经济发达国家的移民 IBD 发病率低于非移民，但从亚洲一些低发病率地区移民的后代与非移民的后代相比，IBD 的发病率也同样高。中国最早的 UC 病例报告是在 20 世纪 50 年代。尽管 UC 在亚洲比 CD 更常见，但最近的流行病学研究数据表明，CD 的发病率正在上升。

二、我国炎症性肠病的流行病学趋势

1. 我国 IBD 流行趋势　近 20 年来，IBD 患者在我国有明显增多的趋势，增多的原因被认为与经济快速发展、城市化进程及环境、饮食变化有关，我国幅员辽阔、气候多样、人民生活饮食习惯及城市化水平差异较大，所以，IBD 发病率及临床特征也存在明显差异。据 2014 年中国疾病预防控制中心的数据，在中国 2005～2014 年 IBD 的总病例数约 35 万，预计 2025 年达 150 万。有研究分析显示 1981～2000 年国内文献报道的 10 年间病例数增加了 3.08 倍，认为我国 IBD 的发病率已居亚洲前列。有学者对 1990～2003 年国内大型三级甲等医院 IBD 住院患者进行回顾性研究，共收集 3100 例 UC 和 515 例 CD 患者，结果显示我国 IBD 住院患者呈逐渐增加趋势，粗略推测 UC 患病率约为 11.6/10 万，CD 患病率约为 1.4/10 万。可喜的是 2010～2013 年迎来了我国 IBD 流行病学研究的高潮。多项前瞻性研究对湖北武汉、广东中山、黑龙江大庆等地区进行了基于全部城市人口为期一年的 IBD 流行病学研究，揭示了中国部分地区 IBD 发病率及流行病学特征，也发现了我国不同地区 IBD 发病率的差异性及临床特征的异同，如北方地区的发病率明显低于南方地区。对我国 9 个城市和地区的研究结果分析发现，在人口密集的城市 IBD 发病率明显升高；我国 IBD 发病率与区域国内生产总值（GDP）呈正相关。

2. IBD 发病相关因素

（1）遗传和种族：一般认为白种人的发病率较高。单卵双胞胎中两人同患 UC 的概率是 16%，两人同患 CD 的概率是 35%，均明显高于双卵双胞胎的发病率，进一步提示遗传因素对 IBD 发病有重要作用，且 CD 可能比 UC 更具有遗传倾向。

（2）饮食：糖、脂肪、单不饱和脂肪酸和多不饱和脂肪酸，高蛋白、油炸食品均有可能增加 IBD 发病风险。摄入较多蔬菜、水果及鱼类有预防 IBD 的作用。

（3）吸烟：有研究报道吸烟者的 UC 发病率较不吸烟者低，已戒烟者的 UC 发病风险反而比从不吸烟者高。

（4）早产、婴儿期疾病和母亲妊娠期疾病如感染、黄疸、妊娠高血压综合征等会增加 IBD 的发病风险。

（5）良好的生活条件和环境卫生会减少儿童时期对肠道疾病病原的暴露，以后一旦暴露于新的抗原后出现异常免疫反应的可能性会增加，从而增加了 IBD 的发病风险。冰箱的使用可能会增加 CD 的发病风险。

（6）口服避孕药是 IBD 的危险因素，但影响机制目前尚不明确。

（7）大多数文献报道阑尾切除术可防止或减少 UC 发生。一部分文献报道阑尾切除术后 CD 的发病风险显著增加，且在阑尾切除术后 1 年内最高，而 5 年后 CD 的发病风险则不再增加。

（8）精神心理因素。

3. 我国 IBD 地区分布　根据 2014 年中国疾病预防控制中心数据统计，我国 2005～2014 年 IBD 总病例数约为 35 万，到 2025 年，预计我国的 IBD 患者将达到 150 万例，目前许多省份均将 IBD 纳入门诊慢性病行列。我国最早于 20 世纪 50 年代后期有 IBD 相关报道，但由于对其认识不足，在当时并未引起足够重视，70 年代后期开始形成 IBD 诊治初步共识。近 20 年来，随着 IBD 报道病例数越来越多，临床医生对 IBD 的认识逐渐加深，该疾病也越来越受到重视。

我国香港对 IBD 的研究明显早于内地。2016 年香港最新研究数据显示，调整年龄后的 IBD 发病率从 1985 年的 0.1/10 万增加到了 2014 年的超过 3/10 万。CD 与 UC 的发病率比从 1985 年的 8.94∶1 降为 2014 年的 1.03∶1，可见既往 CD 和 UC 两者发病率从差异明显到现在的无明显差异，但这种差异的变化原因目前仍不清楚，具体病因还需进一步阐明。CD 多见于 18～34 岁人群，UC 多见于 35～64 岁人群，两者在男性中有较高的患病率，IBD 患者一级亲属的患病率也较高。

澳门的研究数据表明，CD 发病率为 0.6/10 万，UC 发病率为 1/10 万，UC 与

CD 的发病率比为 1.7∶1。

CD 在台湾虽并不常见，但 1998～2010 年的统计数据显示，其发病率和患病率仍然是升高的。到 2010 年，台湾 CD 发病率为 0.218/10 万，患病率从 2001 年的 0.6/10 万增加到了 2010 年的 3.9/10 万，而 UC 的发病率为 0.838/10 万，患病率从 2001 年的 2.1/10 万增加到了 2015 年的 12.8/10 万。

2010～2013 年黑龙江大庆的流行病学调查数据显示，经过标化的 IBD、CD 和 UC 的发病率分别为 1.77/10 万、1.64/10 万和 0.13/10 万；广东中山 IBD、CD 和 UC 的发病率分别为 3.14/10 万、2.05/10 万和 1.09/10 万。2011～2012 年对四川成都、陕西西安 IBD 患者的研究表明，经调整年龄标化后，成都 IBD 发病率为 0.56/10 万（CD 为 0.15/10 万，UC 为 0.42/10 万）；西安 IBD 发病率为 0.5/10 万（CD 为 0.05/10 万，UC 为 0.41/10 万）。2013 年国内一项对武汉 IBD 患者的研究显示，总的 IBD、UC 和 CD 标化发病率分别为 1.96/10 万、1.45/10 万和 0.51/10 万。根据上述现有数据显示，CD 发病率最高的为广东中山，其次为湖北武汉、四川成都、黑龙江大庆和陕西西安；UC 发病率最高的为湖北武汉，其次是广东中山。由此可见，我国不同地区的 IBD 发病率也存在很大差异，这些差异是否与经济发展、工业化程度或医疗资源分配及我国的人口流动等有关，还待进一步研究考证。

IBD 的发病率随着时间推移不断增加。过去 20 年来，UC 的发病率先上升后稳定甚至下降，而 CD 的发病率持续上升。在接下来的 10 年里，IBD 在亚洲的发病率很可能会继续上升。不同民族和地理位置的亚洲人之间的发病率、流行率和疾病特征似乎有所不同。从发展中国家向发达国家转变时，发病率的增加有力地支持了流行病学变化与生活方式和环境因素变化之间的联系，特别是现代化和生活方式的改变。由于该疾病在近 20 年来才逐渐引起重视，基层医生对此类疾病认识度不高，许多患者因此延误诊治。再者，IBD 发病具有隐匿、多样、初次明确诊断时间较长等特点，给流行病学研究也带来极大挑战。目前国内多个城市数家大型综合医院已建立 IBD 临床研究中心及多学科诊治平台，对于我国 IBD 患者的流行病学研究起到了很重要的推进作用。2016 年中华医学会消化病学分会炎症性肠病学组发表了《建立我国炎症性肠病诊治中心质量控制指标的共识》，随后 2018 年中华医学会消化病学分会炎症性肠病学组也更新了 IBD 诊断与治疗的共识意见，这说明我国 IBD 研究正经历不断深入和其诊治管理的进一步完善，以及从临床疾病层面到预防层面的推进。目前胃肠镜检查普及率较前有很大提高，越来越多的患者能尽早明确诊断，因此，IBD 的发病率也出现增加的现象。迫切需要大型多中心的大样本临床研究、诊断和治疗成本有效性分析研究，以便更好地指导和进行个体化治疗。应加大对基层医生和全科医生相关的 IBD 知识培训和继续教育，加强临床医生对 IBD 的关注和重视程度。

我国 IBD 诊治共识大多参照国外诊治数据和指南、共识，同时结合国内专家意见。我国 IBD 流行病学数据也有待完善，应结合 IBD 患者自身特点，进行针对性预防、个体化治疗。

（吕成倩）

第三节　病因及发病机制

IBD 的病因和发病机制尚未完全明确，已知肠道黏膜免疫系统异常反应所导致的炎症反应在 IBD 发病中起重要作用。近年来，随着分子生物学、分子遗传学和现代免疫学的迅猛发展，人们对 IBD 发病机制的研究也更新了一些观点，不再单纯认为其发病仅是免疫反应异常，而可能涉及遗传、肠道微生态、环境、精神心理等多种因素，由这些多种因素相互作用引起的肠黏膜损伤，即环境因素作用于遗传易感者，在肠道微生物及精神心理因素的参与下引起肠道免疫失衡，损伤肠黏膜屏障，导致肠黏膜发生持续炎症损伤。

一、免　疫　因　素

肠道天然免疫系统由肠黏膜屏障、免疫应答细胞、补体系统、细胞因子及趋化因子组成，其功能失调被认为是 IBD 发病机制的中心环节。肠黏膜屏障的破坏，天然免疫系统应答细胞的损伤或过度激活，模式识别受体、细胞因子和炎性介质的表达异常，均可激活获得性免疫系统，使免疫失衡，同时伴正常黏膜功能的下调，从而导致炎症级联的放大和局部炎症介质对组织的损伤，诱发了免疫反应的病理改变，导致肠道黏膜发生持续炎症、屏障功能损伤，出现过度的炎症，从而发生 IBD。

通常情况下，天然免疫细胞如中性粒细胞、巨噬细胞、树突状细胞等移行至靶黏膜组织，生成活性氧，引起炎症和组织损伤，同时增加上皮通透性。激活的中性粒细胞、树突状细胞及吞噬细胞被招募至固有膜，增强局部的免疫应答，而招募激活的 NK 细胞可增强抗微生物因子，减少炎症的发生。尽管天然免疫是监视微环境改变及限制侵入性生物感染的手段，是获得性免疫被激活的前提，但其缺乏适应性、相对保守，获得性免疫才是导致 IBD 患者组织损伤更重要的原因。

现有研究发现，IBD 患者黏膜固有层的免疫细胞对活体外的刺激可以做出特异的反应：①Th1 为主的黏膜免疫应答可发展为 CD，释放 γ 干扰素（IFN-γ）、白介素（IL）-12 增加，IL-4 减少。②Th2 为主的免疫应答在 UC 中更占优势，IL-5 和 IL-13 分泌增多，但 IL-4 的分泌并未增加。IL-17 的表达在二者中均有上调。因此，Th1/Th2 比例失衡在 IBD 发病中具有重要意义，且 CD 和 UC 可能存在不同的免疫反应类型。③CD4$^+$T 细胞亚群（Th17），通过细胞因子 IL-17 的产物被识别，IL-23 促其发生，Th1 和 Th2 的转录因子使其受抑。

另外，有研究表明，肠上皮细胞表达 Toll 样受体（TLR）、核苷酸结合寡聚化结构域样受体蛋白（NOD）1 和 NOD2，以及不同化学介质和特异性抗体的受体，使上皮细胞特异性核因子 κB（NF-κB）的激活或抑制成为 IBD 中免疫应答抑制或激活的节点。除了柱状上皮细胞，还有特殊的细胞散布在绒毛隐窝中来对抗微生物及促进修复，如帕内特细胞（Paneth cell，又称潘氏细胞）、杯状细胞等。有研究提示，帕内特细胞的缺失会增加 CD 的致病风险，而杯状细胞与 IBD 的保护和致病因素都有重要的关系。

最近的一项研究也指出，NOD2 配体可能协同 TLR2 产生 IL-12P70 和 IL-23，NOD2 的变异使回肠 CD 发病的可能性增加 40 倍之多。但至于 NOD2 是如何调节肠免疫系统的稳态及如何致功能失调而增加 CD 发病倾向的，都有待进一步研究。

二、遗 传 因 素

IBD 的发病具有家族聚集倾向，患者一级亲属发病率显著高于普通人群发病率，而患者的配偶发病率不增加；单卵双胞胎 IBD 的发病率显著高于双卵双胞胎；不同地域、种族和民族人群的 IBD 发病率、患病率及危险因素差异也非常显著。这些均提示遗传因素在 IBD 的发病机制中起重要作用。

IBD 的发病还与易感基因有关，携带易感基因的患者发病率更高。早期研究主要集中在 HLA 等位基因及细胞因子基因多态性上，但各项研究结果不一，主要可能与不同种族、不同人群遗传背景有关。近年来对基因组进行定位克隆，发现3、7、12 号染色体的某些区域与 IBD 发生有关，16 号染色体与 CD 易感相关，而 2、6 号染色体与 UC 易感相关。随着候选基因染色体定位法的应用，现已确认 NOD2（CARD15/IBD1）为 CD 的易感基因，IBD1-9、IL23R、ATG16L1、PTPN2 等是易感位点。其中，IL23R、PTPN2 也与其他自身免疫性疾病有关，说明 CD 患者基因和其他某些自身免疫性疾病可能有共同的触发点。

现有研究可知，IBD1（又称 CARD15 或 NOD2）位于第 16 号染色体，是肠道细菌免疫的关键调节因子。它可通过刺激抗菌肽分泌来抑制细菌入侵，也可通过诱导 NF-κB 活化而介导细胞凋亡。IBD1 的突变增加了 CD 的发病风险，但对 UC 发病的危险性却没有影响。IBD5 位于 5 号染色体，其 503 位氨基酸突变与 CD 的遗传易感性有关，其启动子突变与 CD 和 UC 及其并发症均相关。在染色体 1p31 上的 IL23 受体基因（*IL23R*）突变体是 CD 的保护因素，可能是因为产生了无效的信号导致 Th17 促炎反应减弱。*HLA-B27*、*HLA-B35*、*HLA-B44* 等与 IBD 的肠外表现（如关节炎，葡萄膜炎等）有关。

IBD 不仅是多基因病，也是遗传异质性疾病（不同的人致病相关基因不同），具有遗传易感性的患者在一定的环境因素作用下发病。遗传因素在 CD 中比在 UC 中更加显著，多基因产物对发病的危险性也有一定影响。

三、肠道微生态

随着微生物组学领域的研究取得巨大进展，人们已经认识到肠道菌群在很多疾病的发病机制中发挥重要作用，在 IBD 中也是一样。肠道微生态的主要功能是发挥保护作用、加强屏障功能、促进黏膜免疫系统发育及促进代谢等。宿主对肠道微生物群的免疫应答及对 IBD 发展的易感性受到黏膜免疫应答、微生物识别和防御机制基因的影响。

用转基因或敲除基因方法造成免疫缺陷的 IBD 动物模型，必须在肠道微生物存在的前提下，才会发生炎症反应；抗生素治疗对某些 IBD 患者有效。这些均说明肠道微生物在 IBD 的发生中起重要作用，但至今尚未找到某一特异微生物病原体与 IBD 有明确关系。

现有研究认为，微生物在慢性 IBD 的发病过程中起着核心作用，尤其是共生菌群和宿主之间防御反应的动态平衡至关重要。正常肠道共生菌群和它们的产物可能是 IBD 的自身抗原。当肠道发生感染时，一些条件致病菌损害肠黏膜屏障，使肠腔内细菌及产物作为抗原移位至肠黏膜固有层，从而激活肠黏膜免疫系统，使其对肠腔内抗原失去耐受而失衡，从而诱发 IBD。虽然现有资料不支持某一特异性致病微生物导致 IBD 发生，但临床观察发现一些微生物所致的肠道感染能导致缓解期的 IBD 复发。

近年来，关于微生物致病性的另一种观点也日益受到重视，其认为 IBD（特别是 CD）是针对自身正常肠道菌群的异常免疫反应引起的，此观点尚待进一步研究。

四、环 境 因 素

近几十年来，全球 IBD 的发病率持续增高。据统计，IBD 在南美、东南亚、非洲等地发病率较低，而在北美和欧洲发病率较高，表明有一定的地区分布性。以前 IBD 在我国少见，但近十几年发病明显增多，已成为消化系统常见病。这些结果不仅表明了 IBD 在地理上的差异，同时也可能与卫生保健、环境卫生及工业化程度等的差异有关。不同的发病率可能与不同国家的不同遗传背景有关，但更重要的似乎是环境因素。

吸烟是 IBD 发病的一个重要环境因素，对 UC 和 CD 的作用不同，是 UC 发病的保护因素，是 CD 发病的危险因素，但具体机制不详，可能与吸烟对 T 细胞的功能有抑制作用从而改变肠道菌群有关。

饮食因素也是 IBD 发病的环境因素之一，可能是一部分饮食作为机体的抗原导致了异常免疫反应，改变了肠道黏膜通透性，造成了肠道黏膜本身的炎症。现有研究认为，摄入过多的脂肪、蛋白质及脂肪酸，会增加 IBD 的发病风险；蔬菜、水果的摄入有防止和减少 CD 发病的作用；饮食中土豆、鸡蛋、动物油、人造黄油和奶酪增多，可使 IBD 的发病率升高；糖的过量摄入可能是 IBD 发病的危险因素。但这些结果仍存在争议，需要进一步证实。

阑尾切除术与 IBD 的关系存在争议，大多数文献认为阑尾切除术是 UC 发病的保护因素，但也有研究认为阑尾切除术与 UC 发病无关；有一部分研究认为阑尾切除术是 CD 发病的危险因素，但很多学者认为二者关系不确定。阑尾切除术与 IBD 发病关系的机制尚不清楚，可能与阑尾是 T 细胞促进因子的储存器官有关。当阑尾切除后，T 细胞的平衡被打破，使 T 细胞抑制因子占优势，从而减少了 UC 发病，也有可能因为阑尾参与了肠道菌群的调节。

另外，还有一些药物（如口服避孕药、非甾体抗炎药等）、巨细胞病毒（cytomegalovirus，CMV）或其他感染、伪膜性肠炎等都会促进 IBD 的形成。同时，婴儿期母乳喂养、幼年期感染过寄生虫、喝茶、补充维生素 D 等也存在着对 IBD 的保护作用，可不同程度地降低 IBD 的发生风险。

五、精神心理因素

随着医学模式向生物-心理-社会医学模式的转变，精神心理因素对疾病的影响日益受到人们的重视。脑-肠轴概念的提出使人们在精神心理因素对肠道疾病影响方面有了新的认识。脑-肠轴即指中枢神经系统与肠道通过神经递质、化学或电信号相互影响与控制的生理和病理生理现象。其在多种胃肠道疾病中均发挥重要作用，精神心理因素及肠道菌群可通过脑-肠轴参与 IBD 的疾病过程，脑-肠轴功能失调可能参与 IBD 的发病、病情进展及复发的各环节。

IBD 患者常常表现为慢性反复发作，所以与正常人相比可能存在明显的焦虑、抑郁症状，可能出现情绪障碍、对应激过度反应、适应不良及肠道菌群失调等，保持良好的情绪、给予患者心理疏导及益生菌治疗可减少疾病复发的频率，提高活动期诱导缓解效率，提高患者的生活质量。

焦虑和抑郁可作为应激原对下丘脑-垂体-肾上腺轴、下丘脑-自主神经系统轴及肠道神经系统产生作用，激活肥大细胞发生脱颗粒改变，从而释放一系列炎症因子，导致肠道炎性改变；焦虑和抑郁也可激活机体自身免疫，使肠道免疫系统发生异常，这可能成为 IBD 免疫发病机制的触发点。

尽管新发现层出不穷，但 IBD 的病因和发病机制仍未完全明确。相信随着高新技术的迅猛发展，IBD 的发病机制在不久的将来会被逐步阐明。进一步的生物学研究将需要确认人类 IBD 中非编码变异体的功能和基因调节作用，以及在致病表达上量与质的关系。同时也要更加注重微生物天然免疫反应在肠炎症反应从生理学到病理学转化中的作用，加强肠道黏膜免疫，尤其是肠道黏膜细胞因子网络及其调控的研究，将有助于阐明 IBD 的发病机制，也为 IBD 的合理有效治疗提供坚实的理论基础。

（王新红　胡　晨　胥　颉）

第四节　临床表现

一、溃疡性结肠炎的临床表现

UC 可发生在任何年龄，最常发生于青壮年期，发病高峰年龄为 29～49 岁，无明显性别差异。多数 UC 患者起病隐匿，在就诊前数周甚至数月即有症状，少数急性起病，其特征性表现与疾病程度及病程相关。主要临床表现为持续或反复发作的腹泻、黏液脓血便伴腹痛、里急后重和不同程度的全身症状如发热、体重下降、贫血等，病程多在 4～6 周及以上。10%～20% 的患者可有肠外表现（extraintestinal manifestation，EIM），包括皮肤黏膜表现（如口腔溃疡、结节性红斑和坏疽性脓皮病），关节损伤（如中轴或周围关节病），眼部病变（如虹膜炎、巩膜外层炎、葡萄膜炎等），肝胆疾病（如脂肪肝、原发性硬化性胆管炎、胆石症等），血栓栓塞性疾病等。并发症包括中毒性巨结肠、肠穿孔、下消化道大出血、上皮内瘤变及癌变等。

（一）消化系统表现

1. 腹泻和黏液脓血便　是 UC 活动期最重要的临床表现。超过 90% 的活动性 UC 存在直肠出血，常与脓性黏液混合。腹泻病程超过 6 周，有助于 UC 与感染性腹泻相鉴别。大便次数与便血的程度和病情轻重有关。轻度患者排便＜4 次/日，仅有间断便血；重度患者排便＞6 次/日，反复直肠出血，甚至大量便血。

2. 腹痛 以左下腹或下腹隐痛为主，常有里急后重，便后腹痛缓解。轻中度 UC 患者基本无明显腹痛。重度 UC 患者并发中毒性巨结肠或暴发性结肠炎可波及腹膜出现持续剧烈腹痛。

3. 其他症状 可有腹胀、食欲减退、恶心、呕吐等。直肠型 UC 因结肠传输减慢，可能出现便秘症状。

4. 体征 轻中度 UC 患者仅有左下腹轻压痛，有时可触及痉挛的降结肠或乙状结肠。重度 UC 患者可有明显腹部压痛。若出现中毒性巨结肠、肠穿孔等并发症，可有腹肌紧张、反跳痛、肠鸣音减弱等体征。

（二）全身表现

1. 发热 多出现在中重度 UC 患者的活动期，以低热至中度热为主，部分患者间歇出现高热，为活动性肠道炎症及组织破坏后毒素吸收所致，多提示病情进展迅速、感染严重或并发症的发生。

2. 贫血 由于黏液脓血便或直肠出血，UC 患者可有轻度至中度贫血，重度 UC 患者可因大量便血发生严重贫血，以缺铁性贫血为主。

3. 营养不良 长期腹泻、食欲下降和慢性消耗导致重度或病情持续活动 UC 患者出现体重下降、低蛋白血症、水和电解质紊乱等营养不良的症状。

（三）并发症

除了常见的临床表现和肠外表现外，UC 患者还可能出现各种并发症。并发症的出现也提示病情严重且复杂，因此准确了解 UC 患者的并发症，对于判断病情严重程度、确定治疗方案非常重要。

1. 中毒性巨结肠（TM） 见于 5% 的重度 UC 患者，是重度 UC 患者最严重的并发症之一。TM 发生时结肠病变广泛而严重，肠壁张力减退，结肠蠕动消失，肠内积聚大量气体与内容物，结肠出现急性扩张，一般横结肠最为严重，乙状结肠次之。常见的诱发因素包括低钾血症、钡剂灌肠、使用阿片类药物或抗胆碱能药物等。临床表现为病情急剧恶化，毒血症明显，脱水与电解质紊乱，出现肠型，腹部压痛、反跳痛，肠鸣音消失。血白细胞计数显著升高，并产生贫血、低钾与低蛋白血症等。腹部 X 线片可见结肠扩张（≥6cm）、结肠袋消失等。TM 容易引起急性肠穿孔并发多器官功能衰竭，预后差，死亡率可高达 20%～30%。

2. 消化道出血 由于 UC 均累及直肠，直肠出血是其最常见症状，表现为鲜血覆于正常大便表面，或者与大便分开排出。局限于直肠的 UC 患者也可出现黏液血便和下坠感。若病变范围超过直肠，还可出现血液与粪便混在一起排出，严重者可出现大量血便或脓血便，有的甚至为鲜血伴脱落的肠黏膜。当 UC 病变累及肠道血管时，可发生消化道出血，甚至消化道大出血。急性消化道大出血可表现为头晕、心悸、乏力、四肢厥冷、血压偏低等症状，严重者出现休克状态。急性消化道大出血早期，血红蛋白含量、血细胞比容及红细胞计数可无明显变化。长期慢性失血可导致缺铁性贫血。

3. 肠穿孔　多与 TM 的进展有关，好发于盲肠。早期可表现为恶心、呕吐、腹胀等，缺乏特异性。但随着病情的进展可引起腹腔感染，患者出现剧烈腹痛，呈刀割样或烧灼样痛。病情进行性加重后可引起弥漫性腹膜炎，出现腹部压痛、反跳痛及肌紧张，导致休克和多器官功能衰竭。腹部 X 线片示膈下游离气体。

4. 结肠狭窄　UC 患者炎症仅限于黏膜下层和黏膜层，在长期慢性炎症的作用下导致肠间质细胞过度增殖、肠壁上皮细胞外基质沉积及肌层过度生长，引起肠壁纤维化，进而导致肠壁顺应性下降，出现肠腔狭窄，增加肠梗阻的风险，但发生率远低于 CD。对于合并原发性硬化性胆管炎或病程长的患者，结肠狭窄应警惕恶性肿瘤、CD 或其他病因。有时很难排除深部的浸润性癌，对狭窄和周围的黏膜应进行多次活检。对于炎性息肉，一般并不需要摘除，但一旦确定腺瘤性息肉，即应摘除。必须审慎地注意有无其他腺瘤或癌的存在。

5. 癌变　病变范围和病程是 UC 癌变最主要的两大危险因素。广泛性或全结肠炎、左半结肠炎、直肠炎的癌变风险依次降低。病程越长，发生癌变风险越高。病程＞20 年的患者发生结肠癌风险较正常人增高 10～15 倍。UC 相关性结直肠癌（ulcerative colitis-associated colorectal cancer，UC-CRC）虽然仅占所有结直肠癌的1%～2%，但占 UC 患者死亡原因的 10%～15%，主要临床表现为腹痛、贫血、腹泻或便秘、大便性状改变、便血、体重减轻、低蛋白血症，并有癌胚抗原水平升高、粪便隐血试验阳性等。病变位于降结肠、乙状结肠和直肠的患者以便血、腹泻或便秘为主要症状。病变位于回盲部、升结肠和横结肠的患者以贫血为主要症状。UC 患者癌变模式为"炎症—不典型增生（低级别、高级别）—癌变"。不典型增生作为癌前病变在 UC 癌变过程中意义重大，定期进行内镜筛查并通过病理活检可发现不典型增生病变。因此，内镜和病理检查是诊断 UC-CRC 的重要方法。

二、克罗恩病的临床表现

CD 最常发生于青年期，根据我国统计资料，发病高峰年龄为 18～35 岁，男性发病率略高于女性。CD 大多起病隐匿、缓慢渐进，早期症状无特异性，诊断困难。从发病到确诊往往需要数月至数年。病程为活动期与缓解期交替，迁延不愈。少数患者急性起病，可表现为急腹症。CD 的临床表现呈多样化，包括消化系统表现、全身表现、肠外表现及并发症。消化系统表现主要有腹痛、腹泻和腹部包块等，同时伴有肛周脓肿或瘘管形成等局部表现；全身表现主要有发热、体重下降、食欲缺乏、贫血和疲劳等，青少年患者可出现生长发育迟缓；肠外表现与 UC 相似；常见的并发症有肠梗阻及肠腔狭窄、腹腔脓肿，偶可并发消化道大出血或肠穿孔，病程长者癌变风险增加。

（一）消化系统表现

1. 腹痛　是由进食后引起胃肠反射或肠内容物通过狭窄、炎症肠段引起肠管局部痉挛所致。大多数患者在确诊之前即可出现腹痛。多位于右下腹或脐周，性质多为隐痛，间歇性或反复发作，与末端回肠病变有关。出现持续性腹痛并有明显压痛，提示炎症波及腹膜或腹腔脓肿形成。出现全腹剧痛提示急性消化道穿孔。急性发作的末端回肠 CD 可被误诊为急性阑尾炎。

2. 腹泻　是由病变肠段炎性渗出、蠕动增加和食物吸收不良所致。粪便多为糊状，可有便中带血，但黏液脓血便及排便次数增多较 UC 少见。结肠下段或肛门直肠病变者，可有黏液血便和里急后重。

3. 腹部包块　是由肠粘连、肠壁增厚、肠系膜淋巴结肿大、肠系膜增厚、内瘘形成或腹腔内脓肿所致，多位于右下腹和脐周，发生于 10%～20% 的 CD 患者。

4. 瘘管　是 CD 较为常见和特征性的临床表现，由透壁性炎性病变穿透全层肠壁至肠外组织或器官所致；分为内瘘和外瘘，前者可通向其他肠段、肠系膜、膀胱、输尿管、阴道等处，后者可通向肛周皮肤或腹壁。肠段之间内瘘的形成可致腹泻加重及体重下降。肠瘘通向的组织与器官可由粪便污染导致继发感染。外瘘或通向膀胱、阴道的内瘘可见粪便与气体的排出。

5. 肛门周围病变　包括肛门周围瘘管、肛周脓肿及肛裂等病变。肛门周围病变可为部分患者的首发症状，应予注意。

（二）全身表现

1. 发热　为肠道炎症活动、组织破坏后毒素吸收和继发感染所致。以低热至中度热为主，部分患者出现高热时应警惕合并感染或脓肿形成的可能。

2. 营养不良　由慢性腹泻、食欲下降及慢性消耗等因素所致，主要表现为体重下降、贫血、低蛋白血症、疲乏等症状。青少年发病者可出现生长发育迟缓。儿童不明原因的生长发育迟缓和贫血应积极行胃肠镜及影像学检查排查 CD，以免延误诊治。

（三）并发症

1. 肠腔狭窄和肠梗阻　是 CD 最常见的并发症和手术原因。肠腔狭窄可导致肠梗阻的发生。最常见受累部位为回肠末段。尽管生物制剂和免疫抑制剂的应用显著提高了 CD 患者的治疗效果，但肠腔狭窄的发生率并未明显降低。所有肠腔狭窄的患者均应行少渣饮食。肠梗阻主要临床表现为腹痛、恶心呕吐、腹胀及停止排气排便。肠梗阻诊断的主要依据为 X 线检查，但为明确肠腔狭窄性质需行结肠镜检查，并取病理活检。当遇到内镜无法通过的病变时需进一步完善超声（US）、磁共振成像（MRI）或计算机断层扫描（CT）等其他影像学检查。CT 小肠造影（computer tomography enterography，CTE）和磁共振小肠成像（magnetic resonance imaging enterography，MRE）对于小肠病变的诊断具有较高的特异性和敏感性。肠腔狭窄分为炎症性狭窄和纤维化狭窄。对药物治疗有效的狭窄通常为炎症性狭窄，可避免手术；而由纤维化狭窄引起的梗阻，通常对全身药物治疗无反应，需行内镜下球囊扩张术或外科手术治疗。

2. 腹腔脓肿 CD 炎症透壁性的特点，可导致腹腔内瘘继发感染而形成腹腔脓肿，分为腹壁、腹腔内和腹膜后脓肿。腹腔脓肿是 CD 最严重的并发症之一，腹腔内脓肿最常见于末端回肠。腰背部疼痛或沿大腿向下放射的疼痛可能提示腰大肌脓肿。最主要的临床表现为腹痛，或伴有全身表现如发热、寒战等，可出现腹部包块。接受免疫抑制治疗的患者，尤其是使用糖皮质激素的患者，临床症状可能被掩盖。如果脓肿腔被蜂窝织炎封闭，临床症状可能不明显。实验室检查发现白细胞计数增高，炎症指标明显升高。CT、MRI、B 超有助于腹腔脓肿的诊断。可在 B 超或 CT 引导下进行脓肿置管引流治疗，脓液培养多为革兰氏阴性菌阳性。对于抗生素和（或）脓肿引流治疗无效而发展为脓毒症的患者，需行手术治疗。

3. 瘘管 包括肛周瘘、肠皮瘘及各种腹腔内瘘，见于 35% 的 CD 患者。瘘管由炎症侵及肌层和浆膜层所致，侵及邻近器官或肠袢，或继发于远端狭窄，导致近端肠管扩张后形成内瘘。瘘管向外延伸至皮肤，形成外瘘。瘘管的临床表现取决于受累部位，有些瘘管如肠内瘘可无症状。胃-结肠瘘或小肠-乙状结肠瘘可表现为腹泻。小肠-膀胱瘘可表现为反复尿路感染、尿中含有气体或粪便。肛周瘘可表现为脓肿形成、肛周疼痛或肛周流液。直肠阴道瘘表现为阴道排出粪便或黏液。CT、MRI 和 B 超可以较准确地评估瘘管形成情况。瘘管的治疗应由内科和外科医师共同讨论进行个体化处理。无症状的肠内瘘通常无须手术治疗，可维持原有治疗方案。对于存在病情得不到控制、内瘘进一步发展风险的患者，应注意患者的病情变化并及时调整治疗方案，一旦出现药物难以控制的临床症状，应考虑手术治疗。

4. 消化道出血 见于约 40% 的 CD 患者，病变可累及全消化道，大片黏膜糜烂、深溃疡累及血管导致出血，出血可源于上、中、下消化道出血；以便血多见，多数患者表现为粪便隐血试验阳性，少数患者出现大量便血或黑便，导致失血性休克而危及生命。在病情允许情况下，内镜检查对于明确诊断具有重要意义，应尽早进行。同时腹部血管造影也有助于发现出血部位并同时给予止血治疗。对于内镜和介入治疗都无效或不适合实施的 CD 患者，应及时进行手术治疗。

5. 癌变 对于经积极治疗腹痛、腹泻等症状仍不缓解或出现肠瘘等情况的 CD 患者，应警惕癌变的可能。正常人群中小肠癌是罕见的，CD 患者病变主要累及小肠，因此，发生小肠癌的风险明显高于正常人群。CD 的肠腔狭窄和长期病程可能是导致小肠癌发生率高的最主要因素。同时 CD 患者确诊小肠癌的年龄低于普通人群中的小肠癌患者。研究发现，多数 CD 相关小肠癌患者病变主要累及回肠，而少数发生在十二指肠和空肠。对于缓解期的 CD 患者突然出现肠梗阻或肠瘘，并且对药物治疗无反应，应行小肠镜检查或剖腹探查，排除小肠癌的可能。临床中不推荐使用 CT、MRI、胶囊内镜等检查进行小肠癌筛查。研究还发现对于有肛门和（或）肛周病变的 CD 患者，发生癌变的风险也明显升高。因此，对于有长期慢性肛门和（或）肛周病变的 CD 患者要给予足够重视，警惕癌变的发生，必要时行病理活检和瘘管刮除手术，以免延误诊疗。

三、炎症性肠病的肠外表现

IBD 患者的病变不仅累及消化道，还可能累及眼、皮肤、骨关节、肝脏等多种肠外组织，从而引起多种肠外表现，肠外表现可伴随 IBD 发生，也可发生在 IBD 之前或之后，且 CD 患者的肠外表现发生率高于 UC 患者。有 30%～50% 的 IBD 患者出现一种或多种肠外表现，且一种肠外表现的出现预示着其他种类肠外表现发生风险的增加，肠外表现可发生于任何组织与器官，对患者的生活质量及心理健康产生很大的影响，严重者可危及生命，因此对肠外表现的早期识别非常重要。IBD 肠外表现的发病机制尚不明确，目前大众比较认可的机制包括遗传易感性、抗原交叉反应和肠黏膜 T 细胞归巢等。IBD 的肠外表现按发生机制可分为三类。第一类与 IBD 的肠道炎症活动度相关，常发生于肠道炎症严重时，包括关节炎、结节性红斑、坏疽性脓皮病、增殖性口腔炎、虹膜炎、葡萄膜炎等。第二类与 IBD 肠道炎症活动度相互独立，多为自身免疫性疾病，包括原发性硬化性胆管炎（primary sclerotic cholangitis，PSC）、原发性胆汁性胆管炎（primary biliary cholangitis，PBC）、强直性脊柱炎（ankylosing spondylitis，AS）、自身免疫性甲状腺炎及葡萄膜炎等。第三类是因肠道炎症使代谢或解剖异常所致的表现，包括骨质疏松、贫血、生长发育迟缓、脂肪肝、胆石症、血栓栓塞等。IBD 的肠外表现按发生的系统、器官分类，可分为骨关节系统、皮肤黏膜、眼、肝胆、心血管系统、神经系统、呼吸系统、泌尿系统、内分泌系统等病变。

（一）关节病变

关节病变为 IBD 最常见的肠外表现，可分为外周关节病和中轴关节病。

1. 外周关节病 根据临床表现和病程可分为Ⅰ型和Ⅱ型。其诊断主要依据典型的临床表现，并排除其他所有特殊类型的关节炎。

Ⅰ型：为非对称性、少关节（<5 个）、大关节病变型，多发生于下肢负重大关节。呈急性、自限性病程，并且与 IBD 的活动程度相关，病程一般不超过 10 周。

Ⅱ型：为对称性、多关节（≥5 个）、小关节病变型，多发生在上肢关节。呈慢性、持续性病程，与 IBD 的活动程度无关，病程可持续数月至数年不等。

外周关节病可合并其他关节外表现，尤其是结节性红斑和葡萄膜炎。

2. 中轴关节病 与 IBD 活动程度相互独立，包括骶髂关节炎和强直性脊柱炎。

（1）骶髂关节炎：临床表现为盆骨疼痛，活动后减轻，部分患者可出现骶髂关节的硬化。多伴有 HLA-B27 阳性。IBD 相关性骶髂关节炎的诊断依赖于临床表现和放射影像学检查。

（2）强直性脊柱炎：多见于青年男性。临床表现为夜间痛、休息痛、活动后减轻、晨僵。体格检查可见腰椎前凸消失，脊柱弯曲受限。诊断金标准是 MRI 可见典型的"竹节样脊柱"。

（二）皮肤黏膜病变

皮肤是较容易受累的器官，IBD 相关性皮肤表现常与肠道炎症活动相关。最常见的两种皮肤表现为结节性红斑（erythema nodosum，EN）和坏疽性脓皮病（pyoderma gangrenosum，PG）。

1. 结节性红斑 是 IBD 最为常见的皮肤表现。UC 的发病率高于 CD，多见于女性。典型临床表现为皮下隆起、红色或紫色的痛性结节，直径为 1～5cm，呈对称性分布，常累及四肢伸面，胫骨前区多见，它与疾病的活动度密切相关，典型的皮疹可持续 3～6 周，具有自限性。预后可有色素沉着的遗留，无溃疡及瘢痕的形成。

2. 坏疽性脓皮病 最常见于 UC 患者。皮损初期表现为单发或多发的红色斑丘疹或脓疱，随着真皮的坏死将形成中心无菌性化脓性的深凹溃疡，边缘隆起，呈紫蓝色，直径 2～20cm。该病可发生在身体的任何部位，但以胫前和手术造口附近最为多见。

3. Sweet 综合征 又称急性发热性嗜中性皮病，是一种少见、病因不明确的反应性皮肤病。IBD 相关的 Sweet 综合征的典型临床表现为红色、触痛的炎性结节或丘疹，也可表现为脓疱、大疱或囊泡，多发生在面部、颈部和上肢，可伴发热、关节痛、乏力等症状，常在 IBD 确诊之前出现。

（三）骨质疏松

骨质疏松是一种以骨密度减少、骨质脆性增加和骨微结构破坏为临床特征的骨病。IBD 患者发生骨质疏松的概率较健康人群明显增加，骨质疏松是骨折的危险因素，因此临床中应予以重视。骨质疏松的发生是年龄、吸烟、营养不良、小肠切除术、维生素 D 缺乏、系统性炎症反应、糖皮质激素治疗后不良反应等的综合效应。典型临床表现为脊柱变形、疼痛和易发生骨折。早期 IBD 患者可无明显的自觉症状。其中，IBD 可引起维生素 D 缺乏，而维生素 D 缺乏也可增加骨质疏松的发病风险。预防及治疗骨质疏松的主要措施包括戒烟、负重运动、补充钙及维生素 D。

（四）眼部病变

眼部病变可见于 4%～12% 的 IBD 患者，CD 的发病率高于 UC。巩膜外层炎和前葡萄膜炎是 IBD 患者最常见的眼部病变。少见的病变还包括视神经病变、视网膜内出血、血管闭塞现象、后脉络膜炎等。

1. 巩膜外层炎 多见于女性 IBD 患者，累及单侧或双侧眼，病情进展与 IBD 活动度相关，呈自限性病程。临床表现为无痛性结膜、巩膜充血，伴有瘙痒、灼热感，偶有眼睑水肿或球结膜水肿，无视力受损。

2. 葡萄膜炎 分为前葡萄膜炎（炎症主要在前房）、中葡萄膜炎（炎症主要在玻璃体）、后葡萄膜炎（炎症主要在视网膜和脉络膜）及全葡萄膜炎。最常见的为前葡萄膜炎。葡萄膜炎临床表现为眼痛、眼部红肿、畏光、视物模糊和头痛等。

（五）肝胆胰病变

肝胆损害一般与肠道炎症活动度无关。IBD 合并的肝胆损害包含较多疾病，其中 PSC 是 IBD 患者中最常见和最特异的肝胆疾病，其他还包括胆石症、胆管周围炎、肝脂肪变性、肝脓肿、肝淀粉样变性等。结肠广泛受累的 UC 患者更易合并 PSC，这些患者可没有明显的消化道症状，但结直肠癌发生的风险增加，因此对于诊断 PSC 的患者，即使没有消化道症状，也要积极完善结肠镜检查。对于血碱性磷酸酶持续升高的 IBD 患者，应考虑是否伴有 PSC，磁共振胰胆管成像（MRCP）可以诊断 PSC，如存在胆管狭窄或胆管癌可行内镜逆行胰胆管造影（ERCP）进行治疗。若 IBD 患者 MRCP 正常，怀疑小胆管 PSC 可行肝脏穿刺活检。PSC 典型的组织学表现为周围胆管炎症、胆管狭窄和进行性纤维化，严重者可致肝硬化、门静脉高压及肝衰竭，最终需要行肝移植治疗。研究表明，目前仍无特效的药物可阻止 PSC 的病程进展。熊去氧胆酸（UDCA）因可以改善肝酶水平、临床症状和组织学表现而广泛用于 PSC 的治疗，但应避免使用高剂量 UDCA[28~30mg/（kg·d）]，因高剂量 UDCA 反而加快疾病进展和增加结直肠癌发生的风险。

一部分 IBD 患者还可出现药物性肝损伤，硫唑嘌呤、5-氨基水杨酸制剂、甲氨蝶呤、生物制剂的应用均可导致不同程度的肝损伤。CD 患者胆石症患病率高于健康人群，而 UC 患者胆石症患病率与健康人群无明显差异。IBD 患者回肠末端的胆汁酸盐重吸收障碍和丢失导致胆汁中胆固醇过饱和，使回肠微环境改变，从而形成胆固醇结石。累及回肠的 CD 患者胆汁中结合胆红素、非结合胆红素水平均升高，胆红素的肝肠循环增加，从而导致色素性胆结石的形成。

IBD 患者的肠外表现还包括胰腺病变，其中以急性胰腺炎为主，多见于 CD 患者。临床表现为腹痛、血清淀粉酶或脂肪酶水平升高、腹部影像学改变。主要分为两种 IBD 相关的急性胰腺炎，第一种是继发于 IBD 或在 IBD 治疗过程中出现的急性胰腺炎，包括胆源性胰腺炎、药源性胰腺炎（水杨酸类药物和硫唑嘌呤等）、继发于十二指肠乳头损伤 CD 的胰腺炎等。第二种可能与具有相同的致病途径有关，包括特发性胰腺炎、自身免疫性胰腺炎、PSC 相关的胰腺炎、肉芽肿性胰腺炎等。诊断依据为典型的临床表现、血清学指标及腹部影像学改变。IBD 患者中慢性胰腺炎较罕见，其发病可能与吸烟、饮酒、家族史等因素有关。慢性胰腺炎引起的腹痛在 IBD 患者中较少见，多表现为胰管异常和胰腺外分泌功能不全，多数情况下无胰腺实质钙化。MRCP 或 ERCP 检查可发现胰管异常，由于胰腺外分泌功能不全，少数患者可产生胰腺自身抗体。

（六）血栓栓塞

IBD 患者合并血栓性疾病的风险较正常人群明显升高，并且血栓栓塞主要发生在静脉系统，较少发生于动脉系统。其中以深静脉血栓形成（deep vein thrombosis，DVT）和肺栓塞为血栓栓塞症最常见的类型，而少见部位的血栓，如颅内静脉、肾静脉、门静脉、肠系膜静脉及肝静脉等也可能发生。IBD 患者静脉血栓栓塞（VTE）的风险为健康人的 3 倍，VTE 的形成与肠道的持续炎症活动有关。因此，预防血栓形成成为 IBD 患者治疗过程中不可忽视的环节。VTE 的发病机制包括血液高凝状态、内皮损伤和静脉淤血。而长期卧床、围手术期、使用糖皮质激素、吸烟、中心静脉置管、高同型半胱氨酸血症、口服避孕药等是 IBD 患者发生 VTE 的高危因素。VTE 的诊断主要依据临床表现和静脉超声、CT 及血管成像等影像学检查。血栓的治疗主要包括药物治疗、溶栓治疗、静脉滤器植入及手术取栓。若无明确的禁忌证，应对所有住院的 IBD 患者进行血栓风险评估，并进行预防性抗凝治疗。对于轻度至中度血栓栓塞常给予抗凝治疗，而严重的大量血栓形成可考虑给予溶栓治疗。抗凝和溶栓治疗时应评估消化道和全身出血的风险。住院的重症患者应给予预防性抗凝治疗，同时积极治疗脱水和营养不良可降低血栓栓塞的风险。

（七）心血管病变

IBD 患者发生心血管疾病的风险较普通人群高，且后果严重，多于病变活动期出现，心血管病变包括心肌炎、心内膜炎、心包炎、心脏瓣膜病、心力衰竭等。IBD 患者与缺血性心肌病、心脑血管意外和肠系膜血管缺血的发生也关联密切。IBD 患者凝血功能下降，动脉硬化斑块破裂后形成血栓导致急性冠脉综合征。而肠道黏膜受损，肠道微生物及其产物进入血液循环后诱发全身炎症反应，可增加心血管疾病的风险。全身炎症、内皮功能障碍及血液高凝状态等因素共同作用是促进 IBD 患者发生心血管疾病的原因。研究表明，控制 IBD 患者肠道活动性炎症可降低心血管病变发生的风险。因此对于 IBD 相关心血管疾病的患者，需积极治疗 IBD，控制疾病活动度，并建议患者避免已知的心血管危险因素，并定期检查心脏相关指标。

（八）肺部病变

支气管-肺疾病在 IBD 肠外表现中很少见，可发生于呼吸系统的任何部位，其中以大气道最常见，包括支气管炎、支气管扩张、肉芽肿性炎、慢性阻塞性肺疾病、间质性肺病等。肺部病变的发病机制如下：①肺与胃肠道胚胎起源相似，均起源于前肠，具有相似的抗原性；②呼吸道与胃肠道具有共同的黏膜免疫系统组分，而黏膜免疫系统在宿主黏膜免疫防御中起重要作用，与 IBD 相关的上皮和黏膜免疫缺陷可能影响呼吸道；③特异性免疫细胞从肠黏膜转运至呼吸道也可能导致支气管肺疾病；④氧化应激反应等因素共同导致肺部疾病的发生。IBD 患者中最常见的肺部疾病为药物性肺损伤，多数由 5-氨基水杨酸制剂或甲氨蝶呤（MTX）引起。5-氨基水杨酸制剂可引起多种间质性肺病，临床表现为呼吸困难、发热、咳嗽及胸痛等。MTX 可引起严重的过敏性肺炎和肺纤维化。抗肿瘤坏死因子（TNF）-α 制剂可引起肉芽肿性肺炎和结节病。支气管-肺疾病的诊断主要依据其临床表现和影像学检查，但需与使用激素、免疫抑制剂或生物制剂引起的肺部机会性感染相鉴别，必要时可行支气管肺泡灌洗、肺组织活检等明确诊断。一般情况下，糖皮质激素对 IBD 相关性肺部疾病的治疗有效，包括局部雾化和系统性用药。对于肺部实质受累和对吸入性激素耐药的大气道疾病推荐全身性应用激素。发生化脓、感染时需联合应用抗生素。大剂量激素依赖性难治性或激素抵抗肺部疾病患者可选择免疫抑制剂或生物制剂治疗。

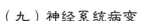

（九）神经系统病变

IBD 的肠外表现还包括中枢神经及周围神经病变。中枢神经病变包括脑血管疾病、多发性硬化、脱髓鞘病变等，其中以脑血管疾病最常见。由感觉神经纤维受累引起感觉异常和疼痛为周围神经病变，包括肌炎、肌无力、神经性耳聋、视神经病变等。研究表明，CD 患者脱髓鞘病变的发生率较普通人群高，且多数 CD 患者神经系统有阳性体征。中枢神经病变可能由血栓栓塞和炎症引起，外周神经病变可能的病因有营养不良，叶酸、维生素 B_{12} 缺乏，合并 EB 病毒、巨细胞病毒、带状疱疹病毒等感染，手术创伤等。应用美沙拉秦、甲硝唑、英夫利昔单抗等药物可导致周围神经病变。神经系统病变的诊断需要依据 MRI、肌电图等检查。治疗以营养神经，补充叶酸、维生素 B_{12} 等为主，有研究表明免疫球蛋白、血浆置换、免疫抑制剂对 IBD 相关神经系统病变治疗也有效。

（十）泌尿系统病变

IBD 患者泌尿系统的肠外表现较少见，主要包括肾小球肾炎、泌尿系结石、肾淀粉样变性、IgA 肾病、肾小管间质性肾炎等。泌尿系结石形成的诱发因素可能包括电解质紊乱、腹泻、吸收不良、高蛋白摄入。回结肠病变是 CD 患者发生泌尿系结石的危险因素。IBD 相关肾病主要影响肾小管间质和肾小球，其中 IgA 肾病最常见，其次为间质性肾炎。5-氨基水杨酸制剂和柳氮磺吡啶可引起肾毒性，促进急性或慢性间质性肾炎的发生。环孢素可引起肾小动脉收缩，导致肾小球滤过率降低和肾血流量减少，引起急性肾功能不全。药物导致的肾损伤早期大部分是可逆的，在停药后肾功能即可恢复正常。IBD 相关性肾炎多与肠道炎症活动程度相关，通过对 IBD 的积极治疗可控制泌尿系统病变。

（胡 晨）

第五节 辅助检查

一、溃疡性结肠炎的辅助检查

（一）实验室检查

1. 血液检查 白细胞计数升高、血红蛋白水平降低（贫血）、红细胞沉降率加快均提示 UC 处于活动期。诊断 UC 过程中，若应用实时荧光定量 PCR 的方法检测到外周血 CMV DNA＞1200copies/ml，并伴有特征性的内镜表现时，临床上要高度警惕 UC 合并巨细胞病毒性结肠炎的可能。抗中性粒细胞胞质抗体（ANCA）、抗核抗体（ANA）不具有诊断特异性，一般不进行检测。若考虑合并风湿免疫系统疾病可进行检查。若医疗机构条件允许，乳铁蛋白检测比相关血清学指标更灵敏，更利于对 UC 的病情评估，应作为常规检查。

（1）血常规：是一项十分便捷的检查，可以为诊治提供许多线索，但其特异性较差，故而经常被忽略。UC 患者最常出现的异常是贫血，多表现为小细胞低色素性贫血，贫血的严重程度与病程和疾病严重程度有一定的相关性。患者贫血主要与营养通过肠道丢失增加、持续便血及饮食减少有关，还有部分患者与治疗应用的药物引起的溶血相关，极少数患者与疾病导致的骨髓造血功能抑制有关。

除贫血外，UC 患者的血常规还常提示血细胞比容降低和红细胞分布宽度（RDW）增加。在疾病活动期常伴有白细胞计数升高，在白细胞内可见中毒颗粒。白细胞计数升高多与并发感染及治疗中应用糖皮质激素相关。在疾病缓解期白细胞计数可恢复正常，若治疗过程中应用了免疫抑制剂可导致白细胞计数下降，因此白细胞计数不能直接用来评估疾病是否处于活动期。

血常规中较为特异性改变的还有血小板计数，多呈现为升高。在疾病活动期尤为突出，可作为判断疾病活动性的指标。需要注意的是，血小板计数升高不仅与疾病活动相关，还可能与急性失血及长期应用糖皮质激素有关。不仅血小板计数升高，UC 患者的血小板活化程度也增加，且血小板活化程度与疾病活动性呈一定的相关性。此外，血小板平均容积（mean platelet volume，MPV）也明显低于正常值。MPV 与白细胞计数、C 反应蛋白（CRP）及内镜疾病活动指数呈明显负相关，有研究表明以 MPV 作为判断疾病活动指标较血小板计数更有意义，但其减少机制尚不明确。

（2）红细胞沉降率（ESR）：是一种急性期反应指标，指红细胞在一定条件下的下沉速率。影响 ESR 的原因主要有两个方面：血浆中各种蛋白的浓度和比例，以及红细胞的数量和形状。当血浆中的纤维蛋白原/球蛋白含量增加时 ESR 会加快，当白蛋白含量减少时 ESR 也会加快；当红细胞减少（贫血）时 ESR 会加快，但当患者处于重度贫血时 ESR 反而减慢。虽然 ESR 是一种急性期反应指标，但其反应较慢，一般在 2～3 天后才能明显改变，没有 CRP 反应灵敏。

UC 活动期时 ESR 增快，随着疾病缓解 ESR 逐渐恢复正常，但 ESR 较其他指标恢复稍滞后。ESR 不仅与疾病活动性相关，还受病变部位的影响，以单纯直肠溃疡为例，患者的 ESR 可正常。

（3）C 反应蛋白（CRP）：是人体最重要的急性期反应蛋白，由 5 个单体组成，半衰期约 19 小时，因此能及时地反映体内炎症变化情况。机体在受到感染（如细菌、病毒、真菌、分枝杆菌等病原体感染）、炎症、应激、组织坏死、创伤、肿瘤等刺激时，CRP 水平会升高。

CRP 的改变在 CD 患者中较 UC 患者更为明显。有些 UC 患者的 CRP 水平并不升高，这可能与其病变仅限于肠黏膜相关，其中机制尚不明确。不过随着 UC 病变累及肠段增长，CRP 水平会逐渐升高。CRP 不仅可监测疾病复发，还可用于预测患者是否需要进行肠段切除。若患者经过一年规律治疗后 CRP 水平仍高于 10mg/L，则其在未来 4 年内病情进展至需切除病变肠管的危险性显著增加。在另外一项研究中发现，若重症 UC 患者接受激素或环孢素治疗后 3 天检测 CRP 水平仍旧高于 45mg/L，则意味着患者需要进行结肠切除的可能性显著增加。

因为 CRP 的水平不受免疫抑制剂、糖皮质激素及抗生素等药物的影响，所以血浆 CRP 的水平可反映实际病情变化情况，若经过临床治疗症状明显好转但其 CRP 水平仍持续升高，则需仔细检查找到病因。

（4）生化检查：因长期进食较少、腹泻，大部分 UC 患者存在不同程度的营养不良，在生化检查中经常出现血清白蛋白水平降低。随着疾病的进展，白蛋白水平持续降低，若白蛋白无法恢复正常，则需要考量患者的治疗是否未起效或病情进一步进展。白蛋白降低同时意味着机体免疫力下降，患者机会性感染风险增加。有研究发现除了白蛋白外其他蛋白也有明显变化，α 球蛋白水平升高、γ 球蛋白水平降低多见于活动期患者。上述蛋白的改变与 ESR 的变化也有一定关联。

UC 患者经常出现肝功能异常，一般表现为丙氨酸转氨酶（ALT）、天冬氨酸转氨酶（AST）和碱性磷酸酶水平升高，而反映肝脏储备功能的胆碱酯酶水平可降低，部分患者可出现与黄疸相关的指标升高。肝功能异常与患者疾病是否处于活动性无明显关联。

UC 患者肝功能的变化除与疾病本身有关外，还可能与治疗药物、UC 患者的高凝状态、患者免疫异常等有关。UC 患者频繁腹泻易导致机体出现电解质紊乱和酸碱平衡失调。离子紊乱中最值得关注的是低钾血症，严重时会导致肠麻痹及中毒性巨结肠，甚至是心搏骤停从而危及生命。

（5）凝血功能检查：UC 患者血液常处于高凝状态，这与血小板计数增加，血浆中凝血因子 V、Ⅶ、Ⅷ增加，纤维蛋白原增加，血管性假血友病因子（vWF）增加，凝血酶抗凝血酶复合物（TAT）增加，抗凝血因子水平降低等因素密切相关。

血液长期处于高凝状态的病因尚不明确，其与炎症出现之间的关系仍无定论，大多数学者认为这是肠道炎症的激发反应，无明显的特异性。患者长期处于这种状态增加了出现肺栓塞和内脏血栓形成的可能，如果血栓出现在肠壁血管会加重肠管缺血及出血的风险，还有部分患者会出现游走性血栓性静脉炎。因此，若患者凝血象提示高凝状态，可酌情应用肝素辅助治疗。

（6）其他急性期反应蛋白：人体内有许多急性期反应蛋白，CRP 是十分重要的一种。虽然对于急性期反应蛋白的研究很多，但其与 IBD 的关系尚未明确。CRP 主要由肝脏合成，当机体出现组织损伤、炎症和感染时明显升高，但其半衰期较长，故在临床上尚未广泛应用。

β₂微球蛋白是由激活的 T 细胞和 B 细胞产生的一种分子量较小、可通过肾小球滤过的急性期反应蛋白。它的半衰期仅 2 小时，理论上是较好的急性期反应蛋白，但随着年龄增长和肾功能下降其水平也会升高，故在临床应用上受到限制。

（7）抗中性粒细胞胞质抗体（antineutrophil cytoplasmic antibody，ANCA）：分为胞质型（CANCA）、核周型（DANCA）和不典型型。其最先于原发性血管炎患者中发现，无诊断特异性，主要提示自身免疫性疾病。UC 患者主要以 DANCA 变化为主。其主要的临床意义不在于分析疾病表型、分析疗效、监测患者病情进展，而主要在于与 CD 进行鉴别诊断。

（8）其他抗体：抗酿酒酵母抗体（anti-*Saccharomyces cerevisiae* mannan antibody，ASCA）是一种针对真菌属的抗体，对 CD 的特异性明显高于 UC，其与肠道纤维狭窄、小肠病变、肠穿孔及手术有良好的相关性，但在 UC 患者中并未发现这些相关性。其与 ANCA 联合适用于 UC 及 CD 的鉴别。

抗小肠杯状细胞抗体（GAB）是 IBD 的血清标志物，主要用于鉴别 UC 及 CD，UC 患者的阳性率明显高于 CD。

（9）血液其他检查：血液检查的内容除急性期蛋白、抗体外，还包括多种细胞因子、黏附分子、受体成分等。细胞因子种类繁多，每种因子在炎症过程中的作用各不相同，且大部分细胞因子的作用尚未完全研究清楚。

2. 尿液检查　对 IBD 患者尿液进行分析，可发现戊糖素水平有变化。它是一种糖代谢的终产物，多于类风湿关节炎疾病活动期升高。通过酶联免疫吸附试验（ELISA）测定人尿中戊糖素水平发现，活动期 UC 患者高于缓解期患者，将其与 CD 患者进行比较发现 UC 患者尿液中戊糖素水平明显更高，故而此指标可有助于区分活动期与缓解期 UC，也有助于鉴别 UC 与 CD。

采用核磁共振波谱法（nuclear magnetic resonance spectroscopy）结合目标谱分析技术，测定尿液中三羧酸循环中间代谢物、氨基酸代谢物和肠道菌群代谢物后发现 IBD 患者与正常人有明显差异，但其是否可鉴别 CD 与 UC 尚无明显定论。

对尿液中水杨酸浓度进行测定，可有助于了解患者的服药依从性，并可根据药物浓度预测患者复发的可能性。

3. 粪便检查　粪便常规检查和培养不少于 3 次。根据流行病学特点，进行排除阿米巴肠病、血吸虫病等的相关检查。IBD 是艰难梭菌（*Clostridium difficile*，*C. diff*）感染的独立危险因素，怀疑 UC 的患者应排除该项诊断，进行如粪便毒素试验（酶联免疫测定毒素 A 和毒素 B）、核苷酸聚合酶链反应（PCR）及谷氨酸脱氢酶抗原检测等。有条件的医院可进行粪便钙防卫蛋白检测，作为辅助指标协助血清乳铁蛋白检查。

（1）粪便钙防卫蛋白：钙防卫蛋白（calprotectin）是一种重要的炎症反应性

蛋白，由两条重链和一条轻链构成，具有耐热和耐水解的特性，在常温下可保存1周。它广泛分布于人体组织、体液及细胞中，粪便中的含量比血浆中高6倍，故多取粪便进行检测。它表达于中性粒细胞中，单核细胞和反应性巨噬细胞中表达较少，是中性粒细胞代谢更新的标志物。当有感染或炎症时钙防卫蛋白水平显著升高，具有抑制细菌及真菌的作用。

有研究对腹痛腹泻患者粪便进行分析，发现UC患者的钙防卫蛋白含量显著增加，约为60mg/L；感染性腹泻患者因感染其值也会升高，但不如UC患者明显，约为30mg/L；而肠易激综合征患者仅为4mg/L左右。因此钙防卫蛋白可用于辅助诊断UC。但需注意，随着年龄增长，粪便中钙防卫蛋白含量增加，需结合其他检查结果及症状。

粪便钙防卫蛋白浓度可用于评估UC活动性，判断疗效和预测复发。UC患者内镜表现和组织学评分均与钙防卫蛋白水平有很好的相关性。UC患者无论处于什么时期粪便钙防卫蛋白水平均高于健康人群，随着疾病进展其值也逐渐升高，活动期UC患者的粪便钙防卫蛋白水平高于缓解期患者。当病变累及肠段增多后，钙防卫蛋白水平也升高。

此外，有研究表明，钙防卫蛋白的变化与疾病复发有明显关联。若钙防卫蛋白水平升高，则复发可能性明显升高。不过该蛋白主要表达于中性粒细胞，其水平正常不能代表肠道无炎症反应存在。同时需要注意的是，粪便钙防卫蛋白并无特异性，肠道肿瘤、息肉、感染及药物等均可影响其表达水平，故临床应用时需综合分析。

（2）乳铁蛋白：也是一种炎症反应性蛋白。它可用来鉴别肠道炎症性（细菌、寄生虫等感染及IBD）和非炎症性疾病，但不能用来鉴别肠道感染性疾病和IBD。

检测粪便乳铁蛋白是一种价格低廉、简单易行、患者接受度高、可短期多次复查的方法。其多用于监测患者是否存在炎症性疾病，对UC患者的分期或检查是否复发有一定指导意义，但对于监测疗效及判断预后无明显作用。研究显示活动期UC患者粪便乳铁蛋白浓度大于300μg/g，显著高于缓解期患者；且活动性患者处于不同分期时也有明显差异。

（3）其他粪便检查：新蝶呤是T细胞、单核细胞和巨噬细胞活动的标志物。有研究通过测定粪便新蝶呤浓度发现，其与UC内镜下疾病评分有很好的相关性，临界值为200pmol/g，可用于预测内镜下疾病活动度。有研究对UC患者粪便菌群进行分析，发现UC患者缓解期和复发期的粪便菌群不同，缓解期与健康对照人群菌群相似。

新近报道了一种定量粪便组织化学检查（quantitative fecal immunochemical test，FIT）法，可用于评价黏膜愈合程度，如检测值<100ng/ml代表患者内镜下黏膜基本愈合。

除此之外，粪便髓过氧物酶、粪便黏蛋白酶活性、粪便壳多糖酶 3 样蛋白 1（CHI3L1）、粪便高速泳动族蛋白盒-1（HMGB1）、粪便 α1-抗胰蛋白酶、粪便白细胞酯酶、粪便 TNF-α 等检查，均被报道对 UC 肠道炎症状态有一定的监测作用，但应用尚不广泛，需行进一步临床研究。

4. 遗传学检查　遗传学检查主要在于确定一些遗传易感基因，目前在不同染色体上至少发现了 100 个可能的 IBD 遗传易感基因。第一个被确定的 CD 遗传易感基因是 NOD2/CARD15，但该基因在我国 CD 人群中未被证实。目前尚未发现明确的 UC 遗传易感基因。

5. 可能有助于特异性诊断的新实验室检查

（1）拉曼显微光谱仪检查：随着对 IBD 发病机制研究的深入，发展了许多有助于诊断或鉴别诊断的新技术，拉曼显微光谱术（Raman microspectroscopy）是其中比较有前景的一种检查。它可辅助肠镜检查，IBD 患者与健康人群差异很大，可以辅助诊断。但是否可鉴别诊断 IBD 与其他感染性肠炎，尚无明确研究结果。

（2）套餐式检查：UC 的诊断无法根据单一检查结果判定，故而有多种套餐式检查用于临床。普罗米修斯 IBD sgi Diagnostic™检查（PROMETHEUS ® IBD sgi Diagnostic™ test）是这些套餐式检查中较为全面的一种。该检查结合了血清学、遗传学和炎症标志物检查指标，预期仅通过血清检查明确鉴别 UC、CD 及非 IBD。

6. 其他检查　组织炎症或修复时黏蛋白 C 的表达会增加，有研究表明 UC 患者的表达水平显著高于正常对照人群，且其水平与临床疾病分级和组织学炎症程度具有很好的相关性。但其在肠道肿瘤及其他炎症中也会出现表达水平增加的结果，故而限制了其在临床上的应用。

中性粒细胞与淋巴细胞比值（NLR）是一种简单易行的检查方法，最近研究指出，活动期 UC 患者 NLR（3.22±1.29）明显高于非活动期 UC 患者（1.84±0.69）和健康对照者（2.01±0.64）。

对于拟行激素、免疫抑制剂或生物制剂治疗的患者，需要常规筛查乙型肝炎和结核分枝杆菌感染等指标。

（二）影像学检查

1. 钡剂灌肠 X 线检查　UC 患者在明确诊断前建议行钡剂灌肠 X 线检查以辅助诊断。典型表现：①肠道黏膜粗乱和（或）颗粒样改变；②肠管边缘呈锯齿状或毛刺样改变，肠壁有多发性小充盈缺损；③肠管短缩，袋囊消失呈铅管样。其更为广泛地应用于肠腔狭窄无法行肠镜检查的患者，若钡剂过敏也可行 CTE 检查代替钡剂灌肠 X 线检查。

2. 小肠的影像学检查　全消化道造影、CTE、MRE 等检查不推荐常规使用，其适用于 UC 与其他疾病的鉴别诊断。

3. 超声检查　IBD 的诊断难点主要在于部分患者临床表现不典型或因各种原因抗拒内镜检查。对于这部分患者，进行超声检查对疾病诊断有十分重要的作用。有多项研究证实超声检查与内镜检查、其他影像学检查结果高度相关，超声检查对检测 IBD 活动度及鉴别 UC 和 CD 准确性较高。

超声主要适用于对活动性 UC 的检查，以肠壁厚度（BWT）增加（图 1-1，图 1-2）、肠壁血管分布增加、结肠袋消失、肠壁分层明显（极重症 UC 偶见肠壁分层缺失）为主要特点。

活动性 UC 的诊断标准如下：

（1）黏膜下层厚度＞15mm。

（2）肠壁总厚度＞4mm。

（3）黏膜不规则或结肠袋消失。

（4）累及回肠末端的肠壁＞4mm。

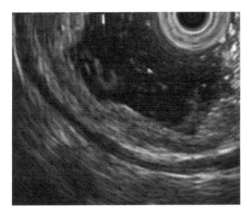
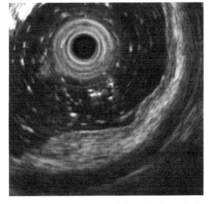

图 1-1　溃疡性结肠炎活动期的超声肠镜表现：肠壁各层均增厚，以黏膜层增厚为主

图 1-2　克罗恩病活动期的超声肠镜表现：肠壁各层均增厚，以黏膜下层增厚为主，可见扩张的脉管样结构

（三）内镜下检查

内镜下检查仍是 IBD 诊断的重要手段。需要注意的是当患者疑似 IBD 时，若患者症状及其他检查提示其可能存在肠道狭窄或穿透性病变，应首先通过腹部立位 X 线片或腹部 CT 等影像学检查评估确认患者是否有肠道狭窄和（或）穿透性病变等内镜检查的禁忌证。若患者有肠梗阻和（或）肠穿孔，或者对其疾病进行充分评估后判断内镜检查风险较高，则应推迟内镜检查。

UC 典型的内镜特征如下：

（1）结肠镜下 UC 病变多从直肠开始，呈连续性、弥漫性分布（图 1-3，彩图 1）。

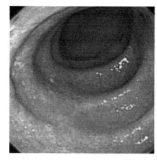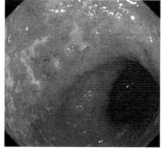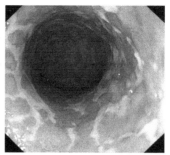

图 1-3　溃疡性结肠炎的结肠镜表现

轻度炎症的内镜特征：黏膜出现红斑、充血和血管纹理消失。

中度炎症的内镜特征：血管形态消失，出血黏附在黏膜表面、糜烂，常伴有粗糙，呈颗粒状外观，黏膜脆性增加（易发生接触性出血）。

重度炎症的内镜特征：黏膜自发性出血及溃疡。

缓解期的内镜特征：正常黏膜表现，部分患者可有假性息肉形成或瘢痕样改变。

病程较长的患者：黏膜萎缩可导致结肠袋形态消失、肠腔狭窄，以及炎性（假）息肉。

伴 CMV 感染的 UC 患者：内镜下可见不规则、深凿样或纵行溃疡，部分伴大片状黏膜缺失。

（2）病程早期或治疗稳定后直肠黏膜病变可大致正常，有的患者可见跳跃性阑尾内口周围炎症、回盲瓣炎症和倒灌性回肠炎。

（3）色素内镜和放大内镜检查可见病变部位的肠道黏膜呈隐窝改变，部分呈珊瑚样改变，而部分早期初发 UC 的直肠黏膜可呈绒毛样改变。

（4）超声内镜检查可见病变累及直肠及结肠黏膜和黏膜下层，多以黏膜层为主，严重时也可累及黏膜下层甚至管壁全层，但管壁各层层次仍清晰可见，仅在极重症时会偶尔出现肠壁层次缺失。

因部分 UC 患者可出现跳跃性阑尾内口周围炎症、回盲瓣炎症和倒灌性回肠炎，为了明确诊断，特别是对于结肠镜检查镜下表现不明显的患者，应进行全消化道检查，包括结肠镜、胶囊内镜或小肠镜及胃镜检查。在评估疗效时、复发时或随访及监测肠道癌变时，通过参考既往检查结果及患者的临床表现，选择必要的内镜检查即可，不必行全消化道检查。在明确诊断时若患者一般情况较差、肠道病变严重，结肠镜检查时可以不清洁肠道，进镜仅达直肠或乙状结肠，了解肠道基本病变情况即可。

（四）病理检查

进行病理检查时应进行多段、多点取材。隐窝基底部浆细胞增多被认为是 UC

最早的光学显微镜下特征，且预测价值高。组织学上可见以下主要改变。

1. 活动期

（1）固有膜内有弥漫性、急性、慢性炎症细胞浸润，包括中性粒细胞、淋巴细胞、浆细胞、嗜酸性粒细胞等，尤其是上皮细胞间有中性粒细胞浸润（即隐窝炎），严重时可形成隐窝脓肿。

（2）隐窝结构改变，隐窝大小、形态不规则，分支、出芽，排列紊乱，杯状细胞减少等。

（3）可见黏膜表面糜烂、浅溃疡形成和肉芽组织。

2. 缓解期

（1）黏膜糜烂或溃疡愈合。

（2）固有膜内中性粒细胞浸润减少或消失，慢性炎症细胞浸润减少。

（3）隐窝结构改变可保留，如隐窝分支、减少或萎缩，（结肠脾曲以远）可见帕内特细胞化生。

二、克罗恩病的辅助检查

（一）实验室检查

需要评估患者的炎症程度和营养状况等。首先需进行常规的实验室检查，包括血常规、CRP、ESR、血清白蛋白等，有条件者可做粪便钙防卫蛋白检测。抗酿酒酵母抗体（ASCA）或抗中性粒细胞胞质抗体（ANCA）不作为 CD 的常规检查。部分腹泻患者推荐进行艰难梭菌检测。其他实验室检查方法与 UC 相同，详见本节"溃疡性结肠炎的辅助检查"。

（二）影像学检查

1. CT 小肠造影（CT enterography，CTE） 可以清晰显示肠腔、肠黏膜、肠壁及肠管外组织结构的改变，对于诊断 CD 是十分便捷及直观的检查。

对于以下患者建议首选 CTE：①首次进行肠道影像学检查者；②适用于任何年龄，推荐≥35 岁患者首选，但因其具有辐射，不建议孕妇选用；③出现腹腔脓肿或复杂性肠道穿透性病变需要后续医疗干预者；④出现急腹症者；⑤需排除或评估其他小肠疾病者；⑥存在磁共振小肠成像（MRE）检查禁忌证、对比剂过敏或有幽闭恐惧症者。

CT 的典型表现如下：

（1）节段性肠壁增厚和肠壁强化：肠壁厚度改变是明显的指征。其分度如下，在肠管适当充盈后测量肠壁最厚部位，轻度（3～5mm）、中度（5～9mm）及重度（≥10mm）增厚；系膜侧缘最易出现不均匀增厚，严重时系膜对侧缘呈囊袋状改变，表现为"假憩室样"。

CD 的特异性表现为肠壁不对称强化，主要表现为系膜侧强化程度明显强于对侧。节段性肠壁增厚病变跳跃于正常胃肠道间分层强化（"靶征"），表现为黏膜及浆膜明显强化，黏膜下水肿增宽弱强化，提示炎症处于活动期；均匀强化（透壁强化）提示炎症处于缓解期或已形成纤维化改变。

（2）肠腔狭窄：诊断依据主要是近端肠腔扩张，若不伴随近端肠腔扩张，则无法明确诊断。若肠腔变窄但近端肠腔的直径＜3cm，则需多次复查并结合其他影像学检查结果进一步明确诊断。

肠腔狭窄分度：轻度肠腔狭窄，狭窄部近端肠管轻度扩张，肠腔直径 3～4cm；中重度肠腔狭窄，狭窄部近端肠管中重度扩张，肠腔直径＞4cm。

（3）肠壁黏膜病变：肠壁增厚的部位黏膜呈不连续性溃疡，由黏膜面纵向延伸至肠壁深部，呈线状影，病灶不穿透肠壁。溃疡的存在对于评估活动性十分重要。部分患者会出现肠黏膜增生结节，其突向肠腔内生长，呈假息肉样。大部分反复发作的患者会出现"铺路石征"，即广泛黏膜下层的炎性水肿、黏膜炎性结节增生。

（4）病变肠道周围肠系膜改变：肠系膜淋巴结反应性增大，淋巴结短径＞1.5cm 有诊断意义。增大的淋巴结为长椭圆形，表现为均匀密度。

肠系膜血管出现充血，即"梳样征"，表现为肠系膜近肠壁处小血管增多、扩张、迁曲，血管间脂肪组织增多。

纤维脂肪组织增生，肠系膜脂肪组织从肠系膜附着处增生并向周围延伸，也被称作"爬行脂肪"。在 MRE 和 CTE（图 1-4）上均表现为病变肠管周围脂肪间隙增宽，以肠系膜侧最为显著，严重时邻近脏器可呈现出受推移的改变。

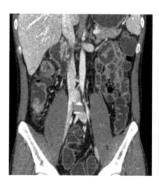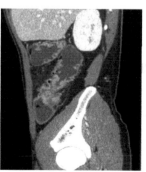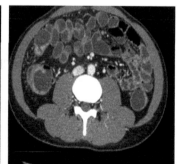

图 1-4　克罗恩病的 CTE 表现

（5）并发症：肠管狭窄及穿透性并发症最为常见。穿透性并发症主要包括瘘

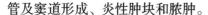

管及窦道形成、炎性肿块和脓肿。

2. MRE　具有无辐射性、优良的软组织对比度及多参数多序列成像的优点，成为 CD 患者复查的首选检查。对于以下患者建议首选：

（1）曾进行过 CTE 检查的患者。

（2）无急性腹部症状的患者，或为了评价疗效而进行检查的患者。

（3）存在肛瘘或肛周脓肿的患者首选肛周 MRI（检查前不做任何干预，不喝水、不清肠、不灌肠）。

（4）孕妇（不注射对比剂）。

（5）对碘对比剂过敏的患者。

CD 的 MRE 表现与 CTE 基本相同，在此不做赘述。此外值得注意的是，肠系膜周围水肿及炎症在 MRE 上具有特有表现，肠管周围脂肪间隙内 T_2WI 脂肪抑制序列呈稍长 T_2 信号影，边缘模糊。

3. 超声检查　目前对于 CD 患者进行内镜联合 MRE 检查仍是首选，但其依从性较差，超声这种无创的检查在诊断中逐渐占有更大优势。超声主要从 BWT、肠壁分层、内脏血流动力学、肠壁微循环变化、肠壁弹性变化 5 个方面对 CD 进行评估。

根据美国指南 CD 的诊断标准如下：

（1）BWT≥3mm（至少 3 次测量的平均值）。

（2）肠壁增厚，出现"僵硬环"。

（3）肠壁分层缺失。

（4）小肠扩张：小肠肠腔直径>25mm。

（5）肠狭窄：肠腔直径<1cm，伴或不伴有狭窄扩张。

（6）瘘管：具有或不具有高回声含量的低回声道。

（7）肠系膜肿大、淋巴结肿大和脓肿（定义为直径>2cm 的圆形肿块）。

超声检查中 IBD 最为直观的表现在于肠壁增厚，其中 UC 以黏膜层增厚为主，CD 以黏膜下层增厚为主。其次是肠壁分层结构的改变，CD 患者以肠壁分层模糊或缺失为主，而 UC 患者以肠壁分层清晰为主。此外，活动期 CD 患者较 UC 患者更容易出现肠系膜淋巴结肿大。

4. 钡剂灌肠及小肠钡剂造影　钡剂灌肠已被结肠镜检查所代替，但遇到肠腔狭窄无法继续进镜者有诊断价值。小肠钡剂造影敏感性低，已被 CTE 或 MRE 代替，但对无条件行 CTE 检查的单位仍是小肠病变检查的重要技术。小肠钡剂造影检查对肠狭窄的动态观察可与 CTE、MRE 互补，必要时 CTE、MRE 可同时使用。X 线检查示多发性、跳跃性病变，病变处见裂隙状溃疡、卵石样改变、假息肉、肠腔狭窄、僵硬，可见瘘管。

（三）内镜检查

CD 病变可由口腔累及肛门的全消化道任何部位，因此除非有明确的禁忌证，原则上应进行包括结肠镜、胶囊内镜/小肠镜及胃镜检查在内的全消化道内镜检查。

CD 的内镜下表现如下：

（1）消化道呈节段性病变、纵行溃疡（图 1-5，彩图 2），部分也可呈局限性或孤立性的溃疡性病变，也有部分呈狭窄或穿透性病变。

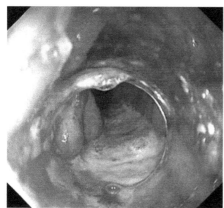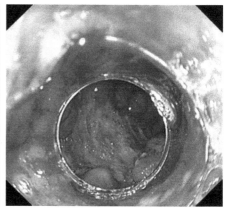

图 1-5　克罗恩病的结肠镜表现

（2）病变早期可表现为阿弗他溃疡；当病变反复发作，肠道黏膜可呈铺路石样改变；愈合期肠道可出现炎性息肉和溃疡瘢痕。

（3）超声内镜检查可见病变处的消化道管壁呈全层增厚，其中以黏膜层及黏膜下层增厚较为明显，黏膜下层回声多有减低，管壁各层层次可见。

虽然内镜检查仍是 CD 的首选方法，但因 CD 的消化道病变比较复杂，部分患者主要以消化道黏膜层病变为主，还有部分患者以消化道管壁和管壁外的网膜、系膜病变为主，内镜检查的主要作用是直观地了解消化道黏膜层病变，而 CTE、MRE 等影像学检查的作用主要是辅助了解消化道管壁和管壁外的网膜、系膜及淋巴结病变。因此，不能因为消化内镜检查或影像学检查未见明显异常就否认消化道病变，两者互相补充，不能互相替代。

（4）小肠胶囊内镜（small bowel capsule endoscopy，SBCE）检查：对发现小肠黏膜异常相当敏感，但对一些轻微病变的诊断缺乏特异性，且有发生滞留的危险。其主要适用于疑诊 CD 但结肠镜及小肠放射影像学检查阴性者。SBCE 检查阴性，倾向于排除 CD；如为阳性结果，需综合分析并常需进一步检查证实。目前我国常用的是气囊辅助小肠镜（balloon assisted enteroscopy，BAE）检查。该检

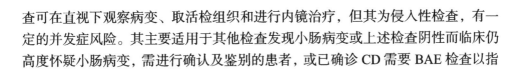

查可在直视下观察病变、取活检组织和进行内镜治疗，但其为侵入性检查，有一定的并发症风险。其主要适用于其他检查发现小肠病变或上述检查阴性而临床仍高度怀疑小肠病变，需进行确认及鉴别的患者，或已确诊 CD 需要 BAE 检查以指导或进行治疗者。小肠镜下 CD 病变特征与结肠镜所见相同。

（四）病理检查

为了更好地对 IBD 进行诊断和鉴别诊断，以及监测 IBD 继发的消化道感染性疾病和肠道癌变，消化道黏膜活检标本除了进行常规病理检查外，有时还需要行免疫组织化学染色、病原学检查、分子生物学检查及特殊染色（如刚果红染色）等。下文主要介绍 CD 的病理学检查。

（1）取材要求：黏膜病理组织学检查需多段（包括病变部位和非病变部位）、多点取材。外科标本应沿肠管的纵轴切开（肠系膜对侧缘），取材应包括淋巴结、末段回肠和阑尾。

（2）大体病理特点：①节段性或局灶性病变；②融合的纵行线性溃疡；③卵石样外观，瘘管形成；④肠系膜脂肪包绕病灶；⑤肠壁增厚和肠腔狭窄等特征。

（3）光学显微镜下特点

1）手术切除标本的光学显微镜下特征：①透壁性（transmural）炎；②聚集性炎症分布，透壁性淋巴细胞增生；③黏膜下层增厚（由纤维化-纤维肌组织破坏和炎症、水肿造成）；④裂沟（裂隙状溃疡，fissure）；⑤非干酪样肉芽肿（包括淋巴结）；⑥肠道神经系统的异常（黏膜下神经纤维增生和神经节炎，肌间神经纤维增生）；⑦相对正常的上皮-黏液分泌系统（杯状细胞通常正常）。

2）内镜下黏膜活检组织的光学显微镜下特征：局灶性的慢性炎症、局灶性隐窝结构异常和非干酪样肉芽肿。

CD 的病理学诊断通常需要观察到 3 种以上特征性表现（无肉芽肿时）或观察到非干酪样肉芽肿和另一种特征性光学显微镜下表现，同时需要排除肠结核等。相比内镜下黏膜活检标本，手术切除标本可见到更多的病变信息，诊断价值更大。

（五）排除肠结核相关检查

CD 易与肠结核混淆，故需进行相关检查排除肠结核，包括如下检查：胸部 X 线片、结核菌素试验（PPD 试验），有条件者行 γ 干扰素释放试验（interferon-gamma release assay，IGRA），如 T 细胞酶联免疫斑点试验（T cell enzyme-linked immune-spot assay，T-spot 试验）。

（耿欣宇）

第六节　诊断及鉴别诊断

一、溃疡性结肠炎的诊断

2018 年我国 IBD 诊断与治疗的共识意见指出，UC 的诊断缺乏金标准，需要结合临床表现、实验室检查、影像学检查、内镜和组织病理学检查进行综合分析，在排除感染性和其他非感染性结肠炎的基础上做出诊断。若诊断存疑，应在一定时间（一般是 6 个月）后进行内镜及病理组织学复查。

一个完整的诊断应该包括临床类型、严重程度、病变范围、病情分期及并发症。初发病例及临床表现、结肠镜表现不典型者，暂不诊断，需要随访 3～6 个月，根据病情变化再做出诊断。

临床类型如下。

1. 初发型　指首次发病，无既往史。

2. 慢性复发型　指临床症状缓解后再次出现症状，临床上最多见，常表现为发作期与缓解期交替。

除了上述 2 种常见类型以外，还有其他临床常用分型。

3. 慢性持续型　指临床症状持续存在，无缓解期出现。

4. 激素依赖型　具有下列情况之一者，包括激素治疗能诱导缓解 UC，但治疗 3 个月后仍无法减量至相当于泼尼松 10mg/d 的剂量并维持缓解；激素完全停药后 3 个月内复发。

5. 激素抵抗型　指尽管使用泼尼松龙达到 0.75mg/（kg·d）、时间超过 4 周，仍有疾病活动。

6. 免疫抑制剂抵抗型　指尽管使用了合适剂量的嘌呤类药物超过 3 个月，但仍存在疾病活动的表现或出现复发。

7. 顽固型远端结肠炎　指尽管口服或局部使用激素达 6～8 周，但症状仍持续存在且病变局限于直肠或左半结肠。

按照病变范围可分为直肠炎、左半结肠炎（累及结肠脾曲以远）及广泛结肠炎（累及结肠脾曲以近或全结肠）。

按照病情分期可分为活动期与缓解期。活动期按严重程度分为轻度、中度、重度（表 1-1）。

表 1-1　UC 的严重程度

	排便次数	便血	脉搏	发热	贫血	ESR
轻度	<4 次/日	轻或无	正常	无	无	<20mm/h
中度			介入轻、重度之间			
重度	≥6 次/日	明显	>90 次/分	>37.8℃	<75%正常值	>30mm/h

二、溃疡性结肠炎的鉴别诊断

UC 的组织病理学改变不特异，各种病因均可引起类似的肠道炎症反应，故需要认真排除各种可能有关的病因后才能诊断。UC 需与下列疾病相鉴别。

（一）细菌感染性肠炎

各种细菌感染，如志贺菌、空肠弯曲菌、沙门菌、产气单胞菌、大肠埃希菌、耶尔森菌等。患者常有不洁食物食用史或疫区接触史等流行病学特点，急性起病，常伴有发热、腹痛、腹泻、黏液脓血便等。血常规白细胞计数及 C 反应蛋白水平明显升高，结肠镜检查可见肠道黏膜非特异性充血、水肿、糜烂及溃疡，大便细菌培养可见致病菌有助于确诊。本病具有自限性，病程一般数天至 1 周，一般不超过 6 周；抗细菌药物治疗有效。对于初诊为细菌感染性肠炎的患者，若抗细菌药物治疗无效，要复查结肠镜，以除外其他疾病。

艰难梭菌感染可以在 UC 的基础上出现，患者表现为发热、腹痛、腹泻、黏液脓血便严重，且按照 UC 治疗效果差。该病诊断较困难，便细菌培养出致病菌有助于确诊，但经常为阴性结果。万古霉素治疗有效。

（二）克罗恩病

CD 可累及全消化道，对于累及结肠的患者，在临床上鉴别 CD 与 UC 较困难，其鉴别要点见表 1-2。

表 1-2　溃疡性结肠炎与克罗恩病的鉴别诊断

	溃疡性结肠炎（UC）	克罗恩病（CD）
症状	脓血便多见	脓血便较少见
病变分布	连续性	节段性
直肠受累	绝大多数	少见
肠腔狭窄	少见，中心性	多见，偏心性
溃疡及黏膜	溃疡浅，黏膜弥漫性充血水肿、呈颗粒状，脆性增加	纵行溃疡，黏膜呈鹅卵石样，病变间的黏膜正常
组织病理	固有膜全层弥漫性炎症、隐窝脓肿、隐窝结构明显异常、杯状细胞减少	裂隙状溃疡、非干酪样肉芽肿、黏膜下层淋巴细胞聚集

（三）大肠癌

大肠癌多见于中老年患者，早期多无症状，晚期可有腹痛、便血、粪便性状改变、消瘦等症状。左半大肠癌多出现血便和肠梗阻，直肠病变更易有里急后重感。右半大肠癌多出现腹部包块、贫血、消瘦、乏力等表现。血常规可见血红蛋白减少，钡剂灌肠可见充盈缺损，结肠镜（图 1-6，彩图 3）及病理活检可确诊。

（四）肠易激综合征

肠易激综合征是一种功能性肠病，多发生于中青年，女性多见。临床表现为腹痛或腹部不适，排便后症状多可改善，常伴有排便习惯及大便性状改变，患者多有焦虑或者抑郁等精神心理因素改变。粪便可有黏液但无脓血，便常规检查示正常或仅见少量白细胞，结肠镜检查无器质性病变证据。肠易激综合征的病程较长，主要通过药物治疗改善，症状易反复但预后一般较好。

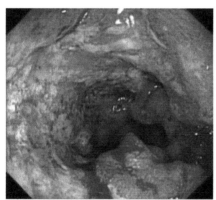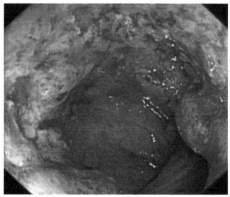

图 1-6　大肠癌的结肠镜表现

（五）肠结核

肠结核是结核分枝杆菌引起的肠道慢性特异性感染，常继发于肺结核。90%以上肠结核由人型结核分枝杆菌引起，该菌为抗酸菌，很少受胃酸影响，可顺利进入肠道，多在回盲部引起病变，也可累及结直肠。临床表现主要为右下腹或脐周腹痛、大便习惯改变、结核毒血症状和肠外结核等。溃疡型肠结核需要与 UC 相鉴别，二者均可表现为腹痛、发热、大便习惯改变等，但前者结核菌素试验强阳性或 γ 干扰素释放试验阳性，病理结果示干酪样肉芽肿，主要通过抗结核药物、对症治疗及手术治疗等方式达到治愈的效果。肠结核预后一般较好，不会影响患者寿命。

（六）缺血性结肠炎

缺血性结肠炎是缺血性肠病最常见的一种表现形式，主要发病部位为左半结肠，以乙状结肠和降结肠最为常见。多在 60 岁及以上成人中发病，且以女性居多。该病的病因较为复杂，与许多基础疾病有关，主要原因是肠道供血不足或肠道回流受阻。该病以腹痛为最典型的发病表现，可伴有腹痛、腹泻、便血、恶心、呕吐等症状，严重时可出现肠穿孔、腹膜炎等并发症，腹部血管超声、血管造影和结肠镜有助于诊断。可以通过药物或手术治疗治愈该病。其需要与 UC 相鉴别，后者的发病年龄主要为 20~40 岁，且可能出现皮肤、关节、眼部病变等肠外表现。

（七）抗生素相关性肠炎

抗生素相关性肠炎是一种由长期使用或滥用抗生素引起的肠炎。正常情况下肠道菌群与机体之间保持着微生态平衡以维持机体健康，抗生素的应用破坏了肠道的微生态平衡，广谱抗生素更易引起抗生素相关性肠炎。几乎所有的抗生素均可导致抗生素相关性肠炎，其中以克林霉素、氨苄西林、头孢菌素等最为常见。该病表现为应用抗生素后发生的与抗生素有关的腹泻、腹胀和腹痛等临床症状，多见于年老体弱者和婴幼儿，严重时患者可出现脱水、酸中毒及电解质紊乱。血常规检查结果正常，粪便检查仅见少量红细胞、白细胞或结果正常，粪便细菌培养结果为阴性，结肠镜检查结果无异常。治疗该病的措施主要是停用一切抗生素，采用肠道菌群调节药物，必要时可给患者补充水分和电解质，同时进行饮食调养。

（八）阿米巴肠炎

阿米巴肠炎是由溶组织内阿米巴寄生于结肠引起的疾病，主要累及近端结肠和盲肠。患者常有流行病学特征，典型症状为果酱样粪便。结肠镜检查可见溃疡较深、边缘潜行，溃疡间黏膜多正常，病变主要发生在右半结肠，偶可累及左半结肠。确诊有赖于粪便或组织中找到病原体，非流行区患者血清阿米巴抗体阳性有助于诊断，高度疑诊病例采用抗阿米巴治疗有效可帮助诊断。

（九）肠血吸虫病

肠血吸虫病患者常有疫水接触史，该病为血吸虫在结肠静脉产卵沉积所引起的结肠病变，病变多位于直肠及乙状结肠。患者多有肝脾肿大。确诊依赖于粪便检查见血吸虫卵或孵化毛蚴阳性。急性期在结肠镜下可见直肠、乙状结肠黏膜有黄褐色颗粒，活检黏膜压片或组织病理学检查见血吸虫卵。免疫学检查有助于鉴别。

（十）其他

UC 还需要与其他感染性肠炎（如真菌性肠炎、病毒性肠炎等）、放射性肠炎、化学性结肠炎、过敏性紫癜、胶原性结肠炎、结肠息肉病、结肠憩室炎、尿毒症性肠炎、HIV 感染合并的结肠炎、风湿免疫系统及代谢性疾病引起的肠炎等相鉴别。

三、克罗恩病的诊断

CD缺乏诊断的金标准，其诊断需要结合临床表现、实验室检查、内镜检查、影像学检查和病理组织学检查进行综合分析并密切随访。对于疑诊CD的患者，应及时行结肠镜或小肠镜检查及活组织病理学检查。排除感染性和肿瘤性疾病也是必要的。确诊后还需要明确病变范围、严重程度、有无狭窄性病变、有无腹部穿透性病变、有无肛周病变等。世界卫生组织推荐的CD诊断标准可供参考（表1-3）。

表1-3　世界卫生组织推荐的克罗恩病诊断标准

	临床表现	影像学表现	内镜表现	活检	切除标本
①非连续性或节段性改变		+	+		+
②卵石样外观或纵行溃疡		+	+		+
③全壁性炎性反应改变	+（腹块）	+（狭窄）	+（狭窄）		+
④非干酪样肉芽肿				+	+
⑤裂沟、瘘管	+	+			+
⑥肛周病变	+			+	+

注：具有①、②、③者为疑诊；再加上④、⑤、⑥三者之一可确诊；具备第④项者，只要加上①、②、③三者之二亦可确诊，"+"代表有此项表现。

激素抵抗型及依赖型CD的定义同UC。复发型CD是指确诊为CD的患者在经过内科治疗取得临床缓解或自发缓解后，再次出现症状。早期复发型CD是指经治疗取得缓解后3个月内出现复发。再发型CD是指CD患者外科手术后再次出现肠道病变及相应的临床表现。

四、克罗恩病的鉴别诊断

克罗恩病表现出的腹痛、腹泻等症状需要与下列疾病相鉴别。

（一）肠结核

肠结核病变主要位于回盲部，也可累及结直肠。实验室检查可有PPD试验阳性、结核抗体阳性、T-spot试验阳性，腹水或胸腔积液腺苷脱氨酶常大于40U/L，部分患者可全部或部分指标阴性。肠结核的结肠镜表现（图1-7，彩图4）与CD

鉴别困难，需要综合多方面表现进行鉴别（表1-4）。

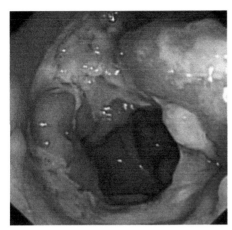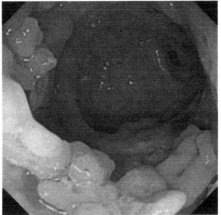

图 1-7　肠结核的结肠镜表现

表 1-4　肠结核与克罗恩病的鉴别诊断

	肠结核	克罗恩病
肠外结核	多见	一般无
病程	相对短，复发不多	病程长，缓解与复发交替
瘘管、腹腔脓肿、肛周病变	少见	可见
病变节段性分布	常无	多节段
溃疡形状	环形、不规则	纵行、裂沟状
结核菌素试验	强阳性	阴性或阳性
抗结核治疗	症状改善，肠道病变好转	无明显改善，肠道病变无好转
抗酸杆菌染色	可阳性	阴性
干酪样肉芽肿	可有	无

（二）溃疡性结肠炎

溃疡性结肠炎与克罗恩病的鉴别见表1-2。

（三）急性阑尾炎

急性阑尾炎多为转移性右下腹痛，腹泻少见；体格检查时麦氏点压痛阳性，严重时可有肌紧张及反跳痛；血常规检查示白细胞计数增高，超声或 CT 示阑尾肿大。

（四）肠道淋巴瘤

肠道淋巴瘤可单独存在或为全身淋巴瘤的一部分，常有腹痛、大便次数及性状的改变等，临床表现多样，不具备特异性。原发性肠道淋巴瘤（PIL）是一种来源于胃肠黏膜下淋巴组织的结外型淋巴瘤，以非霍奇金淋巴瘤为主。PIL 需要与 CD 相鉴别（表 1-5）。

表 1-5　PIL 与 CD 的鉴别诊断

	PIL	CD
发病高峰年龄	40～60 岁	14～30 岁，60～80 岁，以青少年为主
病程	进展较快	慢性病程，反复发作
肠外表现和肛周疾病	常无	可有
并发症	肠出血及穿孔多见	肠梗阻及瘘管形成多见
血清标志物	无特异性	ASCA 和 GAB 阳性率分别为 60% 和 65%
内镜表现	可分为肿块型、溃疡型（图 1-8，彩图 5）、息肉型，以肿块型最常见	节段性、纵行溃疡、鹅卵石样或铺路石样改变
病理特征	黏膜或黏膜下层淋巴瘤样细胞浸润（图 1-9，彩图 6），免疫组织化学染色有助于确诊	非特异性黏膜炎症，部分病变可有肉芽肿性结构
影像学（CTE）表现	结节状充盈缺损：肠壁呈非对称性、节段性增厚，周围伴有增大的系膜结节。外生性病变：表现为孤立肿块状，可破溃呈空腔样，从而形成瘘口。浸润型：肠壁非对称性增厚，病变段较长，边界不清晰，形成动脉瘤样扩张	活动期：肠壁增厚＞4mm；肠壁因充血水肿呈分层改变并伴有黏膜强化增加，主要是浆膜外环和黏膜内环，形成"靶样征"或"双晕征"；肠管周围系膜脂肪密度增加；肠系膜侧血管纹理明显增粗并增多；肠系膜淋巴结肿大

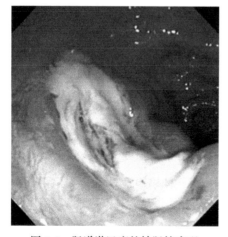

图 1-8　肠道淋巴瘤的结肠镜表现

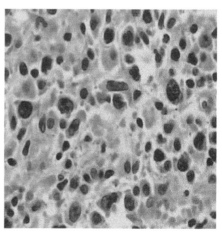

图 1-9　肠道淋巴瘤的病理表现

（五）肠型白塞病

白塞病属于风湿免疫系统疾病，是一种全身性、慢性、血管炎症性疾病，常表现为复发性口腔溃疡、生殖器溃疡、眼炎、皮肤及关节损害等，也可累及血管、神经系统、消化道、肺、肾等多个器官。肠型白塞病是出现消化道损伤的白塞病，以腹痛、腹泻及黏液血便为主要症状，容易与CD混淆。

二者的相同点：年轻患者，非特异性胃肠道症状，相似的肠外表现和慢性、浸润性、渐变性病程。但相对CD，肠型白塞病更好发于女性，易累及上消化道，易导致消化道出血；而CD患者更易出现肛周病变（如肛瘘、肛裂、肛周脓肿等）、腹泻、发热、乏力、肠腔狭窄等。肠外表现是二者鉴别的关键点，尤其是生殖器溃疡和皮肤病变多见于肠型白塞病患者。另外，肠型白塞病患者针刺试验结果为阳性，血常规检查结果多正常，ESR常明显升高，但CRP通常升高不明显，自身抗体可呈阳性；而CD患者针刺试验结果为阴性，血常规检查结果多异常，ESR常轻度升高，但CRP明显升高，自身抗体常呈阴性。内镜下的特征性改变：肠型白塞病为回盲部圆形或椭圆形的单个或多个溃疡，底覆黄白苔（图1-10，彩图7）；CD累及末端回肠及邻近右半结肠，呈节段性或不对称性分布，可见纵行或阿弗他溃疡，溃疡周围黏膜正常或增生呈鹅卵石样。病理特征：肠型白塞病为血管炎，常为淋巴细胞性血管炎，无肉芽肿形成（图1-11，彩图8）；CD为非干酪样肉芽肿、淋巴细胞聚集、全层炎症。二者临床症状不典型时鉴别困难。

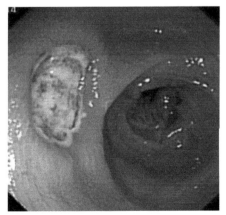

图1-10　结肠白塞病的结肠镜表现

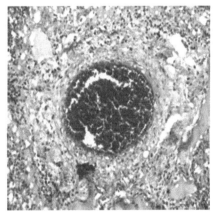

图1-11　肠型白塞病的病理表现

（六）其他

其他如血吸虫病、阿米巴肠炎、其他感染性（艰难梭菌等感染）肠炎、药物性（如NSAID所致）肠病、嗜酸性粒细胞性肠炎、缺血性肠炎、放射性肠炎、胶原性结肠炎、各种肠道恶性肿瘤及各种原因引起的肠梗阻，在鉴别诊断中均需要考虑。

（王新红　李　惠　耿欣宇　于　波）

第七节　治　疗

IBD 的精准治疗取决于在早期诊断基础上建立的兼顾规范化和个体化的优化治疗方案，IBD 是一组以药物治疗为主的内科疾病。通常情况下，药物能够有效诱导和维持 IBD 缓解，只有在出现肠梗阻、肠穿孔、消化道大出血、肠道癌变等并发症及药物治疗无效时才考虑外科干预。IBD 的治疗目标是诱导并维持临床缓解及黏膜愈合，防治并发症，改善患者生命质量，加强对患者的长期管理。

一、饮　食　治　疗

虽然 IBD 确切的病因和发生机制并不清楚，但是，普遍认为长期不当饮食参与了 IBD 的发生和发展，而且影响了 IBD 的疗效、预后及转归。然而，迄今尚未发现某一种特异性的饮食与 IBD 有直接或者因果关系，也未发现对 IBD 有特异性保护作用或者损害作用的饮食。

IBD 患者普遍对饮食尤其是不当饮食存在不耐受，原因如下：①IBD 发生机制包括免疫紊乱，主要表现为免疫过激，具有免疫原性的食物更容易诱发或加重肠道免疫性炎症；②IBD 患者肠道黏膜屏障结构和功能受损，不仅对食物的消化和吸收功能下降，而且食物也更容易通过受损的肠道黏膜屏障接触肠道黏膜免疫系统，从而诱发或者加重肠道黏膜损伤；③IBD 患者常常合并肠道狭窄和穿透性病变，食物尤其是难以消化的食物往往会诱发或者加重肠道狭窄和穿透性病变；④IBD 患者脑-肠轴功能及内脏感觉和运动功能异常，IBD 患者肠道等内脏对食物带来的不良刺激更敏感，食物尤其是不当饮食通常会诱发或者加重 IBD 患者的腹痛、腹泻，患者会因此而恐惧进食，从而进一步加重营养不良风险。

（一）一般饮食管理

1. 米、面　小麦面粉制作的面食营养丰富，花样和品种繁多，多易于消化和吸收。米汤及粥品易于消化和吸收且少渣，对消化道具有良好的调节作用。但部分人可能对面食中麸质蛋白过敏，而 IBD 患者通常免疫功能过激，更容易产生过敏反应。IBD 患者应该留意自己是否对面食中的麸质蛋白过敏，如果对麸质蛋白

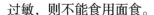

过敏，则不能食用面食。

2. 蔬菜 部分蔬菜中的膳食纤维对肠道菌群有益生元样的作用，对肠道微生态具有良好的调节作用。因此，适量进食蔬菜对于维持消化道良好的结构和功能、维持肠道微生态的稳定具有重要作用。因为肠道炎症及脑-肠轴功能过激、内脏感觉及运动功能过激，活动期 IBD 患者常有腹痛和腹泻，进食蔬菜则会加重腹痛和腹泻，因此，宜少食或不食蔬菜。对于伴有肠道狭窄和（或）穿透性病变甚至可能有肠梗阻和（或）肠瘘的活动期 CD 患者，进食蔬菜不仅会加重腹痛和腹泻，而且蔬菜难以消化和吸收，会产生大量的粪便，还可能诱发或加重肠道狭窄和（或）穿透性病变，因此，原则上不能进食蔬菜。对于缓解期 IBD 患者，可酌情适量进食蔬菜，进食蔬菜的种类和数量以粪便为成型软便且能够顺畅排出为准。如果粪便稀烂，则宜减少蔬菜量，如果粪便较硬，则宜增加蔬菜量。如果粪便干结甚至有便秘，则宜适量多进食蔬菜。

3. 水果 富含膳食纤维、维生素和矿物质，对于维持肠道结构和功能、维持肠道微生态稳定、维持机体代谢平衡和内环境稳定具有重要作用，是不可或缺的饮食要素。IBD 患者进食水果与上述蔬菜的注意事项类似。

4. 奶制品

（1）生鲜牛奶：牛奶富含优质蛋白、脂肪、维生素和钙等矿物质，是机体重要的宏量和微量营养元素来源。但生鲜牛奶具有较强的免疫原性，可诱发或加重肠道炎症。同时，生鲜牛奶含有乳糖，而中国人对乳糖不耐受的概率较高，容易由乳糖不耐受诱发或加重腹痛、腹泻。此外，生鲜牛奶含有丰富的蛋白质和脂肪，而 IBD 患者因为肠道炎症常常有不同程度的消化和吸收功能障碍，从而诱发或加重 IBD 患者的腹痛和腹泻。因此，IBD 患者尤其是活动期 IBD 患者不宜喝生鲜牛奶。缓解期 IBD 患者由于肠道结构和功能恢复正常，可谨慎地酌情喝生鲜牛奶。其他生鲜奶，如羊奶、驼奶等，其生物及理化特点与生鲜牛奶相似，IBD 患者也应慎用。

（2）酸奶：酸奶中的蛋白质因被酵解其免疫原性大大降低，乳糖含量也明显降低，含有丰富的乳酸杆菌等益生菌，对肠道微生态有良好的调节作用，酵解的酸奶容易消化和吸收，减轻了肠道负荷。因此，酸奶的这些组分和功能对于 IBD 患者是有益的。部分酸奶中添加了膳食纤维，虽然膳食纤维对调节肠道微生态是有益的，但是膳食纤维会明显促进肠道蠕动并增加粪便量，从而诱发或加重腹痛、腹泻，因此，活动期 IBD 患者尤其是腹痛、腹泻明显时不宜食用富含膳食纤维的酸奶。缓解期 IBD 患者，尤其是粪便干结甚至便秘时，则可酌情食用富含膳食纤维的酸奶。

5. 水产品 海鲜和河鲜是人体优质蛋白及矿物质的重要来源。但海鲜和河鲜通常具有不同程度的免疫原性，其中以海鲜的免疫原性较强，即使是熟的海鲜也有一定的免疫原性，在 IBD 患者中往往能够引起明显甚至严重的免疫反应，从而诱发或加重病情。此外，生的海鲜和河鲜还可能含有致病性的寄生虫等病原体，能够引起 IBD 患者继发寄生虫感染。因此，无论是活动期还是缓解期，IBD 患者均应禁食生海鲜和河鲜。即使是熟海鲜，活动期 IBD 患者也应该适可而止，因为部分 IBD 患者也会对熟海鲜过敏。活动期 IBD 患者可适量食用熟河鲜，尤其是鱼汤及清蒸的河鲜，海鲜则不宜食用。缓解期 IBD 患者可酌情适量食用熟河鲜，海鲜则宜慎用。

6. 肉类 牛肉是红肉中的典型代表，其蛋白质含量较猪肉更高、脂肪含量更低。牛肉还富含 B 族维生素和钾等矿物质，对于人体的新陈代谢和生长发育都是非常有益的。但是，临床资料表明，IBD 的发生和发展与食用过多的牛肉等红肉相关。因此，IBD 患者不宜过量食用牛肉。活动期 IBD 患者尤其是小肠受累的CD 患者，由于肠道结构和功能存在不同程度的障碍，消化和吸收功能受损，以少量多餐方式进食牛肉汤或者牛肉羹为宜。缓解期 IBD 患者则可酌情适量进食牛肉类食物，不宜过量进食。

羊肉通常会诱发或加重 IBD 病情。因此，无论是活动期还是缓解期，IBD 患者均不宜食用羊肉，尤其是不能食用未熟透的煎制的羊肉或羊排。猪肉含有丰富的蛋白质、脂肪、碳水化合物、钙、铁、磷等营养成分，与牛肉、羊肉等红肉比，猪肉蛋白质的含量稍低，脂肪含量比较丰富。猪肝富含铁元素，包括人体容易吸收的血红素铁，因此，缺铁性贫血的 IBD 患者适量多食猪肝可以有效补充体内缺乏的铁元素，促进缺铁性贫血的恢复。鸡肉蛋白质含量较高，脂肪含量较低。鸡肉蛋白质中富含人体必需的氨基酸，也是磷、铁、铜和锌的良好来源，并且富含丰富的维生素 B_{12}、维生素 B_6、维生素 A、维生素 D 和维生素 K 等。鸡肉还含有较多的不饱和脂肪酸，如亚油酸和亚麻酸，能够降低对健康不利的低密度脂蛋白胆固醇的含量，是国人优质蛋白的主要来源之一。对于肠道炎症较重的活动期 IBD患者，宜从少量清炖的鸡汤开始进食，少食多餐，随着肠道炎症的逐渐好转，可逐渐增加鸡汤分量。缓解期的 IBD 患者可适量多食用鸡肉性食物。鸭肉的蛋白质含量比其他畜肉高得多，而且鸭肉的脂肪、碳水化合物含量适中。鸭肉中脂肪酸主要是不饱和脂肪酸和低碳饱和脂肪酸，所含的饱和脂肪酸含量明显比猪肉和羊肉少。鸭肉具有通便的功效，而活动期 IBD 患者多有腹痛、腹泻，因此，活动期IBD 患者宜少食或不食鸭肉。缓解期 IBD 患者可酌情适量食用鸭肉。

7. 豆类及豆制品 豆类富含优质蛋白和植物油脂，尤其是动物性食物缺乏的不饱和脂肪酸含量较高，却不含胆固醇。豆类还含有较丰富的 B 族维生素及钙、磷、铁等无机盐。豆制品如豆腐、豆浆、豆芽菜等的营养价值也很高，而且比干豆类容易消化和吸收。其中，豆腐含有多种人体必需的氨基酸，还含有动物性食物中缺乏的不饱和脂肪酸、卵磷脂等。豆制品中含有一定的雌激素，对中老年女性有益。大豆及其制品在肠道被消化和吸收时会分解成一种能够抑制乙羟基睾丸素的活性物质,该物质可预防前列腺癌,还可以防止脱发。豆类中以黄豆营养价值最高。豆类加工成豆腐后,因制作时使用盐卤,增加了钙、镁等无机盐的含量,适合缺钙患者食用。豆芽菜中还含有丰富的维生素 C。同时,各种豆制品美味可口,可促进食欲。

从营养和健康的角度来看,豆类和豆类制品对 IBD 患者无疑是有益的。但是,豆类及豆类制品存在下列不利因素:①豆制品中的胰蛋白酶抑制剂能够损伤胃肠道黏膜;②豆制品中丰富的嘌呤会促使胃液分泌,引起腹痛、腹胀等症状,还会诱发或加重 IBD 患者合并的痛风风险;③豆制品还含有一种胃肠胀气因子,它能促使人产生肠道胀气、腹泻及消化不良等症状;④豆制品中的蛋白质能阻碍人体对铁元素的吸收,导致缺铁性贫血。因此,宜根据患者的具体病情,权衡利弊,酌情适量进食豆类及豆类制品。

8. CD 患者饮食管理

(1)脂肪摄入:脂肪在肠道中消化后分解为甘油和脂肪酸,脂肪酸可分为饱和脂肪酸及不饱和脂肪酸,其中不饱和脂肪酸分为单不饱和脂肪酸、多不饱和脂肪酸(poly-unsaturated fatty acid,PUFA)。PUFA 又可根据碳原子的位置分为 ω-3 PUFA 和 ω-6 PUFA,PUFA 是肠内营养与肠外营养中的重要营养物质。ω-3 PUFA 和 ω-6 PUFA 的代谢产物有着天壤之别,ω-3 PUFA 的代谢物二十二碳六烯酸(DHA)可增强免疫功能、抑制炎症,ω-6 PUFA 的代谢物花生四烯酸有促炎、抑制免疫的作用。有研究发现,高摄入 ω-3 PUFA 可显著降低 CD 和 UC 的发生风险,高摄入 ω-6 PUFA 则显著增加 CD 的发生风险。肠内营养制剂中高 ω-3/ω-6 PUFA 比例与 CD 缓解率呈正相关。

(2)蛋白质摄入:处于活动期的患者,蛋白质需求量比一般人群高,可适当增加蛋白质摄入量,但摄入不宜过多,否则将加重肠道负担。推荐成人每日至少应摄入 1.5g/kg 的蛋白质。如伴有营养不良的患者在活动期仍继续使用激素类药物,应立即停用激素,因长期使用激素可导致蛋白质分解代谢增加、脂肪重新分布,增加负氮平衡。缓解期的患者一般不需要增加蛋白质量,摄入量可与正常人群相同,推荐每日摄入 1g/kg 的蛋白质。谷氨酰胺(glutamine,Gln)是一种非必需氨基酸,可参与谷胱甘肽的合成,从而对抗氧化应激。活化的肠固有淋巴细胞可促使 Gln 直接进入肠上皮内参与三羧酸循环供能。因此 Gln 是肠上皮和免疫细胞的重要能源底物,推荐在膳食中适当添加一定量的 Gln。

(3)碳水化合物摄入:作为饮食中的主要供能物质,并未发现碳水化合物摄入量的高低与 CD 发生有关。最新研究发现一种发酵低聚糖、二糖、单糖和多元醇(fermentable oligosaccharides,disaccharides,monosaccharides and polyols,FODMAP)饮食的个体化纯化膳食方案,有利于减轻患者的胃肠道症状,包括腹痛、腹泻、腹胀、呕吐等。大部分糖类物质在小肠即被消化、吸收，但乳糖、半乳糖、果糖及多聚果糖则在结肠中被细菌分解，产生大量气体和液体，导致肠腔扩张，从而可能出现胃肠道症状，如腹胀、腹泻等。

（4）微量元素和维生素摄入：CD 患者因经常性腹泻、摄入量不足或吸收不良，常伴有不同程度的微量元素（如铁、锌、硒等）缺乏。微量元素与炎症程度也有一定相关性，活动期患者的血清铁蛋白、铜含量升高，而锌、硒含量下降。微量元素的缺乏可能影响儿童、青少年生长发育。因此 CD 患者需要定期检测微量元素，并可通过适量补充维生素 D，改善微量元素缺乏，确保营养均衡。

CD 好发于末端回肠，当患者末端回肠或回盲部切除后，其对维生素 B_{12} 吸收出现障碍，易导致巨幼红细胞贫血，因此应适当补充维生素 B_{12}，特别对于回肠切除＞20cm 的患者，建议进行肠外补充。对于切除了十二指肠、空肠上端的患者，铁吸收障碍易导致缺铁性贫血，应常规补铁。如果患者在缓解期内存在轻中度贫血，口服补铁即可，若不能耐受，也可选择静脉补铁。对血红蛋白＜100g/L 或活动期患者，应首选静脉补铁。

目前，文献提及较多低 FODMAP 饮食、特殊碳水化合物饮食（special carbohydrate diet，SCD）和旧石器时代饮食等，有研究证实上述膳食能减轻 IBD 症状和炎症反应程度。

食物中富含 FODMAP，富含果糖的有水果、蜂蜜、高果糖浆等，富含乳糖的有乳制品，富含果聚糖（也被称作菊粉）的有全麦、洋葱、大蒜等，富含半乳糖的有豆类、小扁豆、大豆等，富含多元醇（包括山梨糖醇、甘露醇、木糖醇、麦芽糖醇）的有果核类水果如牛油果、杏、樱桃、桃、梅子等。FODMAP 有渗透性（可以吸水进入肠道），如果食用过量能够在肠道中通过细菌而发酵。对 FODMAP 敏感的患者会有胀气、痉挛、腹泻等症状。低 FODMAP 食谱能够通过限制进食高含量果糖、乳糖、果聚糖、半乳糖和多元醇的食物帮助减轻症状。

总之，虽然目前的主流观点认为并不存在 IBD 保护性饮食，但是仍然有证据表明，低脂肪、低糖、适量蛋白质饮食，适量膳食纤维饮食，适量维生素饮食，清淡易消化饮食能够减少 IBD 的发生和复发或缓解病情，对 IBD 患者是有益的。另外一些饮食则被认为能够诱导 IBD 的发生和复发，或者加重 IBD 病情，对 IBD 患者是有害的，如难消化的粗纤维食物、生海鲜、生鲜牛奶、刺激性食物、生冷及油腻食物。

（二）肠内/肠外营养

IBD 患者常伴有营养不良及体重下降，其中 CD 患者的营养不良率大于 UC 患者。CD 患者常合并营养不良，据统计约有 80% 的患者在疾病过程中可出现不同程度的营养不良，且这种现象在儿童中更为多见，可导致儿童生长发育受限，甚至影响智力。营养不良可能与吸收不良、肠道炎症水肿、摄入障碍及高分解代谢有关。同时病程长、活动期及伴有并发症的 CD 患者一般难以接受日常饮食，需以肠外营养（parenteral nutrition，PN）或肠内营养（enteral nutrition，EN）维持日常生理所需，因此营养支持治疗对纠正营养不良、维持缓解、促进生长发育及改善长期预后有重要作用。另外，营养支持治疗作为 CD 治疗中的重要部分，可减少肠道狭窄、抑制纤维化、增加免疫功能，围手术期营养优化亦可显著减少术后并发症。营养支持治疗贯穿 CD 治疗的始终，对延缓疾病的发展、减少并发症及改善预后有重要意义。

CD 患者在诊断后应定期进行营养筛查，一旦发现有营养不良，应立即纠正，因长期营养不良可带来高并发症发生率、高病死率，降低生活质量。营养风险筛查和评估是行营养治疗的初始，分为儿童和成人营养风险筛查。目前广泛使用的是营养风险筛查 2002（NRS2002），通过评估患者的营养状态将其分为 3 个等级。当评分＞3 分时需进行营养支持治疗，4～8 分为中度营养不良，＞8 分为重度营养不良。

1. 肠内营养（EN）支持 肠内营养支持治疗对 CD 和 UC 的作用是有明显不同的，对 UC 的作用主要在于改善营养不良和预防营养缺乏造成的风险，对 CD 的作用除了改善营养不良和预防风险外，更重要的在于能够有效诱导和维持 CD 缓解，而且因为少渣甚至无渣饮食及较低或无食物性免疫原性，能够对 CD 发挥额外的治疗作用。

（1）营养制剂的选择：EN 制剂根据蛋白质组成的不同可分为整蛋白型（非要素型或聚合膳）、短肽型（半要素型）和氨基酸型（要素型）。不同氮源的 EN 制剂对诱导 CD 患者缓解没有明显差异，欧洲临床营养和代谢学会（ESPEN）指南也没有关于 EN 制剂的推荐。有研究认为，氨基酸型 EN 制剂效果优于整蛋白型 EN 制剂。短肽型与整蛋白型 EN 制剂最大的不同在于短肽型 EN 制剂氮源为氨基酸或短肽，易吸收、利用率高且不会给肠道造成较大负担，适用于胃肠道功能不良的患者，缺陷为渗透压高于肠道渗透压，容易造成腹泻。

但 ESPEN 指南认为，当有不完全性肠梗阻时，建议使用短肽型或氨基酸型配方。整蛋白型制剂为等渗、口感好，可直接口服，也可鼻饲，主要氮源为酪蛋白和大豆蛋白，吸收率低，且不含谷胱甘肽。针对营养制剂的选择，目前尚无统一定论，可根据患者实际情况选择。

（2）营养支持的时机：一旦确诊为 CD，应立即使用 EN。研究表明早期使用 EN 相比延迟使用 EN 的患者，其累计手术率、胃肠道并发症发生率明显降低，住院次数明显减少。EN 已成为儿童 CD 的一线治疗方案，且诱导缓解率不亚于激素治疗。EN 不良反应少，同时为儿童患者的生长发育提供了足够的营养物质，可避免使用激素，减少复发。

目前多项研究证明 EN 对成人 CD 患者有诱导缓解的作用，可能的作用机制是正常饮食存在食物抗原及促进肠道菌群移位的成分，使用 EN 部分或完全替代正常食物可减少这些成分对肠道的刺激。儿童 CD 患者采用 EN 治疗的效果等同于甚至优于糖皮质激素治疗，但成人 CD 患者中得出的研究结果不一，部分文献认为其疗效弱于糖皮质激素治疗。成人与儿童使用 EN 疗效存在差异的可能原因：①成人的依从性较儿童差；②EN 的治疗效果随着 CD 患者病程的延长而减弱，而成人的病程一般长于儿童的病程；③与儿童相比，成人的 EN 疗程较短（4～6 周）；④成人 EN 的输注速度较快。

单一 EN（exclusive enteral nutrition，EEN）是指营养的供给完全依赖 EN，而不摄入任何饮食。研究表明约 60%使用 EEN 的患儿可达到黏膜缓解。部分 EN（partial enteral nutrition，PEN）是指在常规饮食的基础上再给予 EN。PEN 维持缓解的效果优于个性化饮食。对于缓解期患者而言，考虑依从性较差和长期生活质量的问题，可从 EEN 逐渐过渡到 PEN，这样既可维持缓解，又可避免食物过敏原的刺激，从而能最大限度提高生活质量，也可保证营养的持续使用。但应明确的是，EEN 诱导临床缓解、黏膜愈合率优于 PEN。若合并完全性肠梗阻，则必须使用完全肠外营养（TPN），待肠道功能恢复后再逐渐过渡至 EEN。若为不全性高位肠梗阻，可将营养管放至梗阻远端，以保证梗阻远端肠管继续得以使用，又可缓解梗阻近端肠管，使肠段得到充分休息。

2. 肠外营养（PN）支持 PN 适用于胃肠道无法耐受 EN、有 EN 禁忌证或 EN 难以满足能量需求（低于能量需求的 60%）的患者。PN 的支持途径有经外周静脉和中心静脉，经中心静脉多用于长期使用、昏迷或因血管功能差难以长期耐受经外周静脉给予 PN 的患者。PN 能够使胃肠道得到充分的休息，特别是对于合并肠梗阻患者，若无法在梗阻段放置营养管，则必须使用 TPN 以缓解肠道水肿、炎症，再逐渐过渡至 PN+EN。合并腹腔脓肿或肠瘘的急性期患者，因无法经口进食或鼻饲，且可能处于活动期，EN 会加重肠道负担、加重感染，则也必须选择 PN。对合并有短肠综合征的患者，各种原因致使小肠长度＜80cm，小肠吸收面积减少，对营养物质难以有效吸收，需长期使用 PN 以维持营养。但需指出，长期使用 PN，可导致肠黏膜萎缩、肠道细菌移位、胆汁淤积性胆囊炎、代谢异常、肝损害、电解质紊乱及导管相关性感染等问题，所以需根据实际情况及时调整支持方式。

PN 的营养配方有较大差异，需根据患者实际营养状况、能量需求来决定。一般氨基酸为 1.0～1.5g/（kg·d），需包含必需氨基酸和非必需氨基酸，葡萄糖为 4～6g/（kg·d），脂肪为 1.5～2g/（kg·d），热氮比通常为 200∶1～150∶1，能量供给量为 25～30kcal/（kg·d），一般不建议给予高热量的 PN。若患者合并休克、昏迷及脓毒症等情况，应该再加上 10%静息能量消耗。可适当添加一定量的电解质、维生素及微量元素。液体量根据患者基础需要量和实际出入量来决定，一般为 25～30ml/（kg·d），若患者有呕吐、腹泻及肠液丢失等现象，应再给予额外的液体补充。

营养支持治疗对已确诊的 CD 患者十分关键，更是儿童患者的一线治疗方案。要正确认识肠内与肠外营养的适应证，二者本身无优劣之分，营养支持方式的选择应结合患者的实际情况、疾病活动度、胃肠道功能及是否合并并发症等因素综合考虑。

二、药 物 治 疗

（一）UC 的药物治疗

UC 的治疗主要根据病情活动性的严重程度、病变累及的范围和疾病类型（复发频率、既往对治疗药物的反应、肠外表现等）制订治疗方案。主要药物：①氨基水杨酸制剂，包括柳氮磺吡啶（sulfasalazine，SASP）和其他不同类型的 5-氨基水杨酸（5-aminosalicylic acid，5-ASA）制剂（巴柳氮、奥沙拉秦、美沙拉秦）；②糖皮质激素药物，包括口服和静脉给药激素制剂；③硫嘌呤类药物，包括硫唑嘌呤（azathioprine，AZA）和巯嘌呤（6-mercaptopurine，6-MP）；④沙利度胺；⑤环孢素（cyclosporine，CsA）；⑥他克莫司；⑦生物制剂，包括英夫利昔单抗（infliximab，IFX）、阿达木单抗、维多珠单抗、托法替尼等。

1. 活动期 UC 的药物治疗

（1）轻度 UC：首选氨基水杨酸制剂，对氨基水杨酸制剂治疗无效者，特别是病变较广泛者，可改用口服全身作用激素。

（2）中度 UC：氨基水杨酸制剂仍是主要药物。足量氨基水杨酸制剂治疗后（一般 2～4 周）给予泼尼松 0.75～1mg/（kg·d）（其他类型全身作用激素的剂量按相当于上述泼尼松剂量折算）。达到症状缓解后开始逐渐缓慢减量至停药，注意快速减量会导致早期复发。激素无效或依赖者，可改为硫嘌呤，目标剂量为 1.5～2.5mg/（kg·d）。沙利度胺适用于治疗难治性 UC，不作为中度 UC 首选治疗药物。当激素和上述免疫抑制剂治疗无效或激素依赖或不能耐受上述药物治疗时，可考虑 IFX 治疗。

（3）重度 UC：病情重、发展快，处理不当会危及生命。应收治入院进行积极治疗。

1）一般治疗：补液、补充电解质，防止水和电解质紊乱、酸碱平衡失调，特别是注意补钾。便血多、血红蛋白过低者适当输红细胞。病情严重者暂禁食，给予肠外营养支持。粪便和外周血检查是否合并艰难梭菌或 CMV 感染，粪便培养排除肠道细菌感染。注意忌用止泻剂、抗胆碱能药物、阿片类制剂、NSAID 等，以避免诱发结肠扩张。对中毒症状明显者可考虑静脉使用广谱抗菌药物。

2）静脉用糖皮质激素为首选治疗。应用甲泼尼龙 40～60mg/d，或氢化可的松 300～400mg/d，剂量加大不会增加疗效，但剂量不足会降低疗效。在静脉使用足量激素治疗 3 天仍然无效时，应转换治疗方案。转换治疗方案可参考第三章第二节七、重度患者转换治疗时机中的相关内容。

重度 UC 患者特别是激素治疗无效时要警惕机会性感染，一旦合并艰难梭菌感染和巨细胞病毒性结肠炎，应给予积极的药物治疗，治疗艰难梭菌感染的药物有甲硝唑和万古霉素等。治疗巨细胞病毒性结肠炎的药物有更昔洛韦和膦甲酸钠等。

2. 缓解期 UC 的维持治疗 UC 维持治疗的目标是维持临床和内镜的无激素治疗缓解。除轻度初发病例、很少复发且复发时为轻度的易于控制者外，均应接受维持治疗。注意激素不能作为维持治疗药物。维持治疗药物的选择视诱导缓解时用药情况而定。

氨基水杨酸制剂的维持治疗：由氨基水杨酸制剂或激素诱导缓解后以氨基水杨酸制剂维持，用原诱导缓解剂量的全量或半量，如用 SASP 维持，剂量一般为 2～3g/d，并应补充叶酸。远段结肠炎以美沙拉秦局部用药为主（直肠炎用栓剂，每晚 1 次；直肠乙状结肠炎用灌肠剂，隔天至数天 1 次），联合口服氨基水杨酸制剂效果更好。氨基水杨酸制剂维持治疗的疗程为 3～5 年或长期。硫嘌呤类药物维持用于激素依赖者、氨基水杨酸制剂无效或不耐受者、环孢素或他克莫司有效者。维持剂量与诱导缓解时相同。以 IFX 诱导缓解后继续 IFX 维持。肠道益生菌和中药治疗维持缓解的作用尚待进一步研究。

缓解期 IBD 患者需要注意由手术及药物引起的微量营养素（如叶酸、维生素 B_{12}）缺乏，尤其是孕期及哺乳期患者更应注意营养状况监测及微量元素补充。缓解期患者存在维生素 C、烟酸、铜、锌的缺乏，这些缺乏一般在补充日常多种维生素后满足需求，但一些特殊微量营养素需要进行额外监测及补充。根据欧洲克罗恩病和结肠炎组织（European Crohn's Colitis Organization，ECCO）推荐，病变部位累及小肠或肠道切除术后的缓解期 IBD 患者，至少每年监测 1 次维生素 B_{12} 及叶酸，每 6～12 个月监测 1 次血清铁、C 反应蛋白及血常规项目。由使用糖皮质激素及小肠吸收不良等因素诱发骨量减少率为 17%～41%，骨质疏松发病率为 22%～77%。根据英国胃肠病学会（BSG）统计，多达 1/3 的 IBD 患者存在钙及维生素 D 缺乏，推荐使用糖皮质激素治疗的患者每日应补充钙 800～1000mg 及维生素 D 800IU，并规律运动及戒烟。

3. 其他药物 小分子药物因给药方便、半衰期短、无免疫原性、制造成本低等优势为 IBD 的治疗提供了新的选择。目前主要有 JAK 抑制剂和 1-磷酸鞘氨醇受体（sphingosine-1-phosphate receptor，S1PR）调节剂这两大类。JAK 抑制剂竞争性结合 ATP 与激酶结构域催化位点，抑制 JAK 磷酸化和 STAT 激活，从而抑制多种细胞因子的细胞内信号转导。托法替尼（tofacitinib）作为非选择性 JAK 抑制剂可阻断 JAK1 和 JAK3，用于治疗抗 TNF-α 类药物不应答或不耐受的中重度 UC。托法替尼口服给药，剂量为 10mg，每日 2 次，持续至少 8 周诱导治疗，后以剂量 5mg、每日 2 次维持治疗，根据治疗反应调整用药。2019 年 7 月美国食品药品监督管理局（FDA）发出黑框警告，剂量 10mg、每日 2 次使用托法替尼会增加患者血栓和死亡的风险，建议用于 UC 治疗时诱导缓解应少于 16 周。小分子药物在 IBD 的治疗方面展示出了良好的应用前景，但如何靶向作用于胃肠道，如何选择最佳剂量方案，与生物制剂或免疫抑制剂联合治疗是否获益等问题尚有待确定。

他汀类药物作为 3-羟基-3-甲戊二酸单酰辅酶 A（HMG-CoA）还原酶天然底物类似物，能通过抑制 HMG-CoA 还原酶活性抑制甲羟戊酸合成，从而减少胆固醇的合成，可降低低密度脂蛋白胆固醇（LDL-C）和极低密度脂蛋白（VLDL）的合成及升高高密度脂蛋白胆固醇（HDL-C）水平。除了调脂作用外，他汀类药物还有减少氧化应激、改善内皮功能、抗炎等功能，且这些可能与其降脂作用无关。目前他汀类药物的多效性已逐渐受到研究者的关注。研究发现，他汀类药物可能对新发 CD 和 UC 有保护作用，而且在老年患者（>60 岁）中作用更强，尤其是 CD 患者。在一项大型回顾性队列研究中发现，IBD 患者（尤其是 UC 患者）使用他汀类药物可减少类固醇的使用，但仍需要进行前瞻性临床试验以确定他汀类药物辅助治疗 IBD 是否可以避免免疫抑制剂治疗。

（二）CD 的药物治疗

CD 药物治疗方案的选择应建立在对病情进行全面评估的基础上。开始治疗前应认真检查患者有无全身或局部感染，特别是使用全身作用激素、免疫抑制剂或生物制剂者。治疗过程中应根据对治疗的反应和对药物的耐受情况随时调整治疗方案。决定治疗方案前应向患者详细解释方案的效益和风险，在与患者充分交流并取得合作之后实施。

1. 活动期 CD 的治疗

（1）轻度活动期 CD 的治疗：原则上是控制或减轻症状，尽量减少治疗药物对患者造成的损伤。氨基水杨酸制剂适用于结肠型、回肠型和回结肠型 CD，应用美沙拉秦并需及时评估疗效。病变局限在回肠末端、回盲部或升结肠者，应用布地奈德疗效优于美沙拉秦。对上述治疗无效的轻度活动期 CD 患者视为中度活动期 CD，按中度活动期 CD 处理。

（2）中度活动期 CD 的治疗：激素是最常用的治疗药物。病变局限于回盲部者，为减少全身作用激素的相关不良反应，可考虑应用布地奈德，但该药对中度活动期 CD 的疗效不如全身作用激素。激素无效或激素依赖时加用硫嘌呤类药物或甲氨蝶呤。研究证明，这类免疫抑制剂与激素对诱导活动期 CD 缓解有协同作用，但起效慢（硫唑嘌呤用药 12～16 周后才达到最大疗效），因此其作用主要是在激素诱导症状缓解后，继续维持撤离激素后的缓解。生物制剂：抗 TNF-α 单克隆抗体用于激素和上述免疫抑制剂治疗无效或激素依赖者或不能耐受上述药物治疗者，IFX 是我国目前唯一批准用于 CD 治疗的生物制剂。已有临床研究证实，沙利度胺对儿童及成人难治性 CD 有效，可用于不能使用抗 TNF-α 单克隆抗体者。其起始剂量建议 75mg/d 或以上，值得注意的是该药疗效及不良反应与剂量相关。氨基水杨酸制剂对中度活动期 CD 疗效不明确。环丙沙星和甲硝唑仅用于有合并感染者。其他免疫抑制剂、益生菌尚有待进一步研究。对于有结肠远端病变者，必要时可考虑美沙拉秦局部治疗。

（3）重度活动期 CD 的治疗：重度患者病情严重、并发症多、手术率和病死率高，应及早采取积极有效的措施处理。确定是否存在并发症，包括局部并发症如脓肿或肠梗阻，或全身并发症如机会性感染。全身作用激素口服或静脉给药，剂量相当于 0.75～1mg/（kg·d）泼尼松。对于抗 TNF-α 单克隆抗体，视情况可在激素无效时应用，亦可在治疗初始就应用。激素或传统治疗无效者可考虑手术治疗。手术指征和手术时机的掌握应从治疗开始时就与外科医师密切配合，共同商讨。综合治疗包括给予合并感染者广谱抗菌药物或环丙沙星和（或）甲硝唑；视病情予以输液、输血和输白蛋白。视营养状况和进食情况予以肠外或肠内营养支持。

（4）特殊部位 CD 的治疗：存在广泛性小肠病变的活动性 CD，常导致营养不良、小肠细菌过度生长、因小肠多处狭窄而多次手术造成短肠综合征等严重且复杂的情况，因此早期即应积极治疗，如早期应用抗 TNF-α 单克隆抗体和（或）免疫抑制剂（硫唑嘌呤、巯嘌呤、甲氨蝶呤）。营养治疗应作为重要辅助手段。轻度患者可考虑全肠内营养支持作为一线治疗。食管、胃、十二指肠 CD 可独立存在，亦可与其他部位 CD 同时存在。其治疗原则与其他部位 CD 相似，不同的是加用质子泵抑制剂（PPI）对改善症状有效，轻度胃十二指肠 CD 可仅给予 PPI 治疗；由于该类型 CD 一般预后较差，中重度患者宜早期应用免疫抑制剂（硫唑嘌呤、巯嘌呤、甲氨蝶呤），对病情严重者早期考虑给予 IFX。

近年研究提示，早期积极治疗有可能提高缓解率及减少缓解期复发。所谓早期积极治疗是指不必经过"升阶治疗"阶段，活动期诱导缓解的治疗初始就给予更强效的药物。主要包括两种选择：激素联合免疫抑制剂（巯嘌呤类药物或甲氨蝶呤），或直接给予抗 TNF-α 单克隆抗体（单独应用或与硫唑嘌呤联用）。

2. 药物诱导缓解后的维持治疗　应用激素或生物制剂诱导缓解的 CD 患者往

往需继续长期使用药物，以维持撤离激素后的临床缓解。激素依赖的 CD 是维持治疗的绝对指征。其他情况也宜考虑维持治疗，包括重度 CD 药物诱导缓解后、复发频繁 CD、临床上有被视为"病情难以控制"的高危因素等。激素不应用于维持缓解。用于维持缓解的主要药物如下：

（1）氨基水杨酸制剂：适用于氨基水杨酸制剂诱导缓解后仍以氨基水杨酸制剂作为缓解期的维持治疗。氨基水杨酸制剂对激素诱导缓解后维持缓解的疗效不确定。

（2）硫嘌呤类药物或甲氨蝶呤：硫唑嘌呤是激素诱导缓解后用于维持缓解最常用的药物，能有效维持撤离激素后的临床缓解或在维持症状缓解下减少激素用量。硫唑嘌呤不能耐受者可考虑换用硫嘌呤。硫嘌呤类药物治疗无效或不能耐受者也可考虑换用甲氨蝶呤。上述免疫抑制剂维持治疗期间复发者，首先应检查服药依从性和药物剂量或浓度是否足够，以及其他影响因素。如存在，做相应处理；如排除，可改用抗 TNF-α 单克隆抗体诱导缓解，并继以抗 TNF-α 单克隆抗体维持治疗。

（3）抗 TNF-α 单克隆抗体：IFX 使用方法为 5mg/kg，静脉滴注，在第 0、2、6 周给予作为诱导缓解；随后每隔 8 周给予相同剂量行长程维持治疗。使用 IFX 前接受激素治疗时应继续原来治疗，在取得临床完全缓解后将激素逐步减量直至停用。对原先使用免疫抑制剂无效者，没有必要继续合用免疫抑制剂；但对 IFX 治疗前未接受过免疫抑制剂治疗者，IFX 与硫唑嘌呤合用可提高撤离激素后的缓解率和黏膜愈合率，可参考第三章第二节五、目前我国可获得的治疗炎症性肠病的生物制剂及注意事项。

生物制剂的研发进展迅速，IFX 作为最早的抗 TNF-α 单克隆抗体，是鼠源性序列嵌合人源性序列，之后全人源化单克隆抗体阿达木单抗（adalimumab，ADA）和戈利木单抗（golimumab）相继问世，阿达木单抗目前在我国已经完成临床注册研究。美国 FDA 分别在 2012 年和 2013 年批准了阿达木单抗和戈利木单抗用于中重度 UC 的治疗。除了抗 TNF-α 单克隆抗体，2017 年 ECCO 共识指南中推荐，对于激素和抗 TNF-α 类药物疗效不佳的患者，整合素拮抗剂维多珠单抗是较好的选择。该药物在我国正在进行Ⅲ期临床研究。

近 10 年，抗 TNF-α 类药物在 IBD 中的应用，增加了 IBD 临床缓解和黏膜愈合的可能性，同时减少了 IBD 患者对手术和住院治疗的需要，降低了患者对激素类药物的需求，提高了患者的生活质量。生物疗法的引入彻底改变了 IBD 患者的管理、监测和治疗方法。然而，长期使用抗 TNF-α 类药物是否与 CD 自然病程的变化有关目前尚无定论。

三、消化内镜下治疗

IBD 的治疗主要以药物治疗为主，但在 IBD 的系统性检查中，消化内镜不仅在 IBD 的诊断和鉴别诊断、疗效评估、病情随访和监测中发挥重要作用，而且还可辅助治疗 IBD 的并发症（如狭窄性病变、穿透性病变、脓肿、消化道出血、肠道癌变等）。因此，消化内镜是 IBD 诊断和治疗不可或缺的基本诊疗方法和技术。但是，消化内镜检查和消化内镜下治疗及其术前的肠道准备是有风险的。应在充分评估消化内镜检查和消化内镜下治疗指征（包括适应证和禁忌证）基础上安全、有效、及时地实施。

（一）UC 的消化内镜下治疗

1. UC 并发消化道大出血　如果病情处于活动期，尤其是消化道炎症明显甚至严重时，在积极综合性治疗的同时，可考虑行内镜下注射含去甲肾上腺素高渗盐水止血或高频电凝止血，不宜行止血夹止血，因为出血灶及其邻近消化道管壁脆弱，难以支撑止血夹钳夹，若贸然行止血夹止血，不仅无法有效止血，反而会进一步加重出血甚至诱发消化道穿孔。如果处于缓解期，或者虽然处于活动期，但消化道炎症得到明显控制，则可行止血夹钳夹止血。如果消化内镜下无法有效止血，可酌情选择数字减影血管造影（DSA）或外科手术治疗止血。

2. UC 并发炎性息肉　原则上不需要消化内镜下治疗，但如果息肉较大且继发明显出血甚至消化道大出血，或者引起消化道狭窄甚至梗阻，则宜在严格掌握适应证和禁忌证并进行充分术前准备后，在缓解期或虽然在活动期但炎症得到明显控制时，择期行内镜下切除息肉。

3. UC 并发肠道黏膜异型增生　依据病变形态分为息肉样、非息肉样、内镜不可见病变，依据异型程度分为不确定型、低级别、高级别。对于不确定型异型增生，宜进一步检查确认。对于任何形态的低级别异型增生，有消化内镜治疗指征时，原则上应该行消化内镜黏膜下剥离术（endoscopic submucosal dissection, ESD）完整切除病灶，并依据消化内镜切除标本病理学检查结果酌情考虑后续的治疗、监测和随访。对于息肉样高级别异型增生，有内镜治疗指征时，可选择 ESD 完整切除病灶，并应根据内镜切除标本的详细病理学检查结果酌情考虑是否需要追加外科手术治疗及后续的治疗、监测和随访。对于部分孤立性非息肉样高级别异型增生，如果没有其他肠段非息肉样病变及不可见异型增生，有消化内镜治疗指征时，可行 ESD 完整切除病灶，术后应根据内镜切除标本病理学检查结果择期进行内镜随访和监测。行 ESD 的患者再发生肠道黏膜异型增生的风险增加 10 倍，因此，推荐 ESD 后 3～6 个月采用染色内镜监测，如无异常，可每年监测。多发非息肉样高级别异型增生和内镜不可见高级别异型增生患者，若经过充分评估后有手术指征，宜行外科手术治疗，酌情选择病变肠段切除或大肠次全切除。术后应根据患者病情和手术切除标本病理学检查结果择期进行内镜随访和监测。鉴于 IBD 并发的肠道癌变具有多中心性、进展较快、预后较差的特点，而且可能与

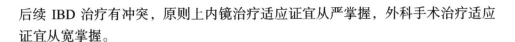

后续 IBD 治疗有冲突，原则上内镜治疗适应证宜从严掌握，外科手术治疗适应证宜从宽掌握。

（二）CD 的消化内镜下治疗

CD 的治疗还是以药物和营养治疗为主，消化内镜对 CD 并发的狭窄性病变、穿透性病变、脓肿、消化道大出血及消化道癌变具有一定的辅助治疗作用，但应严格掌握适应证和禁忌证，并充分权衡利弊，避免在活动期尤其是炎症明显甚至严重时进行消化内镜下治疗。

1. CD 并发消化道梗阻 如果处于活动期，尤其是消化道炎症明显甚至严重时，不宜行内镜下扩张或切开来解除肠梗阻，可酌情选择内镜下置入可回收覆膜支架或导管缓解肠梗阻，如果消化内镜下治疗不成功或风险太大，可基于多学科协作选择外科手术治疗解除肠梗阻，而且应该优先考虑一期造口、二期甚至三期吻合。如果处于缓解期，或者虽然处于活动期，但消化道炎症得到明显控制，则可行内镜下治疗，包括扩张、切开及支架置入等。炎症性狭窄导致的消化道梗阻可通过内科治疗解除，不必行内镜下治疗或手术治疗。

2. CD 并发急性消化道穿孔并导致明显感染或消化内镜检查时出现急性穿孔 如果处于活动期，尤其是消化道炎症明显甚至严重时，不宜行内镜下治疗以闭合穿孔，宜行急诊外科手术治疗，为避免出现吻合口瘘，不宜行一期吻合，宜行一期造口、二期甚至三期吻合。当处于缓解期，或者虽然处于活动期，但消化道炎症得到明显控制时，如果病情允许，则可选择内镜下治疗，包括钛夹缝合、OTSC夹闭或圈套结扎。

3. CD 并发消化道胸腔、腹腔、盆腔及肛周脓肿 若脓肿直径大于 2cm，脓肿紧邻消化道而且便于超声内镜操作，在严格掌握适应证和禁忌证并进行充分准备后，可在有条件的医院由有经验的医师使用直视型超声内镜行内镜下脓肿穿刺引流或切开引流。若充分评估提示超声内镜引导下脓肿穿刺引流或切开引流难度较大，或者可能弊大于利，则应选择超声或 CT 引导下的脓肿穿刺引流或切开引流。

4. 十二指肠 CD 狭窄型 表现为幽门或十二指肠梗阻，10%的患者表现为多处狭窄。内镜下球囊扩张术（endoscopic balloon dilation，EBD）是治疗十二指肠狭窄的首选方式，其方法简便，短期效果令患者满意，但大多数患者需要进行反复扩张。十二指肠狭窄成形术具有操作简单、安全、症状改善迅速、疗效确切、术后再发率低的特点，常用于治疗十二指肠球部、降部和水平部的单发狭窄。狭窄靠近胃窦时可行胃大部切除术，但如果十二指肠球部炎症明显，与残胃吻合或关闭十二指肠时会有难度。术后建议服用质子泵抑制剂，不建议行迷走神经切断术。

四、手 术 治 疗

（一）UC 的手术治疗

UC 患者普遍在内科接受药物治疗与随访，绝大部分患者在药物治疗较长时间、梯度药物治疗失败以后才不得已选择手术治疗。失败的药物治疗不仅会使患者肠道炎症加重，手术难度增加，也会继发贫血、营养不良、感染、水钠潴留等并发症，增加围手术期风险与手术并发症。因此，内、外科医师均需掌握目前 UC 的内外科综合诊疗策略与规范，合理把握内科治疗的尺度与限度，选择合适的手术窗口期（参考 2020 年的《炎症性肠病外科治疗专家共识》）。UC 的手术应尽可能选在疾病的缓解期进行，避免在急重症阶段进行必需的抢救性急诊手术。

1. UC 的绝对手术指征

（1）急性重症溃疡性结肠炎静脉激素治疗 3～5 天后，对疗效不佳或无效的患者强烈推荐多学科团队（MDT）讨论后进行挽救治疗或直接手术。

（2）当患者并发中毒性巨结肠时，早期手术可以降低手术后并发症发生率与死亡率。

（3）合并消化道大出血，无法保持血流动力学稳定的患者，需要进行急诊结肠切除手术。

（4）对于明确癌变尚无全身远处转移的 UC 患者，亦需要进行手术治疗。

2. UC 的相对手术指征　相对宽泛，包括经正规内科治疗无效或反复发作的 UC，长病程 UC 合并结直肠狭窄，疾病引起的持续贫血或营养不良影响生长发育，出现严重药物不良反应无法继续用药等。其中，慢性复发型 UC 药物治疗失败或反复住院是需要接受结肠切除的重要因素。

3. UC 的手术方式选择与并发症　全结直肠切除回肠储袋肛管吻合术（ileal pouch-anal anastomosis，IPAA）是 UC 的首选手术方式。该术式在切除全部病变靶器官的同时，保留了完整的肛门括约肌功能，通过回肠储袋代替了直肠的部分蓄便功能，兼顾疾病根治与功能保留，是治疗 UC 的"金标准"术式。目前临床上多采用 J 形储袋，制作简单，易于排空，功能较好。通常情况下手术分两次进行。一期行全结直肠切除+回肠储袋肛管吻合+储袋近端回肠转流性造口术。初次手术 8～12 周后二期行造口关闭术。三期 IPAA 适用于急性重症溃疡性结肠炎（acute severe ulcerative colitis，ASUC）及正在使用激素或生物制剂的慢性 UC、术后并发症风险高，或者尚未能明确诊断（无法鉴别 UC 与 CD 或其他疾病）的病例。因药物治疗失败的患者应尽早使用激素或生物制剂，并进行术前准备（如肠内外营养等），纠正贫血、低白蛋白血症等手术风险因素，争取行二期 IPAA（可

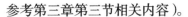

参考第三章第三节相关内容）。

腹腔镜手术可以减少术中出血，减轻术后腹腔粘连，早期开放饮食，缩短住院时间，降低术后短期并发症发生率，保留正常性功能，降低手术后不孕不育风险，是 IPAA 的首选手术方式。通过右下腹预防性造口的腹壁切口，可以取出标本和进行储袋制作，无额外辅助切口，兼顾美观需求。有条件的诊治中心可以开展机器人 IPAA。

总之，IPAA 是治疗 UC 的"金标准"术式，手术方式的选择、手术中操作细节的把控、储袋的制作、手术后并发症的发现与早期干预、定期的随访与复查均是影响 UC 术后患者长期生活质量的关键因素。UC 的外科治疗应当交由具有丰富 IBD 处理经验的外科医师进行。

（二）CD 的手术治疗

CD 手术适应证多样，外科医师应早期介入，对出现合并症的患者进行手术指征评估。除了常见的合并症如肠梗阻、穿孔及出血等，同样值得注意的是对患者生活质量的考虑，如反复药物治疗失败、局限性病变者可以行手术切除病变肠管以提高生活质量。传统的升阶治疗策略盛行多年，近年来分层评估和个体化治疗方案的提出逐步引入了降阶治疗模式。除了早期的生物制剂使用，传统药物治疗失败后即行手术切除局限性病变，能够提高患者的生活质量。早期评估手术指征有其固有的优点，利于患者在机体耐受手术的情况下、合适的时机采取手术治疗，避免无效的药物治疗导致病情迁延和机体储备的消耗。

1. 专家共识推荐的手术适应证

（1）对 CD 肠狭窄导致反复或慢性肠梗阻者推荐手术治疗，炎性狭窄和无症状的肠狭窄患者可暂不手术。对于无临床症状的肠狭窄和炎性狭窄患者，诱导和维持疾病缓解是主要治疗目标。以纤维性狭窄为主或药物治疗无效的狭窄，可导致反复腹胀、腹痛，伴狭窄近端肠管明显扩张，影响患者进食，恶化营养状况，降低生活质量，推荐择期手术治疗。

（2）对局限性穿透型 CD 反复发作或无法排除癌变者推荐手术治疗。穿透型 CD 可形成肠壁深大溃疡，溃疡的存在不但增加机体炎症负荷，增加药物诱导、维持缓解的难度，还常造成肠内瘘、肠外瘘或反复消化道出血甚至癌变。对于药物治疗效果不佳、病变局限但长期不愈合的 CD 深大溃疡，推荐手术切除；对于 CD 肠内瘘和肠外瘘患者，即使保守治疗后肠瘘暂时闭合，短期内也应避免手术，但由于存在肠壁溃疡，肠瘘容易复发，最终多数患者仍需要手术治疗；对于诊断明确的 CD 癌变患者强烈推荐手术治疗，对于诊断困难、不排除癌变但无法获取病理学证据的慢性病灶，推荐手术切除。

（3）CD 急性肠穿孔伴弥漫性腹膜炎时，推荐行急诊手术。CD 肠穿孔伴弥漫性腹膜炎时强烈推荐急诊手术，术中除了清除腹腔污染外，还要切除穿孔肠段或部分组织送病理检查。考虑到腹腔污染对肠吻合的不利影响，急诊手术过程中推荐实施肠造口术。如果肠穿孔面积较小，腹腔污染轻，可以在密切监测下先尝试保守治疗，争取非手术或择期手术。十二指肠穿孔不宜造口，可以行瘘口修补，并行胃十二指肠置管减压，保证修补口以下部位的肠管通畅，以便术后给予肠内营养。

（4）CD 伴消化道大出血保守治疗无效时推荐手术治疗。CD 伴急性消化道大出血发生率为 0.9%～6.0%，其发病急、病情重，非手术治疗困难，病死率较高。这类患者多有 CD 反复发作史，诊断较明确，出血部位多在病变最严重处，但仍需要排除其他疾病如胃肠道血管畸形、Meckel 憩室炎等引起的出血。准确判定出血部位对治疗具有决定性意义。DSA 结合 CT 等影像学检查有助于病因诊断和出血部位的判断。由于肠系膜血管结构的特殊性，介入栓塞治疗容易造成肠缺血甚至坏死，不宜作为确定性治疗手段。对危及生命的大出血、非手术治疗失败者，强烈推荐急诊手术切除病灶以控制出血。

（5）对药物及营养治疗效果不佳、影响生长发育的儿童和青少年 CD 患者推荐手术治疗。CD 儿童和青少年占 CD 患者总数的 25%，其中大部分发生于青春前期或青春期，10%～40% 的 CD 儿童和青少年出现生长发育迟滞，慢性活动性炎症和营养不良是影响 CD 儿童和青少年生长发育的主要因素。对于药物治疗、营养治疗无法有效控制疾病活动且病灶局限者推荐手术切除，可使病情进入缓解期，再积极地给予营养治疗和药物治疗，保证儿童和青少年正常生长发育。对于青少年难治性广泛结肠 CD，结肠切除促进生长发育的效果优于转流性回肠造口，但需要重视肠造口对患儿心理状况的影响。

对于 CD 患者，具有手术指征并不意味着处于良好的手术时机期。由于 CD 的疾病特点，大部分患者机体处于消耗状态，多存在营养不良、贫血、低蛋白血症等合并症，部分患者还存在肠管扩张、腹腔感染及电解质紊乱等。合并上述因素的患者，从外科角度来看，属于术后发生并发症的高危人群。此外，这部分患者多接受激素、生物制剂等治疗，药物本身对手术的影响亦不能忽视。因而，个体化评估手术患者的并发症风险因素，并进行针对性的预康复处理，从而消除患者存在的高危因素，是减少术后并发症的重要保证。对于 CD 患者，消除合并的风险因素与精细的手术操作同样重要。

2. 手术并发症风险评估与术前预康复　择期手术前应由 IBD 专业的多学科团队（MDT）对患者进行手术并发症风险评估，并进行有针对性的预康复。目前尚缺乏公认的针对 CD 的术前评估体系，评估内容主要包括患者一般状况、营养状况、既往史与合并症、吸烟情况、血红蛋白水平、炎症程度及并发症等。评估手段包括营养风险筛查和营养状况评估，血清学、影像学及内镜检查等。腹腔内环境及手术难度对手术成败有较大影响，评估时应予以重视。营养不良、合并感染、使用糖皮质激素、疾病活动及腹腔解剖结构复杂是 CD 手术并发症的风险因素。对存在营养风险、合并营养不良及处于疾病活动期的患者推荐实施术前营养治疗。对于合并腹腔脓肿的患者，推荐依据脓肿特点进行有效的引流。术前尽可能停用激素。硫嘌呤类药物在围手术期可以安全使用，抗 TNF-α 单克隆抗体对术后并发症的影响尚不明确。

重视手术患者的心理准备。患者的术前准备包括生理和心理准备，预康复主要完成生理准备。患者对手术的知晓程度（包括手术目的、方式和结果，术后可能出现的并发症及处理方案等）、患者的家庭状况、亲属的态度都会对患者心理状态产生巨大影响，并最终影响手术决策和治疗效果。因此，需要重视患者术前的心理准备。推荐通过术前宣教、患者相互交流、互联网和多媒体等现代技术手段，将手术方案、目的、手术预期、术后治疗与医疗团队的联系方式等内容向患者及其亲属进行详细说明，结合患者的需求制订个体化的治疗方案，以取得其理解、信赖与配合。

3. 合并肛周病变的治疗 25%～80%的成年 CD 患者合并肛周病变，其中 CD 肛瘘（perianal fistulizing Crohn's disease，pfCD）的患病率最高，占 17%～43%。pfCD 具有与普通肛瘘不同的临床特点（表 1-6），对 pfCD 的鉴别有助于 CD 的早期诊断。

表 1-6 克罗恩病肛瘘和普通肛瘘的特点比较

项目	克罗恩病肛瘘	普通肛瘘
内口	齿状线以上	齿状线附近
外口	外口距肛缘多≥3cm，常为多个	外口距肛缘多<3cm，常为单个
瘘管	较宽大	较细
其他肛周病变	常合并皮赘、肛裂、肛管直肠狭窄	无
脓肿或瘘管复发部位	与原病灶位置不同	常在原位复发
伴随胃肠道症状	有	无
肛周疼痛	常见	少见

手术治疗可缓解 pfCD 的临床症状和治愈瘘管。pfCD 手术时机的选择至关重要。在 CD 活动期、伴营养不良和激素依赖时，实施手术会导致手术失败、排便失禁等不良后果。对于 CD 活动期表现的肛周脓肿或瘘管继发感染，应立即挂线引流或置管引流，以阻止脓肿再次形成。而 pfCD 的确定性外科手术则应在 CD 缓解期进行。

无论是在活动期还是缓解期进行手术，均应遵循"损伤最小化"的原则，最大限度地保护肛门功能。手术后应进行药物治疗，以防复发。pfCD 患者存在肛周脓肿时，应尽快手术引流。引流性挂线有利于预防肛周脓肿复发，是存在直肠炎 pfCD 治疗的首选，亦适用于复杂性肛瘘、肛周脓肿引流。抗 TNF-α 单克隆抗体诱导缓解治疗结束后，当满足一定条件时，可考虑移除挂线。直肠切除术加永久性造口是对严重而难治的 pfCD 的最后治疗手段。

五、心 理 治 疗

IBD 是亚历山大七大经典心身疾病之一。亚历山大七大经典心身疾病包括 IBD、消化性溃疡、原发性高血压、风湿性关节炎、神经性皮炎、甲状腺功能亢进和支气管哮喘。临床研究发现 UC 患者具有紧张焦虑、情绪不稳定、易怒、对外界刺激情绪反应强烈而难以平复的个性特点。常因情绪紧张、神经过敏、精神创伤而发作或加重，症状可随患者情绪波动而改变。实验研究也显示心理应激能加重 UC 的炎症损伤及溃疡形成。UC 患者个性缺陷构成了其发病的易患素质和内在基础。典型的 UC 患者性格特征包括敏感、内向、悲观、抑郁、焦虑、易怒、自我中心、被动等，常常表现为情绪不稳定，对各种刺激情绪反应强烈，对人际关系敏感，适应环境的能力较差，缺少抱负并需要爱抚、同情等人格特征。一些 UC 患者还常伴有自主神经功能紊乱的表现，其病情复发或恶化，与精神紧张、内心冲突和焦虑不安等因素有关。上述个性和心理问题，在一定程度上促发了本病的发生和恶化。

应激、压力等心理因素与胃肠道免疫和炎症有关，脑-肠轴介导的心理-神经-内分泌-免疫调节可能起关键作用，包括中枢神经系统（central nervous system，CNS）、下丘脑-垂体-肾上腺（hypothalamic-pituitary-adrenal，HPA）轴应激系统、自主神经系统（autonomic nervous system，ANS）、胃肠道促肾上腺皮质激素释放因子（corticotropin-releasing factor，CRF）系统、肠道残余物等。应激原能改变肠道微生物群结构，增加细胞因子循环水平，诱导胃肠道运动和分泌，提高内脏敏感性和肠道通透性，导致局部炎症反应。急性应激通过抑制 HPA 轴，增加糖皮质激素抵抗，减少内源性免疫反应。慢性应激导致下丘脑分泌系统失调，抑制 CRF 基因活化和抗炎机制。抑郁能激活免疫系统，增加促炎性细胞因子 IL-1、IL-6 和 TNF 及外周血趋化因子和细胞黏附分子的分泌。压力同样可增加肠黏膜通透性和菌群移位，激活肠黏膜免疫应答。压力还能间接激活活性氧代谢产物，减少肠黏膜血流量和迷走神经的传出，增加肾上腺髓质的活动，升高去甲肾上腺素和肾上腺素水平，抑制免疫细胞功能，从而产生肠道炎症和炎性病变的扩散。由此可见，精神心理因素通过影响各级神经系统、微生物菌群和炎症因子，最终促使 IBD 的发生、发展。

研究表明，IBD 患者中焦虑、抑郁的发病率分别为 20% 和 15%。反之，焦虑、抑郁和压力等精神心理因素也会导致 IBD 病情活动或复发，使 IBD 患者的躯体症状（如腹泻、乏力）和肠易激综合征（IBS）样症状（如腹泻）迁延，肠道炎性反应加重。因此，心理干预在 IBD 诊疗中具有积极的影响，可以显著提高 IBD 患者的心理健康水平、生活质量满意度和医学管理的依从性。相比于 IBD 常规医疗管理，心理干预与 IBD 常规医疗管理相结合时所取得的治疗效果更好，还可以降低 IBD 患者的医疗成本。心理干预的主要目的是增加 IBD 患者对药物治疗的依从性，促进心理功能，改善幸福感并增强适应性应对策略。

IBD 治疗中的心理干预措施如下。

1. 认知行为疗法（cognitive behavioral therapy，CBT）　是一大类包括认知治疗和行为治疗的心理治疗方法。因其有循证基础、结构清晰、短程高效等特点，已成为最广泛使用的心理治疗方法。

2. 正念干预（mind fulness intervention）　被誉为"行为与认知疗法的第三次浪潮"，在降低压力水平和改善生活质量方面已显示出一定的效果。

3. 接纳与承诺疗法（acceptance and commitment therapy，ACT）　是一种心理干预，包括接受和正念程序，以及承诺和行为改变策略，以增加心理灵活性和减轻压力。

4. 心理教育课

5. 电子健康技术（e-Health technology，e-Health）

6. 体育活动　运动可以调节情绪，体育活动可以作为 IBD 患者的支持疗法。体育活动干预有益于 IBD 患者的整体健康，改善 IBD 特定的身体和心理症状。

7. 社会支持和自我管理

8. 药物控制　单纯的心理指导治疗并不能保证每一位患者的负面情绪得到良好改善，在给予患者有效的心理护理、护理指导时，辅助相关的药物治疗可极大地提升缓解效果，如舒肝解郁丸、艾司唑仑、氟哌噻吨美利曲辛等均有缓解抑郁、焦虑、紧张情绪的作用，此类药物服用后对患者负面情绪的消除效果明显，还能促使患者的病情得到良好缓解。治疗消化心身疾病时，应在专科用药基础上，少药味、小剂量、短疗程地酌情选用抗焦虑、抗抑郁药物。其中选择性 5-羟色胺再摄取抑制剂（SSRI）和三环类抗抑郁药（TCA）是治疗 IBD 伴焦虑、抑郁最常用的药物。此外还有选择性 5-羟色胺和去甲肾上腺素再摄取抑制剂（SNRI）、苯二氮䓬类、去甲肾上腺素能和特异性 5-羟色胺能抗抑郁药（NaSSA）、多巴胺再摄取抑制剂（NDRI）等。常用药物有氟哌噻吨美利曲辛、帕罗西汀、米氮平、安非拉酮、氟西汀等。氟哌噻吨美利曲辛是由盐酸氟哌噻吨与盐酸美利曲辛组成的复合剂，前者是神经阻滞剂，能够增加突触间隙多巴胺含量；后者是一种双相抗抑郁药，二者共同发挥抗焦虑、抗抑郁的作用。研究发现，给予 UC 患者常规药物联合氟哌噻吨美利曲辛治疗能够明显改善焦虑、抑郁状态和躯体不适症状。此外，也有多项研究证实帕罗西汀、度洛西汀对治疗 IBD 伴焦虑、抑郁患者起到一定作用。但是由于抗焦虑、抗抑郁药物的种类较多且使用较为复杂、规范，建议消化科医生在精神科医生的协助下应用，或构建多学科的 IBD 诊疗机制。

六、护理治疗

（一）溃疡性结肠炎的护理治疗

UC 是一种病因不明的直肠和结肠慢性非特异性炎症性病变，多病程长、迁延不愈，且呈发病期与缓解期交替进行，通过有效的护理能减轻患者心理负担，更有利于病情的治疗和恢复。因此护士对患者的护理至关重要。

1. 饮食护理　患者长期腹泻，吸收不良，据统计约 80% 的患者在疾病过程中出现不同程度的营养不良，严重影响疾病的转归与治疗。因此，通过正确合理的饮食纠正患者营养失调的状态，指导患者合理选择饮食，是 UC 患者护理的核心内容。患者应食用软质、易消化、少纤维素又富含营养、有足够热量的食物，以利于吸收，减轻对肠道黏膜的刺激，缓解腹泻症状。其间，患者还应做到少食用脂肪含量高的食物，且烹饪尽量采取蒸煮方式。避免粗纤维多的食物，严格禁止食用辛辣、过冷、过烫的食物，少食或不食牛奶等乳制品，避免肠道刺激。急性发作期患者，应进流质或半流质饮食，病情严重者应禁食，对于病情严重需禁食禁水的患者，给予肠外、肠内营养支持治疗，按医嘱给予静脉高营养，改善全身状况。通过定期监测患者体重和实验室指标，了解患者的营养状况，以便及时调整患者的饮食和营养支持方案。病情较重、禁食患者要做好口腔护理。

2. 病情观察　观察记录患者腹泻次数、量、形状，腹泻伴随的症状，便中有无黏液、脓血，是否伴有里急后重，便后腹痛是否较前缓解等。严密观察腹痛的性质、部位、程度及生命体征的变化，以了解病情的进展情况。例如，腹痛性质突然改变，应注意是否发生大出血、肠梗阻、中毒性巨结肠、肠穿孔等并发症，发现后及时通知主治医生，协助其采取抢救措施。注意患者是否发热，若发热监测最高体温、发热程度（呈低热还是中度热）及发热特点。注意患者是否有消瘦、贫血外观，以及营养不良等表现。监测血红蛋白、血清电解质变化，评估患者营养状况，观察患者有无皮肤黏膜干燥、弹性差、尿少等脱水表现，发现后及时通知主治医生，防止发生水、电解质紊乱。

3. 生活护理　患者入院后应安置在安静的环境，维持室内温度为 18～

22℃，湿度为50%～60%，定时通风，保持病室空气新鲜。急性发作期（活动期）或病情较重的患者需卧床休息，避免体力消耗。注意腹部保暖，可用热水袋敷腹部，从而减轻腹泻和腹痛；对长期卧床、消瘦体质者可根据病情在必要时应用气垫床。病情较轻或缓解期患者注意休息，取舒适体位，保证充足睡眠。对于大便频率较高的UC患者，应保持肛周皮肤清洁干燥；及时更换内裤等。UC患者肛周出现湿疹的概率也较高，可在便后通过热敷肛门、温水坐浴等方式改善局部血液循环。对于合并痔疮和肛裂患者可使用1∶5000高锰酸钾消毒液清洗肛周并涂抹过氧化锌软膏预防感染。腹泻次数多的患者根据病情可每晚给予高锰酸钾坐浴。

4. 心理护理 由于病因不明，病情反复发作、迁延不愈，影响患者正常生活和工作，给其精神和生活带来很多困扰，患者很容易出现焦虑、恐惧、抑郁等不良心理状态，进而降低依从性，甚至不配合治疗。因此，需注重对患者的精神支持和心理疏导。可通过向其讲解疾病治疗方法及效果、康复护理措施及相关注意事项等，帮助患者树立对疾病正确的认知，提高治疗信心，以平和的心态应对疾病；结合转移注意力、沟通交流及专业指导等方式进行心理疏导，以乐观积极的态度和患者多多交流，排解其不良情绪；掌握患者的思想动态、需求并耐心解答患者的疑问，尽量满足其合理需求，以消除患者顾虑。主动和患者沟通交谈，解释情绪波动是可加重病情的诱因。

5. 出院指导 体质衰弱者应卧床休息，保证充足睡眠。此类患者在出院后应坚持后续治疗，嘱其遵医嘱用药，讲解用药的注意事项及不良反应，教会患者自我观察。不要随意停药或更改用药。教会患者如何识别药物的不良反应，出现异常如疲乏、头痛、排尿不畅等症状要及时就医，以免耽误病情。教患者学会自我监测、自我评估：指导患者出院后注意自身病情变化，包括排便次数，大便出血情况和多少，是否夜间痛醒，是否出现腹泻、发热、关节疼痛、口腔溃疡等及其他症状。除此之外，还需要注意出现某些症状的时间、频率、持续时间及加重和缓解因素等。自我监测营养状况、腹部是否有压痛和包块、肛周是否有脓性分泌物。教育患者保持良好的心理状态，注意情绪的调节和稳定。让患者了解本病的长期性和艰巨性，持之以恒，提高疾病治疗的依从性。

（二）克罗恩病的护理治疗

CD是一种迁延不愈的慢性病，患者除了需及时接受治疗外，同时做好日常的护理也非常重要。一般情况下通过有效的护理，可以使患者保持体温正常，减轻心理负担，更有利于疾病治疗和恢复。

1. 一般护理

（1）环境：为患者提供舒适安静的房间，经常通风换气，保持空气清新。疾病活动期，嘱咐患者减少体力消耗，多休息，避免劳累。

（2）腹泻的护理：对于腹泻次数多的患者，指导其注意保持肛周皮肤清洁，便后用温水清洗，用柔软手纸擦拭，并保持干燥；如有发红，晾干后可涂抹香油或10%鞣酸软膏进行护理。

2. 心理护理

（1）患者入院时多数伴有紧张、焦虑、焦躁的情绪，应热情接待，为患者及其家属介绍病房环境及制度，尽快适应医院环境；对于首次做肠镜检查的患者，尤其年龄小的患者，内镜护士应关心患者，给予患者安慰，协助患者摆好体位，指导其如何配合，或与其聊天，分散其注意力。

（2）CD因具有发病时间难以确定、症状隐匿、病程较长、症状越来越重、缓解期越来越短的特性，对于患者的心理是一种煎熬，患者会表现出不同程度的焦虑，甚至想放弃治疗。护士应向患者讲解相关疾病的知识和治疗方法，帮助患者正确认识该病，介绍治疗成功的病例，增强其治疗的信心，鼓励患者与病友交流病情，互帮互助，建立信心，积极治疗。

3. 病情观察

（1）腹痛：密切观察患者腹痛的部位、性质及伴随症状，协助患者采取舒适体位。若腹痛性质突然改变，出现便血、肠鸣音亢进等，应注意是否有急性肠穿孔、肠梗阻或肠内出血等并发症的发生，发现后及时通知医生，协助其采取抢救措施。

（2）腹泻：密切观察腹泻的性状、次数，有无其他伴随症状，监测粪便检查结果，有无脓血便和黏液便，是否有里急后重等不适。协助医生积极给予处理。

（3）皮肤黏膜及尿量：观察患者皮肤干燥及弹性程度，监测尿量，评估患者营养状况，发现异常及时通知医生，防止发生水、电解质紊乱。

（4）发热：监测体温，遵从医嘱应用物理降温及药物降温。出汗多时注意补充水分，同时注意保暖，防止着凉。

4. 饮食护理　营养不良可能带来各种严重的不良后果，应常规进行营养风险筛查，通过正确合理的饮食纠正患者营养失调的状态，指导患者合理选择饮食。在饮食管理中，蛋白质和脂肪的摄入量与CD的发生有关，应尽量食用ω-3/ω-6 PUFA比例高的食物，如水果、蔬菜，避免高脂肪、高蛋白饮食，如肉类、海鲜及快餐速食品。微量元素和维生素D对儿童、青少年的生长发育有重要作用，回肠切除＞20cm的患者应适当补充维生素B_{12}。食物应质软、易消化，低纤维素，以利于吸收、保护肠黏膜，维持机体代谢的需要。忌食生冷、辛辣的食物，以及粗纤维的蔬菜、其他刺激性较强的食物。对于病情严重需禁食禁水的患者，给予肠外、肠内营养支持治疗，营养支持治疗对已确诊的CD患者十分关键，更是儿童患者的一线治疗方案。若出现水和电解质紊乱，遵医

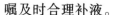

嘱及时合理补液。

5. 用药护理 按时正确用药，在患者接受药物治疗过程中，应注意药物的疗效和不良反应，应用氨基水杨酸制剂柳氮磺嘧啶（SAPS）时患者可能会出现恶心、呕吐、皮疹、粒细胞减少及再生障碍性贫血等。指导患者餐后服药，同时定期复查血常规；应用糖皮质激素者不可随意停药，防止发生反跳现象，并注意观察激素反应；应用免疫抑制剂者可出现骨髓抑制表现，用药期间也需要监测血象变化。

6. 手术治疗的护理

（1）术前准备：术前进行疾病相关知识宣教，告知患者术前和术后注意事项，关心、了解其心理变化，做好心理疏导；术前清洁手术区域皮肤，指导患者术前禁水 6 小时、禁食 12 小时，指导患者进行深呼吸和床上排尿的练习，遵医嘱进行肠道清洁的准备。

（2）术后护理

1）病情观察：术后密切注意患者有无腹痛、腹胀等生命体征的变化；警惕出血和肠瘘的发生。

2）体位：术后给予平卧位，4～6 小时后待生命体征平稳给予半卧位。术后 1 日可于床上坐起，并逐渐增加活动量。鼓励患者术后早期活动，防止肠粘连的发生。

3）饮食：术后患者需禁食禁水，在此期间给予肠内、肠外营养支持治疗。待患者肠道蠕动恢复以后，指导患者进少量流食，并逐渐过渡到半流食到普食。饮食以易消化，富含热量、维生素为主。忌食生冷硬辛辣等食物，少食多餐。

4）引流管的护理：防止引流管扭曲、打折、受压，保持引流管路的通畅；密切观察引流液的颜色、量及性质；每日更换引流袋；预防感染的发生。

5）做好基础护理，如口腔、会阴、压疮等的护理。

7. 并发症预防及护理

（1）术前并发症

1）肠梗阻：病程后期肠腔狭窄、不完全性肠梗阻成为主要症状，少数患者可出现完全性肠梗阻，有结肠病变的患者可出现中毒性巨结肠。应密切观察患者有无腹痛、腹胀及排气排便停止等症状。

2）便血：大便隐血可呈阳性，31%的患者可有便血，量一般较少，结肠病变者便血较多，应观察便血的次数、量和性状，做好记录。

3）穿孔：发生率为 1%～2%，90%发生在末端回肠，10%在空肠，多发生在对侧肠系膜缘。急性穿孔继发急性腹膜炎、腹腔脓肿；慢性穿孔可导致肠外瘘或与邻近器官相通成为内瘘。密切注意观察患者有无发热，腹胀、腹痛加重明显的腹膜刺激征等，同时配合医生做好急诊手术前的准备。

4）潜在恶性变：长期慢性 CD 患者，小肠恶性肿瘤的发生率是一般人群的 6 倍，大肠恶性肿瘤的发生率是一般人群的 4～6 倍。

（2）术后常见并发症

1）出血：如果短时间内引流液的量增多、呈鲜红色，提示有出血的可能，应立即通知医生给予处理，并密切观察生命体征的变化。

2）肠瘘：如果患者出现腹部胀痛、持续发热，实验室检查发现白细胞计数增高，腹壁切口处红肿或腹腔引流管处流出较多带有粪臭味的液体时，警惕肠瘘发生，发现后则及时报告医生，并协助其处理。

8. 延续性护理　建立 CD 患者护理指导群，利用信息手段进行出院后生活指导，以利于患者疾病康复和提高患者治疗的依从性。

9. 出院指导

（1）用药指导：此类患者在出院后应坚持后续治疗，嘱其遵医嘱用药，学会自我观察药物不良反应。不要随意停药或更改用药。教会患者如何识别药物的不良反应，如果出现头痛、发热、疲劳、手足麻木、排尿不畅等症状，应及时就诊，以免延误病情。

（2）向患者及其家属介绍 CD 的诱因及保健知识，帮助患者养成良好的生活习惯。CD 一般迁延不愈、反复发作，给患者在生活和精神上都带来了很大的困扰，故应多鼓励患者树立信心，以积极平和的心态应对疾病，主动配合治疗。

（3）观察自身病情变化，学会自我监测及评估。自我监测的基础指标包括营养状况、体温、脉搏、血压、体重指数（BMI），儿童患者应注意生长发育情况，要注意口腔是否有溃疡，关节是否有红、肿、热、痛，皮肤是否有结节性红斑，腹部是否有压痛和包块，肛周是否有脓性分泌物。

（4）指导患者根据医嘱做好定期复查。

（5）体力活动（physical activity，PA）：适当增加体力活动有助于疾病恢复。有研究表明，PA 作为 CD 有效的辅助治疗，可改善疾病活动、骨密度、疲劳水平等，从而有助于改善患者生活质量。规律的 PA 已被 ESPEN 指南强烈推荐。

1）建议 CD 患者进行规律运动，如步行、打太极拳等，运动方式可采用耐力结合增肌训练，耐力训练 3 次/周，30 分钟/次；增肌训练 3 次/周，且至少 30 分钟/次。

2）在体力活动方面医护应积极宣教，向患者说明中、低强度运动是安全可靠的，适当运动对疾病具有积极作用。

3）运动时鼓励家人或朋友陪伴，提高患者康复锻炼依从性。

4）医护人员可根据患者喜好制订适合患者的运动方案；对于不便外出的患者，如需长期居家调养的患者，应制订室内运动方案，以保证患者获得足够体力活动量。

5）制订个体化的运动方案，选择强度适宜的运动方式，尽量避免引起患者疲劳。

总之，CD 是一种易复发、迁延不愈的慢性病，对 CD 患者的护理至关重要。尤其坚持长期的、有效的护理，可以大大改善患者营养状况、心理状态，提高患者生活质量，从而有利于疾病的治疗和患者的康复。

（裴凤华　张永红　杨昌霞　倪　欣　杨　楠）

第二章 特殊人群的炎症性肠病

第一节 儿童炎症性肠病

一、概　述

流行病学资料显示，全球儿童炎症性肠病（IBD）发病率上升，儿童在 IBD 患者中的占比可达 25%，其中儿童克罗恩病（CD）发病率上升更为明显，资料显示 IBD 的男女发病率无明显差别。由于 IBD 患儿仍处于生长发育期，其疾病特征不同于成年人，而且疾病本身及相关的治疗方法和药物会影响患儿的生长发育及心理健康，同时 IBD 患儿对治疗的依从性较差，因此治疗效果及预后也较差。儿童 IBD 死亡率为 0.84%，相比成人无显著差异，但癌变风险较成人增加了 3 倍，因此对 IBD 患儿尤其对早发型 IBD 患儿，需要采取一定的预防措施，包括定期结肠镜随访等，给予 IBD 患儿更多关注。

二、临　床　表　现

欧洲儿科胃肠病学、肝病学和营养学学会基于共识制定了一套 IBD 的诊断标准，建议任何儿童，如果有持续性（≥4 周）或反复发作性（6 个月内发作次数≥2 次）的腹痛、腹泻、血便和体重下降症状，临床则应怀疑 IBD，其他支持的症状和体征包括昏睡和厌食。

腹痛、体重下降、直肠出血和腹泻是 IBD 患儿中很常见的症状，但是腹泻和直肠出血在溃疡性结肠炎（UC）患儿中更常见，体重下降在 CD 患儿中较常见，也可以表现为直肠周围脓肿、发育期延迟、关节痛或发热等单一症状。

根据腹痛的类型可获得重要的信息。UC 患儿中，下腹部痉挛性疼痛提示结肠炎症，直肠 UC 常有排便的紧迫感和血便。CD 患儿中，有食管溃疡者在进食时会有吞咽痛或吞咽困难，或烧心感。胃炎或十二指肠炎可有早饱感或呕吐。回肠远端狭窄常在餐后 1 小时或更长时间后引起腹痛及恶心，也可引起腹胀和呕吐。小肠炎症常导致腹部饱胀感和乏力。

在临床诊治中，还要询问患者大便的次数及性质，是否有血便。夜间排便常反映结肠炎症，应高度怀疑 IBD。大便的性质和次数对判断结肠炎的严重程度有所帮助。排便紧迫感、大便次数增加及里急后重是直肠炎的症状，在 UC 和 CD 中均可能出现。

IBD 患儿常常会表现出体重下降或体重不增、生长障碍及青春期延迟。与成人 IBD 相比，生长障碍是儿童 IBD 独有的特征，在 10%～40% 的患儿中可见。尽管其在 UC 和 CD 患儿中均可出现，但在 CD 中更常见。当患儿仅仅表现出营养不良和生长障碍时，IBD 有时会被误认为神经性厌食。

IBD 患儿也可能表现出非特异性症状或仅仅有 IBD 肠外表现。不明原因发热（UFO）的定义为每天体温超过 38.3℃，持续 3 个月以上，尽管广泛筛查仍未找到病因。UFO 儿童中 5% 最终诊断为 IBD，而且约 2% 确诊为 IBD 的患儿可只表现出发热。

约 4% 的 IBD 患儿以关节炎为主要症状。IBD 中的关节炎表现为典型的少关节性，累及大关节。关节炎有在早晨加重的倾向，需与感染性关节炎相鉴别。

CD 患儿可能会出现肛周脓肿、小肠梗阻及阑尾炎的征象，游离的肠穿孔偶尔可见。CD 患儿可出现瘘管，或肠道与肠道、肠道与皮肤、肠道与泌尿道的交通。CD 患儿也可能因为痛性非特异性皮疹，尤其是四肢末端的皮疹，而首先就诊于皮肤科。有很大比例的结节性红斑或脓皮病患儿被发现患有 IBD。极少数患儿仅仅出现 IBD 的肠外表现，如口唇肿胀。

除了现病史，家族史也可能为诊断 IBD 提供线索。11%～29% 新诊断的 IBD 患儿的一级或二级亲属有 IBD 病史。社会史、系统回顾及详细的过敏史也应作为常规收集项目。

三、辅 助 检 查

（一）体格检查

严重的贫血患儿常表现为面色苍白。生长和发育迟缓的儿童，仔细测量其身高和体重及获得既往生长数据相当重要。生长速度下降是疾病活动的重要指标。随着近年来肥胖的发生率上升，正常的营养状态甚至肥胖也不能排除 IBD 的可能性。发热可出现在 IBD 患儿中，在检查时需注意。心动过速可以提示发热、贫血、低血容量及脱水。

IBD 患儿体检可发现葡萄球膜炎和巩膜表层炎。新诊断的 IBD 患儿需行全面的眼部检查，评估 IBD 的肠外表现，以及可能在糖皮质激素治疗后出现的白内障和青光眼，这部分患儿需每年到眼科随访。

也应全面检查口咽部，观察有无口腔溃疡。口面部肉芽肿病史是 CD 的罕见症状，可表现为非特异性的口唇肿胀。

评估 IBD 患儿的心肺功能也很重要。极少数 IBD 患儿可发展为有较少体征的间质性肺炎或出现伴有摩擦音、心音低钝及随着呼吸运动而反常运动的心包积液。

IBD 患儿腹部检查常无阳性体征，或仅仅表现为非特异性的压痛。腹胀见于肠道阻塞、肠梗阻、穿孔或中毒性巨结肠。肠鸣音一般会随着肠袢扩张而亢进，也可随着严重炎症、腹膜炎，或由药物、电解质紊乱导致的肠梗阻而减少甚至消失。炎性结肠的压痛仅在严重 UC 患儿中可见，在 CD 患儿中则常见。在 CD 患儿中可能会触及有压痛的炎性包块，可能提示活动性炎症或脓肿，右下腹的"充满感"可能提示回肠末段的肠壁增厚。

肛周的视诊和直肠指检在怀疑 IBD 的患儿的体格检查中是十分重要的。痔疮在儿童中并不常见。小的皮赘（＜0.5cm）常见于慢性便秘患儿肛周 12 点方向。大的皮赘或其他部位的皮赘常常提示 CD。深的皮裂也常常提示 CD，而肛周瘘管几乎是 CD 的特异性病症。肛周脓肿通常以红斑、硬结、波动感及明显的压痛为特征。

皮肤、指甲和关节的检查也可能提供重要的信息。可在 IBD 患儿中发现杵状指、皮疹如结节性红斑和坏疽性脓皮病，且相对容易和其他更常见的皮疹区分。关节积液可能不明显。

（二）营养状况评估

营养状况评估包括对体重、身高、上臂中段周径、三头肌皮褶、父母平均身高及青春期性发育的评估。

体重是生长和营养状态评估的关键指标。体重低下或超重的确定需要测量身高，相同体重的儿童身高可以不同，而导致"相对体重"有差异。对于 2～20 岁的儿童，BMI 是良好的指标。在儿童中，BMI 随着年龄和性别变化而有明显变化，因此将 BMI 与生长图表进行对比来确定相应年龄的 BMI 是重要的。

身高是儿童营养状态的积累指标，动态身高测量可以用于评估目前的生长情况。生长速度是用某段时间身高（或体重）的改变除以对应的这段时间（年龄改变）来表示。生长速度是目前营养状态和健康状态评估的良好指标。

上臂中段周径是反映短期营养状态的良好指标。肱三头肌皮褶厚度是对皮下脂肪储量的测量，可作为能量储存的总的测量指标。

骨骼成熟评估是反映儿童生物成熟水平的良好指标。在美国以外的地方多使用 Tanner-Whitehouse Ⅲ 系统进行评估。

性成熟延迟在 IBD 患儿中较常见，应作为生长和营养状态评估的一部分。性成熟评估根据 Tanner 标准将女孩的乳房发育、男孩的生殖器发育，以及男孩和女孩的阴毛发育分为五期。

（三）实验室检查

血液学检查至少应该包括全血细胞计数、ALT、AST、谷氨酰转肽酶（GGT）、碱性磷酸酶（ALP）、白蛋白和总蛋白，以及系统性炎症指标如 ESR 和 CRP 检查。ESR 和 CRP 可用于鉴别是非活动期还是活动期病变，其升高与肠镜下黏膜病变呈正相关。

贫血是 IBD 常见的并发症。根据 WHO 的资料，儿童和青少年贫血定义：$0.5\sim6$ 岁血红蛋白 $<110g/L$，$6\sim14$ 岁血红蛋白 $<120g/L$。6 个月以下婴儿目前无统一标准。贫血在儿童中较青少年和成人中更常见，文献报道中 CD 贫血较 UC 贫血常见。CD 贫血可能是由营养不良导致的铁剂、叶酸、维生素 B_{12} 等微量营养物缺乏，在回肠受累或广泛小肠病变中常见，铁缺乏可能起因于慢性病或膳食摄入不足导致的总铁储量不足。贫血也可能因潜在的肠道炎症所致的肉眼或隐性的胃肠道血液丢失引起。UC 中的贫血通常是慢性肠道出血导致的铁丢失所致，但也可能由慢性病所致。铁蛋白在 IBD 贫血的诊断中起着重要作用，转铁蛋白、转铁蛋白饱和度、可溶性转铁蛋白受体、红细胞指标、网织红细胞指标都可能是评估贫血的有用指标。

反应性血小板增多是一个非特异性炎症指标，是急性时相应答的结果，为疑诊 IBD 患者评估中的标准检查项目，可用于监测患者疾病活动度。血小板在诱发和加重肠道炎症中起着重要作用。UC 患者发生血栓栓塞的风险比对照人群高 3 倍以上，这种现象归因于在全身炎症时凝血功能激活和血小板聚集。平均血小板体积受黏膜和全身炎症程度及类型的影响，可能是肠道炎症的另一个有用指标。

ESR 和 CRP 是炎症的非特异性指标，可用于 IBD 患者的诊断和鉴别诊断以及评估疾病活动度和并发症风险，预测复发及监测治疗的疗效。CRP 水平在炎症早期即可升高，在炎症缓解后迅速下降。ESR 和 CRP 联合检测有助于提高诊断率。在局限性 UC 患者中，超敏 CRP 可能提高诊断疾病的敏感性。

肝功能和电解质检测可提供较多信息。据报道，15% 的 UC 患儿可出现低白蛋白血症，$35\%\sim64\%$ 的 CD 患儿可出现低白蛋白血症，这些信息可用于评估儿童整体营养状态，同时也应监测血清钙、锌、镁、维生素 D、维生素 K 和 ALP 等。肾疾病和胰腺疾病是 IBD 重要的肠外表现，也可能是 IBD 药物治疗的不良反应，应注意检测淀粉酶和脂肪酶。

ASCA 和核周型 ANCA 是 IBD 检测中的两种免疫指标，联合这两种指标在鉴别 IBD 和非 IBD 中的特异度为 $84\%\sim95\%$，但二者血清学的敏感度都较低，因此阴性的血清学检测结果不能够排除 IBD。

对有腹泻和腹痛的儿童应进行大便培养及涂片，以排除细菌或寄生虫感染，阳性的大便检测结果并不能排除 IBD 的可能性。粪便钙防卫蛋白（CP）是 S100

家族的一种钙结合蛋白，在 IBD 中，粪便 CP 与粪便中铟标记的白细胞相关性良好，是肠道炎症的指标，可作为疾病活动度和复发的指标。粪便乳铁蛋白（LF）可能在检测对治疗的应答方面有用。当 CD 合并肾脏病变或病变波及泌尿系统时，尿常规检测中可见蛋白尿、明显的白细胞和红细胞，甚至粪水样小便。

（四）影像学检查

1. 腹部 X 线检查　中毒性巨结肠患者的 X 线片中可见明显的结肠扩张，而腹部 X 线检查在 CD 患者的初次评估中几乎没有作用，可用于评估疗效和检测是否有肠穿孔。

2. 对比影像学　传统的对比检查可直接评估黏膜病变。上消化道造影可用于评估胃和十二指肠黏膜有无病变，小肠造影可获得小肠特别是回肠末段的透视压缩图像。小肠灌肠检查可获得小肠双重造影图像。对比检查应用于肠腔外表现的显像上有所限制。

3. CT　在鉴别 UC 和 CD 上有应用价值。UC 表现包括累及直肠的对称性变化、肠壁增厚，并以连续的方式向近段延伸，没有小肠病变和跳跃性病变。

4. MR　为非侵入性，其良好的组织对比和三维重建能力可获得良好的肠道显像。盆腔 MR 可评估复杂性肛周病变。

5. 超声检查　可用于监测疾病活动度和评估疗效，在中重度 UC 中，结肠肠壁增厚超过 3mm 对疾病活动的预测值约为 82%。

（五）内镜检查

1. 胃镜检查　上消化道受累相对不常见，因此胃镜检查不为常规检查项目，除非存在上消化道症状。部分患者的上消化道活检中可发现非干酪样肉芽肿，且多存在于黏膜浅层，而回肠型 CD 更多存在于黏膜肌层及浆膜层。

2. 结肠镜检查　CD 早期表现为局灶性溃疡，且逐渐变大变深，最后形成线状溃疡，间隔以正常的黏膜，即跳跃性病变。严重的疾病可导致结节样改变，引起鹅卵石样外观和狭窄。UC 的早期改变是弥漫性红斑及血管结构模糊不清，伴有易脆性，可发生接触性出血，散在的小溃疡融合形成大溃疡。长期病变可引起假息肉形成。

3. 胶囊内镜　高达 30% 的 CD 患者中有孤立的小肠受累，结肠镜表现正常不足以排除 CD，在怀疑 CD 的患者中胶囊内镜有潜在作用。

4. 超声内镜　在儿童患者中，超声内镜可评估无蒂息肉的深度和范围，结肠狭窄、瘘管和吻合口，IBD 的范围和深度，以及血管病变的范围和深度。怀疑淋巴瘤和存在起源于腺瘤的早期侵入性肿瘤，均可应用超声内镜进行检查。

四、诊断及鉴别诊断

IBD 的确诊需结合病史、体格检查、实验室检查、影像学及内镜检查，并严格排除肠道感染、过敏性疾病、肠道肿瘤（特别是肠道淋巴瘤）、自身免疫性肠病、过敏性紫癜或原发性免疫缺陷病。波尔图标准是目前国际上较为常用的儿童 IBD 的诊断标准。

五、治　疗

IBD 儿童对生长发育和心理健康成长有特殊需求。在治疗方面，目前主要有营养支持、药物、外科及心理治疗等。儿童 IBD 的治疗目标是减轻疾病症状、促进生长发育、改善生活质量和降低药物毒性，理想的治疗目标是达到黏膜愈合。

（一）CD 的治疗

1. 营养治疗　EEN 是诱导活动期 CD 缓解的一线治疗方案，但对重度全结肠型 CD 及孤立性口腔或肛周病变疗效不明确。EEN 的持续时间为 6～8 周，治疗 2 周无明显临床效果，则需考虑其他替代治疗。EEN 时建议使用整蛋白型配方的蛋白来源。PEN 联合其他药物可用于 CD 患儿的维持缓解。

2. 药物治疗

（1）生物制剂：无论在诱导阶段还是维持缓解阶段，抗 TNF-α 抗体都是目前治疗中比较有效的药物。抗 TNF-α 抗体有 3 种：IFX、ADA 及赛妥珠单抗（certolizumab pegol，CZP），均被证实对治疗儿童 CD 有效，但目前国内批准用于儿童 CD 治疗的仅有 IFX。抗 TNF-α 抗体作为首选诱导和缓解治疗药物，有肛周瘘管的患儿同时建议给予适当的抗生素和外科干预；对合并有严重肠外表现者，应早期使用抗 TNF-α 抗体治疗。

注射用 IFX 推荐使用剂量：诱导缓解剂量为 5mg/kg，分别在第 0、2 和 6 周给予 1 次，维持剂量为 5mg/kg，每 8 周给予 1 次；如无反应或药物浓度低可加量至 10mg/kg，或者每 4 周使用 1 次；药物谷浓度超过 8～10μg/ml 或已达到缓解，可考虑减少剂量。

（2）皮质类固醇：皮质类固醇制剂用于非 EEN 治疗的中重度活动性儿童 CD 的诱导缓解治疗；对于轻、中度回盲部 CD，推荐使用布地奈德替代全身激素治疗，对于结肠远端轻度病变，可考虑灌肠制剂，不推荐皮质类固醇用于缓解治疗。儿童使用皮质类固醇治疗存在生长发育问题，非必要尽量不使用激素或使用最小有效剂量的激素。

（3）免疫抑制剂：包括硫嘌呤类药物（AZA 或 6-MP）和 MTX，用于维持治疗预后不良的无激素缓解的 CD 患儿，MTX 可作为主要的维持缓解治疗药物，但两种药物均不用于诱导缓解治疗。

（4）抗生素：主要用于肛周瘘管的治疗。对于严重的肛周瘘管，应联合其他治疗；对于伴有小的腹腔脓肿而没有瘘管和未使用免疫抑制剂治疗的患儿，可考虑单用抗生素（如甲硝唑、环丙沙星）或联合手术。对轻、中度的儿童 CD 可考虑用阿奇霉素和利福昔明诱导缓解。

（5）沙利度胺：对难治性或合并瘘管的 CD 患儿有效，但该药有致畸性和很多潜在的副作用，达到一定累积剂量后会出现不可逆转性神经炎。

（6）5-氨基水杨酸（5-ASA）制剂：用于轻度 CD 患儿的诱导缓解治疗，但不能诱导黏膜愈合，因此仅作为辅助治疗。

（7）益生菌：仅用于辅助治疗，不作为维持缓解治疗，不能明显降低疾病的复发风险。

3. 外科治疗及术后的维持治疗　儿童 CD 外科手术分为三大类：①回盲部切除达到缓解；②处理肠瘘、肠狭窄等并发症；③难以控制的结肠炎而行结肠次全切除，或难以控制的小肠炎而行部分小肠切除。术后维持缓解药物首选硫嘌呤类，其次选择 PEN 或抗 TNF-α 抗体。

（二）UC 的治疗

1. 药物治疗

（1）5-ASA 制剂：口服 5-ASA 制剂是轻中度 UC 诱导缓解和维持治疗的一线方案，单一直肠给药治疗对轻中度直肠炎有效。对于累及广泛的 UC，5-ASA 灌肠制剂需与口服制剂一起用于诱导缓解治疗。除非不耐受，否则需长期维持应用 5-ASA 制剂。

（2）皮质类固醇：主要用于治疗伴有全身症状的中度 UC、没有全身症状的重度 UC 及 5-ASA 制剂治疗没有能够完全缓解的 UC，有全身症状的重度 UC 患者需要使用静脉糖皮质激素治疗。

（3）抗生素及益生菌：在诱导缓解及维持治疗阶段，均无须常规应用抗生素或益生菌治疗，益生菌可以考虑作为辅助治疗，但对于有严重免疫缺陷或静脉内置管的 UC 患儿，应限制使用益生菌。

（4）免疫抑制剂：硫嘌呤类药物（AZA 或 6-MP）用于 5-ASA 类不耐受或频繁复发或激素依赖的 UC 患儿的维持治疗，也用于激素诱导缓解后的维持治疗，但对诱导缓解治疗无效。

（5）生物制剂：IFX 可以用于病情持续活动或激素依赖、不能用 5-ASA 及硫嘌呤类药物控制的 UC 患儿，也可以用于激素不耐受的患儿。先使用 4～8 个月的 IFX，之后过渡到硫嘌呤药物。

2. 外科手术　对最大量使用 5-ASA、AZA 和抗 TNF-α 抗体治疗仍有活动性或发现存在结肠发育异常的活动性或激素依赖的 UC 患儿，应考虑选择性结肠切除术。重建性直肠结肠切除术是首选治疗方案。目前分阶段手术是最常用的手术方式。

（三）IBD 的其他治疗措施

1. 粪菌移植（FMT）　指从健康捐赠者粪便中分离功能菌群将其移植至患者消化道，从而重新恢复肠道正常菌群的多样性、调节菌群失衡的微生态疗法，为治疗 IBD 提供了新思路。

2. 造血干细胞移植　在单基因突变导致的原发性免疫缺陷病中，造血干细胞治疗是被认可的可治愈性方案。

六、预　　后

UC 患者的预后取决于疾病的类型、并发症的有无及治疗条件。由于 UC 的结肠癌变率较高，应严格对患儿进行随访观察。病程超过 10 年的患儿，每 6～12 个月需行结肠镜检查及活组织检查。小儿 CD 预后较差，反复缓解与加剧交替进行是其特点，多数患儿需要进行手术治疗。

（张　瑞）

第二节　妊娠期炎症性肠病

IBD 的发病高峰年龄为 18～40 岁，此时患者处于育龄期，所以很多 IBD 患者面临生育的问题。育龄 IBD 女性往往对本病是否会影响她们的生育能力、妊娠期间 IBD 病情是否会加重、疾病是否会遗传给后代及 IBD 是否会影响妊娠本身等问题充满担忧。另外，一些患者也担心妊娠期间应用治疗 IBD 的药物会对胎儿造成不良的影响。这些担忧，通常会导致 IBD 患者生育意愿下降，而仅由担忧导致的"自愿不生育"的人数远超真正有生育问题患者的人数。因此，无论是消化内科医生，还是 IBD 患者，充分了解妊娠与 IBD 的关系，如 IBD 对妊娠的影响、妊娠对 IBD 的影响、IBD 治疗药物对妊娠结局的影响等对帮助 IBD 患者获得更好的妊娠结局至关重要。

一、IBD 对生育能力的影响

IBD 对生育能力有何影响，仍然是 IBD 患者非常关心的问题。病情得到控制的 IBD 女性及未进行过盆腔手术的 IBD 女性其生育率与同龄未患 IBD 女性的生育率相当。控制 IBD 病情，不但可以提高患者的生育率，而且会使 IBD 患者获得更好的妊娠结局。

研究表明，未进行过肠道手术的溃疡性结肠炎患者与非溃疡性结肠炎患者相比，其生育能力并未降低。这里的生育能力（fertility）指的是自然生育力，是天然产生后代的能力。而真正是否可以产生后代，还需要看潜在生育能力（fecundity），它受卵子产生、受精过程、受精卵着床等因素的影响。溃疡性结肠炎的外科手术治疗通常包括经腹全结肠切除（包括或不包括盆腔切开）加回肠 J 形储袋肛管吻合术。如果手术需要破坏盆腔的解剖结构，则容易造成女性患者术后的盆腔粘连，从而影响输卵管的开放，造成输卵管堵塞，进而减弱女性患者潜在生育能力。但需要注意的是，这种对潜在生育能力的影响并非 IBD 本身的影响，而仅仅是手术导致的后果。一些进行同样外科手术如进行盆腔切开及回肠储袋肛管吻合术的家族性腺瘤性息肉病患者在术后也面临同样的问题。

因此，对有妊娠意愿的女性，推荐在成功分娩前避免进行盆腔切开。如需手术，则尽量进行结肠次全切除术、回肠末端造口术和 Hartmann 封闭术，但这一选择的前提是，患者在短期内即可分娩，在分娩结束后选择合适的时机再行盆腔切开加回肠 J 形储袋肛管吻合术。但如果患者短时间内还无法妊娠，无法在前期先行上述不涉及盆腔切开手术（如结肠次全切除术等）后的短时间内完成盆腔切开加回肠 J 形储袋肛管吻合术，则后者可能变成不可避免的手术，当术后需要妊娠时，体外受精将会是这类患者的一种选择。无论做何种选择，患者的健康都是第一位的。

缓解期克罗恩病患者的自然生育能力与非 IBD 个体的自然生育能力是相近的。虽然 Tavernier 及其同事进行的一项系统性回顾研究结果显示，克罗恩病患者的生育率较普通人群低，但这一结果的产生并非由于 IBD 对生育能力造成了影响，而是由于 IBD 患者担心妊娠结局差而不愿生育。处于疾病缓解期的年轻（＜30 岁）克罗恩病女性的卵巢储备功能与非 IBD 女性的卵巢储备功能相近。然而，年龄超过 30 岁的克罗恩病女性的卵巢储备功能则显著下降。对于病变侵犯结肠的克罗恩病患者而言，这一下降趋势更为明显。

二、IBD 对妊娠的影响

从目前调查结果看，无论是克罗恩病还是溃疡性结肠炎，IBD 患者的妊娠结局均较非 IBD 患者的妊娠结局差。一些研究甚至提示克罗恩病患者产生较差妊娠结局的可能性比溃疡性结肠炎患者高。

一项包含 2377 名克罗恩病妊娠患者的人群研究显示，与非 IBD 人群相比，克罗恩病患者妊娠早产率、胎儿出生体重低于同胎龄平均体重的发生率及剖宫产分娩率都比较高。与之类似，一项包含 2637 名溃疡性结肠炎妊娠患者的研究显示，与非溃疡性结肠炎人群相比，溃疡性结肠炎患者孕育胎儿的早产率、胎儿出生体重低于同胎龄平均体重的发生率及剖宫产分娩率也都比较高。同时，该研究还显示，溃疡性结肠炎人群孕育胎儿导致的早产儿死亡率也高于非溃疡性结肠炎人群。

　　然而，目前关于 IBD 对妊娠影响的研究结果尚不一致。Bortoli 及其同事进行了一项较小的前瞻性研究，对比了 332 例 IBD 妊娠患者（其中 145 例克罗恩病患者，187 例溃疡性结肠炎患者）与非 IBD 妊娠女性，结果显示 IBD 对流产率、早产率、剖宫产率及先天畸形发生率及新生儿体重并不产生影响。值得注意的是，这项研究中的大部分 IBD 患者在受孕乃至整个妊娠期间均处于疾病缓解期。然而，另一项包含 461 例 IBD 妊娠患者的研究却得出了不同的结果。该项研究提示，IBD 增加了妊娠并发症及不良妊娠结局的风险。IBD 患者更易发生自发性流产、子痫、子痫前期、前置胎盘、胎盘早剥或胎膜早破时间延长等情况。在该项研究中，疾病是否处于活动期与妊娠结局间并无相关性。而诊断为 IBD、由 IBD 导致外科肠道手术等则是妊娠不良结局的独立预测因素。

　　在 Molnar 及其同事进行的一项病例对照研究中，包含一类特殊的 IBD 妊娠患者：这类患者至少有两次妊娠史，且在诊断为 IBD 之前有过妊娠，诊断为 IBD 之后也有过妊娠。研究者对每一例妊娠患者诊断 IBD 前后的自身妊娠结局进行对比，发现当患者诊断为 IBD 后，其妊娠早产、新生儿低体重的发生情况比她们确诊 IBD 前更常见。疾病是否处于活动期、病变累及的部位和进展的程度、是否存在肛周的并发症及分娩的方式并不影响妊娠结局。

　　关于疾病活动度对妊娠结局的影响，目前研究结果也不一致。多数医生建议女性患者应在其疾病缓解期妊娠，并且在整个妊娠期应坚持用药，以维持病情处于缓解期、避免不良妊娠结局。一些研究显示，如果 IBD 患者在疾病活动期妊娠，则患者病态妊娠及早产率都会提高。而且有针对溃疡性结肠炎的研究报道，如果女性在 IBD 活动期妊娠，其子女在儿童时期患病风险将会提高。

　　除此之外，IBD 是否会增加妊娠患者所诞婴儿发生先天畸形的风险，目前仍存在争议。一项由 Dominitz 等进行的研究显示，如果母亲患有溃疡性结肠炎，那么她们所诞婴儿的先天畸形发生率更高。由 Cornish 等进行的荟萃分析也得出了类似的结论。然而，截至目前导致 IBD 患者所诞婴儿可能具有更高先天畸形率的具体原因仍然是未知的。

三、妊娠对 IBD 的影响

对大多数在疾病缓解期妊娠的 IBD 女性患者而言，IBD 病情在整个妊娠期乃至产后期倾向于保持缓解。若患者在其 IBD 急性期受孕，则超过半数的患者在妊娠期病情会继续甚至加重。有研究报道，若溃疡性结肠炎患者在疾病活动期妊娠，则 45% 的患者在妊娠期间疾病会加重，24% 的患者虽然病情平稳，但也会一直处于急性期，只有剩余的 31% 的患者病情可以恢复、缓解。若克罗恩病患者在疾病活动期妊娠，则 1/3 的患者在妊娠期间疾病会加重，1/3 的患者病情维持在急性期，1/3 的患者病情可以恢复、缓解。

研究表明，妊娠溃疡性结肠炎患者每年 IBD 的复发率为 34%，而非妊娠溃疡性结肠炎患者每年 IBD 的复发率与之相近，为 32%。一项 Pedersen 等进行的前瞻性研究发现，若克罗恩病患者在其病情缓解期妊娠，则其疾病进展为急性期的比例与非妊娠克罗恩病患者是相近的。若克罗恩病患者在其疾病急性期妊娠，则其疾病进展为急性期的比例就要高于非妊娠克罗恩病患者。该研究同时包含了对溃疡性结肠炎患者的分析，然而对溃疡性结肠炎患者的研究却得出了与克罗恩病患者不同的结论。即使溃疡性结肠炎女性在其疾病缓解期妊娠，在其妊娠期及产后疾病期转为急性期的风险也比非妊娠溃疡性结肠炎患者高。在妊娠期的前 6 个月和产后 3 个月内，IBD 的病情最易急性发作。

四、IBD 的遗传性

影响 IBD 患者生育意愿的原因之一即 IBD 的遗传性。IBD 家族史是患 IBD 的一个较强的预测因素。有研究表明：如果父母双方中的一方患 IBD，则其后代患 IBD 的风险是 1.6%（溃疡性结肠炎）及 5.2%（克罗恩病）；如果父母双方均诊断为 IBD，那么其后代患 IBD 的风险增长至 36%。另外，有研究显示，在克罗恩病患者群中，如果父母双方中是母亲患克罗恩病，且其生育的后代是女儿，那么女儿患克罗恩病的风险会显著增高。但是，患者不应仅因患有此病便完全放弃生育，患者应进行适当的产前咨询，这对获得较好的妊娠结局具有重要作用。

五、妊娠期 IBD 的药物管理和治疗

若希望获得较好的妊娠结局，那么在 IBD 缓解期妊娠这一点极其重要。同时，患者需严格遵医嘱用药，以使疾病在整个妊娠期及产后均维持于缓解期，这也是非常重要的。大部分治疗 IBD 的药物在妊娠期应用都是安全的，除了甲氨蝶呤和沙利度胺，这两种药均具有致畸性，因此在育龄女性患者中应用这两种药物时需

特别小心，必须确保女性患者在妊娠前数个月即停用这两种药。下面对治疗 IBD 的药物进行逐一讲述。

（一）氨基水杨酸盐

妊娠期使用 5-ASA 类药物是安全的（虽然脐带血中可检测出它们的浓度）。研究显示，母亲在妊娠期服用美沙拉秦达每日 3g 时，其胎儿与正常人群孕育的胎儿相比，畸形率亦未见升高。根据剂型不同，5-ASA 类药物可以被分为 B 级或 C 级。缓释美沙拉秦和奥沙拉秦被定为 C 级药物，其余的氨基水杨酸盐类药物被定为 B 级药物。缓释美沙拉秦被定为 C 级药物的原因是其胶囊衣中存在邻苯二甲酸二丁酯。在动物实验中，高浓度的邻苯二甲酸二丁酯会导致新出生雄性动物骨骼和泌尿生殖道发育异常，但目前这一发现尚未在人类中得到证实。奥沙拉秦之所以被定为 C 级药物，是因为目前尚未有关于奥沙拉秦在妊娠期使用安全性的数据。

在早年的研究中，柳氮磺吡啶被认为具有致畸性，因为它可以通过胎盘屏障。但之后较多的研究显示，虽然柳氮磺吡啶可以透过胎盘屏障，但其并不引起胎儿畸形，因此在妊娠期服用柳氮磺吡啶是安全的。柳氮磺吡啶目前被定为 B 级药物。就像普通患者在服用柳氮磺吡啶时推荐其同时服用叶酸一样，对妊娠患者，同样要求其在服用柳氮磺吡啶的同时服用叶酸。这是因为柳氮磺吡啶会抑制叶酸合成。正使用柳氮磺吡啶治疗的备孕女性患者，在备孕期（至少在受孕以前 3 个月）及整个妊娠期应每日至少口服 2 次叶酸，每次口服 1mg，以避免胎儿神经管发育异常。Rahimi 等进行的一项荟萃分析显示，美沙拉秦和柳氮磺吡啶并不会增加先天畸形、早产、自然流产和新生儿低体重的风险。

（二）硫嘌呤类药物

硫嘌呤及其衍生物硫唑嘌呤被定为 D 级药物。这类药物在脐带血中可以检测出来，且其药物浓度高达母体药物浓度的 5%。在动物实验中，硫嘌呤类药物被发现具有致畸性，然而动物实验中硫嘌呤类药物的给药方式是静脉注药或腹腔注药，而非口服给药，且给药剂量也远超人类治疗时所应用的药物剂量。在人群中进行的有关硫嘌呤类药物在妊娠期使用安全性的实验结果也是不一致的。尽管如此，仍然推荐妊娠期继续服用硫嘌呤类药物以控制 IBD 患者的病情。以往的研究提出，妊娠期服用硫嘌呤类药物会导致先天畸形、围生儿死亡、新生儿低体重、早产等情况的发生，然而，这些实验常常会与母体所患疾病相混杂。相反，新近的研究结果显示，硫嘌呤类药物并不会增加上述风险，在妊娠期服用硫嘌呤类药物是安全的。Jharap 等进行的一项前瞻性研究显示，出生时所有新生儿的阿普加（Apgar）评分均是正常的，且均未出现显著的先天畸形。但同时他们的研究也发现，60%的新生儿患有贫血。

（三）甲氨蝶呤

虽然甲氨蝶呤是一种免疫调节剂，但它被定为 X 级药物，在妊娠期需要停用。由于其具有致畸性，许多医生都会避免对育龄期 IBD 女性患者使用甲氨蝶呤。若需使用甲氨蝶呤，那么患者需至少采取一种避孕措施来避免妊娠。由于甲氨蝶呤半衰期长，在患者组织中存留的时间长，若患者有妊娠的计划，那么在受孕前患者需停用甲氨蝶呤至少 6 个月，以确保甲氨蝶呤可以从体内清除。若患者在受孕时正应用甲氨蝶呤治疗或妊娠期间仍然服用甲氨蝶呤，那么其孕育的胎儿有非常高的风险患多发性先天畸形、甲氨蝶呤胚胎病综合征（表现为肢体畸形、低位耳、小颌畸形、胎儿宫内发育迟缓、眉弓发育不全等），有时还出现智力障碍。

（四）生物制剂

治疗 IBD 的生物制剂包括抗 TNF-α 类药物和抗整合素药物。抗 TNF-α 类药物包括英夫利昔单抗、阿达木单抗、赛妥珠单抗、戈利木单抗等，这些药物被定为 B 级药物。抗整合素药物主要是那他珠单抗，这种药物被定为 C 级药物。

1. 抗 TNF-α 类药物

（1）英夫利昔单抗是嵌合鼠/人类免疫球蛋白（Ig）G1 抗体，在受孕第 20 周后方可穿越胎盘，在妊娠晚期其穿越速度达到峰值。因此，这一药物并不会干扰胎儿的器官形成，因为胎儿的器官形成通常发生在妊娠早期。目前并没有证据证明英夫利昔单抗会增加妊娠克罗恩病患者胎儿畸形、流产及新生儿并发症发生的风险。

（2）阿达木单抗是纯合的人 IgG1 抗 TNF-α 抗体。与英夫利昔单抗一样，阿达木单抗也是在受孕第 20 周后方可穿越胎盘。在使用阿达木单抗的妊娠患者群中，自然流产、死胎、胎儿先天畸形和早产率并未升高。

戈利木单抗与阿达木单抗类似，也是一种纯合的人 IgG1 抗 TNF-α 抗体。

与上述三种抗 TNF-α 不同，赛妥珠单抗是聚乙二醇结合的人源单克隆抗 TNF-α 的抗原结合片段（fragment of antigen binding，Fab 片段）。赛妥珠单抗不包含抗体的 Fc 段，也不能穿越胎盘屏障。

研究显示，在应用抗 TNF-α 类药物的妊娠人群中，其妊娠综合征的发病风险与应用硫嘌呤类药物的妊娠患者，甚至与不应用 IBD 治疗药物的妊娠患者相比，发病风险并未提高。相反，应用硫嘌呤类药物或抗 TNF-α 类药物可以减少新生儿并发症的发生，这一点进一步强调了妊娠 IBD 患者应在妊娠期维持疾病缓解的重要性。需要注意的是，若母亲在妊娠期接受了联合治疗（如一种抗 TNF-α 类药物联合一种硫嘌呤类药物），则其孕育的婴儿受到感染的风险将会增大。令人担忧的是，抗 TNF-α 类药物可能会导致新生儿免疫系统成熟缺陷，从而增加新生儿感染的风险。然而，动物实验并未发现母体动物在妊娠期接受抗 TNF-α 类药物治疗的情况下其子代发生免疫缺陷的现象。

在受孕第 20 周后开始接受英夫利昔单抗、阿达木单抗、戈利木单抗的母亲所诞下的婴儿，在出生后的前 6 个月内不要接种任何活疫苗。由于抗 TNF-α 类药物已穿过胎盘屏障进入这些新生儿的血液中，这些新生儿处于免疫抑制状态。新生儿网状内皮系统不成熟，不能够清除抗体，因此在血液中可以检测到英夫利昔单抗、阿达木单抗、戈利木单抗的存在。截至目前，还没有指南明确提出妊娠期间何时应停止使用抗 TNF-α 类药物。一些医生在妊娠患者受孕开始后第 20 周即让患者停用英夫利昔单抗、阿达木单抗及戈利木单抗，以尽量减少这类药物透过胎盘屏障，然而，另外一些医生建议患者在预产期前的 6～8 周才停止用药。无论如何考虑，保持妊娠患者妊娠期间的疾病缓解至关重要。具体何时应停止抗 TNF-α 类药物的使用则因人而异，需对每位患者进行个体化分析。

2. 抗整合素药物 那他珠单抗是整合素 α4 的人源性单克隆 IgG4 抗体，被定为 C 级药物。关于本药物在妊娠期间应用的安全性数据目前还是有限的。那他珠单抗全球安全数据库回顾分析并未提示母亲妊娠期间应用那他珠单抗会增加新生儿先天畸形的发生。有针对多发性硬化症的文献记录了 35 名在应用那他珠单抗治疗期间偶然妊娠患者的妊娠结局。其中有 29 名患者成功分娩：包括 28 名患者孕育出了健康的孩子，1 名患者诞下的婴儿患有六指畸形。剩余的 6 名患者中有一名患者决定并进行了流产，其余 5 名患者则经历了早产。一项针对 IBD 患者的研究则提示，他们进行调查的 6 名应用那他珠单抗治疗的克罗恩病女性患者，均孕育出了健康的孩子。

（五）抗生素

在 IBD 的治疗过程中，许多抗生素被用来治疗结肠袋炎及 IBD 的并发症，如肛周的克罗恩病及瘘管性克罗恩病导致的腹腔脓肿。甲硝唑和环丙沙星通常会联合使用，以达到对厌氧菌和革兰氏阴性杆菌感染的足够覆盖治疗。甲硝唑被定为 B 级药物，在妊娠期内短期（5～7 天）应用此药是安全的。环丙沙星被定为 C 级药物，这是由于它对骨和软骨具有亲和性，易导致婴儿骨关节炎。虽然针对利福昔明在 IBD 治疗中的研究较少，但它已被应用于治疗结肠袋炎。利福昔明被定为 C 级药物。阿莫西林或克拉维酸也被用于治疗结肠袋炎，它们被定为 B 级药物。

（六）类固醇类药物

类固醇类药物通常被用于 IBD 急性发作的治疗。关于类固醇类药物在妊娠期 IBD 中的作用，目前研究得出的结论仍然不一致。类固醇类药物目前被定为 C 级药物。以往的研究认为母亲在妊娠早期应用类固醇类药物与新生儿颌面裂这一先天畸形有关。但是新近更大规模的研究反驳了这一发现。以往的研究也认为母亲在妊娠期间应用类固醇类药物会导致新生儿低体重、早产、胎儿肾上腺抑制、宫内感染机会增加。但是之后更大规模的人群研究驳斥了这些发现。目前，尚没有确切的数据说明究竟服用多大剂量的类固醇类药物会导致对母亲和（或）胎儿产生毒性。但在达到治疗效果的同时，尽可能减少这类药物的应用剂量和使用时间，还是非常重要的。

（七）新型 IBD 药物

乌司奴单抗（UST）是人源性 IgG1 抗体，可以连接到 IL-12 及 IL-23 上，并阻断它们的生物学活性。一些研究显示，乌司奴单抗可以诱导克罗恩病缓解。在 Matro 等进行的一项针对妊娠 IBD 患者的前瞻性多中心研究中，研究者发现在接受乌司奴单抗在内的一些生物制剂（如英夫利昔单抗、阿达木单抗、那他珠单抗等）的女性患者乳汁中，这些药物的浓度很低，其中乌司奴单抗的浓度仅为 0.72～1.5μg/ml。接受这些生物制剂治疗的女性母乳喂养的婴儿发生感染的风险与非母乳喂养或并不接触这类药物的婴儿发生感染的风险接近。

维多珠单抗是能够特异性阻断 α4β7 整合素，从而达到肠道选择性抗炎效果的单克隆抗体。在一项针对维多珠单抗的研究中，研究对象中有 24 名女性患者在研究期间妊娠，其中 20 名已完成妊娠。这 20 名患者中，有 10 名患者诞下的婴儿是相对健康的（其中 2 名是早产儿），1 名患者发生胎儿先天畸形，4 名患者发生自发性流产，还有 5 名患者选择终止妊娠。

目前尚未有足够规模的试验和数据支持这些新药在妊娠 IBD 患者应用中的安全性，因此这些药物还未在指南中得到正式推荐。

（八）妊娠 IBD 患者住院期间抗凝及预防血栓形成的问题

与非 IBD 患者相比，IBD 患者形成静脉血栓栓塞的风险更高，尤其是在 IBD 处于疾病活动期时。对 IBD 患者进行抗凝及预防血栓治疗被证实是有效和安全的。一些指南建议妊娠 IBD 患者应在住院期间应用抗凝及预防血栓形成的治疗。与普通肝素相比，低分子肝素更适用于妊娠女性。

六、妊娠期 IBD 的内镜评估、影像学检查及外科手术治疗

（一）内镜评估

根据指南，对妊娠期疑诊 IBD 或 IBD 急性发作（或复发）的患者，若病情确

实需要，如确实需要依靠结肠镜检查结果制订产前 IBD 治疗方案的，则可进行乙状结肠镜（首选方式）或结肠镜检查，但这些操作在妊娠早期应尽量避免，若病情允许，应尽量延迟到妊娠中期进行。

对妊娠 IBD 患者进行结肠镜检查主要存在的担忧就是检查是否会造成母亲或胎儿缺氧、进行结肠镜检查过程中给母亲应用的药物（如镇静剂、抗生素、清肠药物）是否会导致胎儿畸形，以及检查过程是否会导致胎儿早产。

一项针对数个对照试验、队列研究及病例报道的系统性回顾文章提示，在其回顾的 100 例涉及妊娠各期 IBD 患者进行下消化道内镜检查的病例中，有 6 例不良事件的发生被认为与进行内镜操作有关。这 6 例不良事件中，有 3 例是在进行乙状结肠镜检查过程中发生的，分别导致了流产、胎儿死亡、疑似消化道穿孔行急诊剖宫产。另外 3 例是在进行结肠镜检查过程中发生的，分别导致了胎儿死亡、妊娠终止及早产。在新近的一项涉及 42 例妊娠 IBD 患者进行下消化道内镜检查安全性的前瞻性研究中，虽然有 2 例患者的自然流产被推测可能与内镜检查有关，但该研究中不良事件的发生较以往研究并未增加。因此，研究者认为，在妊娠过程中进行下消化道内镜检查是相对安全的。

关于妊娠 IBD 患者内镜检查过程中镇静剂的使用，哌替啶和芬太尼被认为是安全的。检查过程中应尽量避免应用苯二氮䓬类药物，尤其是在妊娠早期。若患者不适宜应用哌替啶或芬太尼而必须应用苯二氮䓬类药物，则咪达唑仑是苯二氮䓬类药物中的首选。

在妊娠 IBD 患者进行内镜检查过程中，应尽量避免仰卧位，因为妊娠子宫会压迫主动脉或下腔静脉，导致孕妇低血压，造成胎盘血流灌注下降。检查应尽量采取左侧卧位或使患者左骨盆倾斜以避免血管压迫。

（二）影像学检查

对妊娠期疑诊 IBD 或 IBD 急性发作（或复发）的患者，若因病情评估需要，确需进行影像学检查，则应尽量进行超声或磁共振检查。

妊娠 IBD 患者应尽量减少放射线照射，并应尽量避免增强 CT 或增强 MRI 检查。因为放射线、强磁场及对比剂可能会对胎儿造成伤害，只有当必须进行上述增强检查（若无上述检查协助，极易误诊）且检查结果的价值超过胎儿所面对的风险时，才考虑进行这些检查。研究证实肠道超声、磁共振和 CT 对 IBD 诊断的准确性是相近的，且肠道超声及磁共振优于 CT 的方面在于它们并不发出电离辐射。肠道超声检查也有它的劣势，那就是对于难以评估的解剖结构（如小骨盆等情况），其诊断的准确率会下降。在实际操作中，影像科医生对于妊娠 28～30 周之后的 IBD 患者，也不推荐选择肠道超声检查，因为这时胎儿的存在会使肠道的检查视野模糊不清。改良的 MRI 检查，即无对比剂 MRI 检查被证实在妊娠 IBD 患者的诊断方面具有较可靠的准确性。虽然 MRI 尚未被证实可对胎儿造成不良影响，但现在也不能确定 MRI 就是完全安全的。MRI 检查过程中的静电场、射频脉冲导致的组织热效应及高噪声是否会对胎儿造成伤害，仍有待商榷。妊娠过程中的 CT 检查应权衡利弊后再进行，一些专家建议，当累积放射剂量小于 100mGy、单次检查放射剂量不超过 50mGy 时，CT 检查被认为不易对胎儿造成不良影响。

（三）外科手术

根据指南建议，若妊娠 IBD 患者因 IBD 并发症需进行急诊外科手术治疗，则不应仅仅因为处于妊娠状态就推延手术。在患者进行手术前，需要对患者疾病的风险及手术风险进行权衡评估，若病情紧急必须要进行急诊手术（如无法用药物控制的严重的结肠炎），无论患者处于妊娠的哪一期，均需立即进行手术。这种手术应尽可能在具有新生儿科及儿科的综合医疗中心进行，并在产科医生的指导下进行多学科联合治疗。

七、选择合适分娩方式

妊娠 IBD 患者分娩方式的选择（如选择经阴道顺产还是剖宫产）需由产科医生和胃肠病学家共同讨论后决定。若选择剖宫产的方式，则应主要以考虑产科方面的问题为基础，而不单单因患者是 IBD 患者就选择剖宫产。同时，分娩方式的选择也需考虑患者的意愿。若患者有活动性肛周病变或会阴较短，抑或会阴区曾经有过创伤，则需考虑患者是否更适合行剖宫产。

对于已行回肠储袋肛管吻合术（IPAA）的妊娠 IBD 患者，建议应由产科医生和外科医生共同讨论患者是否更适宜行剖宫产以降低肛门括约肌受损的风险。虽然一些研究认为，对于已行 IPAA 的妊娠 IBD 患者，在产后储袋功能是否受影响方面，经阴道顺产与剖宫产一样安全，但生理及影像学检查发现经阴道顺产造成括约肌损伤的风险要高于剖宫产。因此，对于已行 IPAA 的妊娠 IBD 患者，选择剖宫产的分娩方式可能是一种明智的选择。而且一旦做出了剖宫产的决定，产前则由相关学科医生详细制订剖宫产手术的具体操作过程，要比直接急诊剖宫产的效果好。

肛周病变是克罗恩病主要临床表现之一，包括肛肠瘘或脓肿、直肠阴道瘘、肛裂及肛门狭窄。无论是否同时患有克罗恩病，只要患者存在活动性肛周疾病，那么其分娩时造成IV度阴道裂伤的风险要比没有活动性肛周疾病的人群高 10 倍以上。因此，对于有活动性肛周疾病的妊娠克罗恩病患者，专家推荐进行剖宫产（而非经阴道顺产）来降低肛周损伤的风险。

另外，妊娠 IBD 患者具有很高的风险形成静脉血栓栓塞，且一旦静脉血栓栓塞形成危险性极大，因此对于行剖宫产的 IBD 患者在住院期间应进行抗凝、预防血栓形成的治疗。

第三节　哺乳期炎症性肠病

研究表明，哺乳并不会增加 IBD 急性发作或复发的风险，一些研究结果甚至显示哺乳可延缓疾病复发。另外，若产后停止用药，则易导致疾病转为急性期。新近的病例对照研究甚至显示母乳喂养对预防新生儿出现早发型 IBD 具有一定的作用。

一、哺乳期治疗 IBD 药物的选择

研究数据显示乳汁中测出的 5-ASA 浓度较低，在哺乳期应用这种药物是相对安全的。柳氮磺吡啶代谢物虽然在乳汁中测得的浓度也较低，但因其产物之一的磺胺嘧啶有造成早产、高胆红素血症等风险，在哺乳期应慎用柳氮磺吡啶类药物。类固醇类药物在乳汁中的浓度也较低，一些指南建议在服用类固醇类 4 小时内避免哺乳。硫嘌呤类药物在乳汁中的浓度也相对较低，在哺乳期也可考虑继续应用这类药物。一项研究发现，所检测到的大部分硫嘌呤都是在母亲服药后 4 小时内分泌入乳汁的，在服用这类药物的母亲所母乳喂养婴儿的血液中，并未检测到咪唑硫嘌呤代谢物。但因乳汁中的硫唑嘌呤可能会导致新生儿骨髓抑制、感染风险的增加，建议应用硫嘌呤类药物治疗的母亲慎用母乳喂养，倾向于人工喂养。

对于哺乳期应用抗 TNF-α 类药物治疗是否安全的研究目前还较少。一些病例报道提示，英夫利昔单抗在乳汁中的浓度很低甚至没有。有一项研究在经英夫利昔单抗治疗的母亲乳汁所喂养的婴儿血液中，并未检测到英夫利昔单抗，而另一项研究则显示在婴儿吸入乳汁 5 天后，其血液中可检测出低浓度的英夫利昔单抗。还有一些研究发现，在乳汁中有低浓度的阿达木单抗，但在经这种母乳喂养的婴儿血液中（摄入乳汁 9 天后）则检测不到阿达木单抗。对这类药物的使用有一些理论上的担忧，即新生儿组织中存在的 Fc 受体是否会导致抗 TNF-α 类药物经新生儿肠道吸收，从而对新生儿肠道产生任何局部或长期的负面影响。

必须注意的是，哺乳期应避免甲氨蝶呤的使用。甲氨蝶呤可在新生儿组织中蓄积，对新生儿免疫系统产生抑制作用，具有致肿瘤发生的风险。因此，哺乳期

女性患者应禁用甲氨蝶呤。

二、IBD 母亲的婴儿的疫苗接种问题

对于在妊娠期接受抗 TNF-α 类药物治疗的母亲诞下的新生儿，指南建议在其出生后最初的 6 个月避免接种活疫苗。对这类新生儿而言，活疫苗（如轮状病毒疫苗、口服脊髓灰质炎疫苗及卡介苗）接种应至少推迟到出生 6 个月后，或这类婴儿的血浆中检测不出抗 TNF-α 类药物的存在时才可接种这些疫苗。曾有报道，一名在妊娠期接受抗 TNF-α 类药物治疗的母亲，其母乳喂养的婴儿因为在出生后第 3 个月接种了卡介苗而死于弥散性卡介苗感染，说明在这种情况下接种活疫苗所带来的风险是灾难性的。如果因为当地儿童保育法规，或是新生儿面临旅行或可能去到上述疾病高危地区，而必须接种上述疫苗，那么检测新生儿血浆中的抗 TNF-α 类药物浓度来帮助制订更好的预防接种方案是一种明智的选择。

（范巧未）

第四节　老年人炎症性肠病

一、概　　述

IBD 发病率增高及老年人口增长导致老年 IBD 患者迅速增多。25%～35%的 IBD 患者是 60 岁以上的老人，其中大约 15%的患者在老年时期诊断为 IBD，而 20%的患者年轻时就诊断为 IBD，带病进入老年阶段。

老年 IBD 患者在疾病进程、治疗有效性、治疗可能产生的不良反应及疾病对患者生活质量影响的程度方面与年轻患者相比存在差异。老年患者常常被排除于临床试验之外，因此从临床试验中获取老年 IBD 患者资料比较困难。"老年人"常被用于描述 60 岁或 65 岁以上者，在一些情况下指年龄超过 70 岁者。各项研究中并没有严格区分老年发病的 IBD 患者或年轻时即诊断为 IBD 的老年患者。

然而，老年患者健康状况与年轻人群相比，显示出更大程度的异质性，表现出随着年龄增长，在个体生活质量、功能限制及疾病类型、并存疾病和状态等方面均受到影响。尽管健康状态是失能最主要的决定因素之一，但这种关系是非线性的，不能单独基于临床诊断去预测失能的发生和表现形式。

二、发病率及危险因素

（一）发病率

在年龄超过 60 岁的人群中，UC 的发病率普遍高于 CD。CD 的发病率存在两种情况：第一种是老年人群中 CD 发病率较年轻人没有下降；但大多数研究发现是第二种情况，即年轻人中 CD 发病率更高，进入老年后不论男性还是女性均显著下降，其中女性下降更明显。IBD 在老年人群中的发展趋势难以评估，但在大多数国家，特别是在相对不太富裕的国家，其发病率在未来将会上升，或者目前已经呈现出上升趋势。

（二）性别

有研究显示，60～74 岁年龄组女性发病率只是中等程度高于男性，发病率分别大约是 7.9/10 万和 6.1/10 万。该队列研究还发现，UC 在男、女性中的整体发病率几乎相同，60 岁以上男性发病率稍高于女性。另一项老年患者的起始队列研究显示，在 60 岁以上老年人群中，绝经期前女性 CD 发病率与男性 CD 发病率之比为 1.5∶1，绝经期后性别之间没有明显差异。而在同一个队列研究中，UC 表现为男性占比逐年增高并贯穿生命始终，40 岁之后男、女性发病率之比是 2∶1。

（三）家族史

有关老年 IBD 患者家族史的数据不多。在 EPIMAD 注册的病例中，随着患者年龄增长，有 CD 及 UC 阳性家族史的患者比例逐渐降低，超过 60 岁的 CD 患者中约 7%有家族史。

（四）肥胖

肥胖是近年来出现的 CD 危险因素之一，肥胖和 CD 的关系可能呈现出 U 形曲线关系。仅有一项针对老年 IBD 患者肥胖的研究发现，与 UC 患者中 16%的肥胖比例相比，CD 患者中肥胖的比例高达 32%，而且主要是 55 岁以上患者。

（五）其他

研究人员未能获得有关阑尾切除术和其他已知风险因素如缺乏膳食纤维和锻炼对 CD 影响的年龄特异性数据。

总之，在较年轻的 IBD 患者中观察到的风险因素通常在老年 IBD 患者中也能观察到，表明老年发病的 IBD 患者与年轻 IBD 患者具有相似的病因。需要更多老年特异性的资料以阐明老年和青壮年 IBD 病因是否相似。

三、临 床 表 现

（一）症状

尽管一些老年患者可能存在不典型临床表现，但是老年 IBD 患者的首要症状或多或少与成年患者相似。与年轻患者相比，腹痛和全身症状如发热和体重减轻在老年患者中并不常见。因为老年 CD 病变更多见于结肠，老年患者的首发症状更多表现为直肠出血，较少出现腹痛。老年 IBD 的鉴别诊断更复杂多样，需要和感染性肠炎、缺血性疾病、憩室性病变（憩室炎）、显微镜结肠炎、NSAID 相关性肠炎、放射性肠炎及直肠溃疡综合征相鉴别，病史采集和包括活检在内的内镜检查对于 IBD 的鉴别诊断非常重要。

（二）病变部位

与青壮年相比，老年 IBD 患者病变范围更局限，回结肠型 CD（L3 型）和广泛结肠型 UC（E3 型）少见。老年 CD 患者累及结肠者（L2 型）比回肠（L1 型）更多见，而 UC 更多局限于左半结肠，单纯直肠病变较青壮年患者少。目前文献中将老年 CD 表型分为 B2（狭窄型）或 B3（穿透型），诊断时并发症从较少到较多，在病程中进展至 B2 或 B3 型的可能性小于或与青壮年 CD 患者相当。

（三）其他

病程中老年 UC 患者住院风险更高，接受外科手术的比例较青壮年发病者更高，特别是第一次发病时。CD 青壮年患者和老年患者相比，CD 相关的住院率相似，可能由于老年患者中首发症状更严重，诊断过程更困难，老年 IBD 患者术后恢复期更长，住院死亡率更高。

尽管老年 CD 患者诊断时即进行手术治疗或诊断后短期内手术的风险更高，但在长期手术率方面，青壮年发病和老年发病的患者之间没有显著差异。与青壮年发病者相比，老年 UC 患者在诊断时的手术风险或长期病程导致的手术风险没有差异。但目前尚缺乏老年 IBD 患者实际病程的相关资料，如发病次数、症状严重性、缓解期长短等。针对老年 IBD 患者的治疗可能更关注症状控制，而不是长期预后。

四、感染并发症和疫苗接种

老年 IBD 患者（特别是接受口服皮质类固醇治疗的患者）病程中感染，尤其严重感染更常见。高龄本身是艰难梭菌感染（CDI）的危险因素，尤其是 IBD 患者和接受糖皮质激素治疗的人群。CDI 是引起 IBD 患者发病和死亡的主要原因。尿道感染和脓毒血症在老年患者中更常见，与老年患者死亡有更高相关性。结核发生风险也随着年龄增长和抗 TNF-α 类药物的应用而增高，因此，每一名患者在启动免疫抑制剂或生物制剂治疗前应筛查结核。

年龄＞50 岁是应用免疫调节剂治疗的 IBD 患者发生机会性感染的危险因素，而接受糖皮质激素治疗者，念珠菌感染的风险也是增加的。其他的机会性感染包括非典型细菌感染、曲霉病、球孢子菌病、军团菌病、隐球菌感染、诺卡菌病、弓形虫感染、肺孢子虫肺炎、散播性孢子丝菌病、李斯特菌病和荚膜组织胞浆菌感染。

与年轻患者或者同样年龄但没有接受抗 TNF-α 类制剂治疗的患者相比，年龄＞65 岁并且应用抗 TNF-α 类制剂治疗的老年 IBD 患者，发生严重感染的风险和死亡率更高。接受硫嘌呤治疗的患者发生病毒性感染的风险更高，包括巨细胞病毒、单纯疱疹病毒、水痘带状疱疹病毒（VZV）和 EB 病毒感染。高龄是另一个独立危险因素。

老年人中 VZV 感染风险增高，因此所有 VZV 抗体血清阴性的 IBD 患者均应在应用免疫抑制剂治疗之前接受疫苗接种。肺炎球菌性肺炎和流行性感冒是 65 岁以上老年人中最常见的感染，发病率和死亡率都较高，可通过疫苗预防。65 岁以上和（或）应用免疫抑制剂的老年 IBD 患者应接种至少一剂的肺炎球菌疫苗，5 年之后再接种一次，建议每年注射流感病毒疫苗。有研究显示甚至正在接受硫嘌呤治疗的患者都可正常进行疫苗接种。相反，其他研究显示免疫调节剂可损害机体对疫苗的免疫反应。不管单独应用抗 TNF-α 类药物治疗还是与硫唑嘌呤联合应用，均可损害对肺炎球菌疫苗和三价流感疫苗的免疫反应。资料显示 IBD 患者免疫原性下降，和健康对照相比接受联合治疗较单独抗 TNF-α 类药物治疗的 IBD 患者对 pH1N1 疫苗反应更差。

五、肿 瘤 形 成

病程较长的 IBD（包括 UC 和 CD）患者发生结直肠癌（CRC）的风险显著增高，CD 患者小肠肿瘤发生的风险也增高。然而，由于在发病较晚的 IBD 患者群中缺乏相关资料，年龄本身是否增加 CRC 的风险并不确切。根据 SEER（监测、流行病学和最终结果）数据库，淋巴瘤发病风险随着年龄增长而增加。疾病长期活动的老年 IBD 患者需要进行结直肠癌（CRC）筛查。虽然老年 IBD 患者的发病起始时间与 CRC 诊断之间的时间间隔更短，但发病起始年龄较晚的 IBD 本身并不额外增加 CRC 风险，因此应该将老年 IBD 患者尽早纳入 CRC 筛查计划。老年人群中 CRC 筛查应该权衡疾病严重程度、并存疾病和预期寿命等因素。

六、药 物 治 疗

（一）基本原则

老年 IBD 患者对大多数治疗方案的反应与年轻患者相似。然而，不同国家在老年 IBD 患者药物处方率方面存在显著差异。一项包括 400 例老年 IBD 患者在内的研究显示，高达 32% 的患者在接受糖皮质激素维持治疗，而接受免疫调节剂和生物制剂治疗的分别仅有 6% 和 3%。来自 EPIMAD 的资料显示，65 岁以上诊断为 IBD 的 841 名患者中，仅有 27% 的 CD 患者和 16% 的 UC 患者在 10 年之后应用免疫抑制剂，仅有 3% 的患者接受抗 TNF-α 类药物治疗。

老年 IBD 患者接受病变局部外用药物治疗面临特殊的挑战，这与其肛门括约肌无力和协调能力差及自我给药能力欠缺有关，因此，给予老年患者局部治疗处方前应考虑这些因素。而且与年轻患者相比，老年患者体能储备较差，难以承受没有经过强化治疗的肠炎突然加剧。

老年 IBD 患者药物治疗所面临的另一个挑战是多药联合治疗和复杂的治疗方案。在老年 CD 患者中，多种药物联合应用非常普遍，平均每一个患者应用 7 种药物，这可能影响患者的依从性、导致药物相互作用和毒性增加，而且智力（认知能力）损害和较低的预期寿命可能都会影响患者对抗炎药物和免疫抑制剂的选择。老年人常常为了选择更好的生活质量，而较少考虑长期不良反应的风险。

认知缺陷和抑郁在老年人中较普遍，65 岁以上的老人中 17% 存在认知能力下降，常常导致 IBD 的诊断和管理更复杂、更困难。

此外，老年患者可能面临更多经济方面的限制和年龄相关的功能障碍，这就限制了 IBD 管理的选择方案。

（二）有效性

老年 IBD 患者与年轻 IBD 患者在对糖皮质激素和氨基水杨酸制剂的反应方面没有差异，而且在硫嘌呤类药物治疗的有效性方面也没有差异。后来的研究显示 CD 患者老年时开始抗 TNF-α 类药物治疗，其反应率有某种程度下降，甚至在调

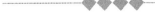

整疾病病程之后亦下降，提示药代动力学或其他机制可能导致治疗的低反应性。

来自风湿和皮肤病学的文献提示老年患者应用甲氨蝶呤在有效性方面没有差异。回顾性队列研究显示老年患者中限制性使用甲氨蝶呤与年轻患者有相似的结局。

（三）老年 IBD 患者的单独或联合治疗

一些研究提示免疫抑制剂和抗 TNF-α 类药物联合治疗比单独治疗有效率更高，特别是在不用激素的缓解期。然而，老年患者中没有类似研究，上述研究中包含的老年患者数量太少。因此，只能推测在老年患者中进行联合治疗的有效性。

应用免疫抑制药物，特别是与其他药物联合应用时，老年 IBD 患者发生包括结核等机会性感染的风险增加。而且，老年患者中联合免疫抑制治疗可导致治疗中断的可能性增高 2 倍。一些研究显示，与单独治疗相比，联合治疗并不会进一步增加严重感染的概率。

成年 CD 患者抗 TNF-α 类药物与免疫调节剂联合应用增加了非霍奇金淋巴瘤发生的风险。另外的两项研究发现老年及男性 CD 患者患淋巴瘤的风险更高。法国的 CESAME 团队发现，年龄越大、男性和较长的 IBD 病程是发生淋巴增生性疾病的主要危险因素。接受硫唑嘌呤的患者发展为恶性淋巴瘤的风险增加，当患者接受联合治疗时，风险将进一步提高。

（四）安全性

目前所有资料显示，与年轻患者相比，老年 IBD 患者激素治疗时间延长可导致严重不良反应的风险更高。老年患者应用氨基水杨酸肾毒性风险增加，主要是由于这些药物清除率下降，特别是对那些有并存疾病如心力衰竭和潜在肾功能不全的患者，应密切监测。总体来说，硫嘌呤类药物具有较好的耐受性，在老年患者中不良反应发生率较低。然而，一些资料显示，IBD 患者中硫嘌呤应用不仅增加感染风险，在老年患者中也导致淋巴细胞增生性疾病和皮肤癌发生的风险增高。而且 CESAME 研究进一步显示，高龄是发展为淋巴瘤的独立危险因素，大约 50% 的淋巴瘤患者是超过 60 岁的老年人，并且随着时间推移每年的发病风险逐渐增高，但是在硫唑嘌呤治疗之前没有随年龄增长而增加。不管应用什么药物，高龄都是不良事件的独立危险因素。

与年轻患者相比，老年 IBD 患者接受抗 TNF-α 类药物治疗时，严重感染的风险增高。目前没有资料证实老年 IBD 患者应用甲氨蝶呤的安全性，因为在老年风湿性关节炎患者中应用甲氨蝶呤时，胃肠道反应和骨髓毒性更多见，所以在老年IBD 患者中需谨慎应用甲氨蝶呤。此外，甲氨蝶呤和 NSAID 联合应用时，肾脏排泄能力降低，进而导致肾毒性增加。老年 IBD 患者最好避免应用环孢素，如果应用，应考虑到与共存病如高血压、肾脏疾病等的相关风险，必须密切监测。

（五）药物相互作用

由于多种药物联合应用，老年IBD患者发生药物相互作用可能性更高。应用抗癫痫药物治疗的IBD患者激素清除加速，导致激素的有效性降低。激素也可影响抗凝药物的效应。硫唑嘌呤与华法林相互作用可降低华法林的抗凝活性。相反，5-氨基水杨酸可增加华法林的抗凝活性。硫嘌呤类药物的相互作用中研究得最清楚的是别嘌醇通过黄嘌呤氧化酶介导的作用，后者显著增加了骨髓毒性的发生风险。

（六）血栓并发症、抗凝和抗血小板治疗

所有住院的老年IBD患者应该预防血栓形成。治疗IBD患者静脉血栓栓塞时应当遵循已有的抗血栓治疗方案，并且应该考虑到患者的出血风险增加。

非药物性预防措施包括补液（水化）、纠正维生素缺乏（特别是维生素 B_6、维生素 B_{12} 及叶酸）以减少同型半胱氨酸水平，穿加压弹力袜或使用气动装置，鼓励患者尤其是住院的老年IBD患者外科手术后早期进行活动。

在活动性IBD患者中，需要特别关注潜在的出血风险，也应谨慎进行剂量摸索和密切临床监测。低剂量的阿司匹林可能导致IBD病情恶化，对于并存心血管疾病的IBD患者，需要谨慎进行阿司匹林治疗。

（七）撤药

没有有关免疫抑制剂或抗TNF-α类药物在老年IBD患者中完成的撤药试验报道。较早的研究提示，不管是接受硫唑嘌呤/硫嘌呤维持治疗还是撤药的患者，年龄越大，复发的风险越低。然而，在最近单变量或多变量分析中，并未发现年龄是复发的预测因素，且年龄与撤药后的结肠切除率无关。接受英夫利昔单抗和硫唑嘌呤联合治疗的CD患者，年龄并不是停用硫唑嘌呤后英夫利昔单抗治疗失败的预测因素。

七、外科手术治疗

（一）IBD外科治疗的必要性

至少已有四项研究报道老年IBD患者全结肠（0～2.1%）和部分结肠（0～4%）切除率较低。对于重症UC老年患者，推荐早期接受手术治疗以减少并发症。

对CD患者而言，发病起始年龄越大，手术治疗的必要性就越低。如果老年CD患者由于并发症必须接受外科手术，可采用如脓肿切排术、狭窄切除或狭窄成形术作为保留肠段的处理方式。

（二）并发症

随年龄增长，有关术后并发症和死亡的多个危险因子的风险也增加，而且年龄增长本身即是一个危险因素。一项回顾性研究显示，与回肠肛管吻合术或单独修复性的直结肠切除术的患者相比，接受直肠结肠切除术加回肠造口术的老年 CD 患者的外科并发症或 30 天死亡率与前者并没有显著性差异。另外，接受结直肠切除术加回肠储袋肛管吻合术与回肠造口术的患者相比，不论年龄，外科并发症或术后 30 天死亡率均没有显著性差异。在进行了大量储袋手术的克利夫兰医学中心的数据表明，接受手术的 UC 患者中，青年及老年患者在吻合口瘘、储袋相关的脓毒血症和储袋失败率等方面没有差异。然而，在其他报道中，接受回肠储袋肛管吻合术的老年患者出现如储袋炎、吻合口狭窄或储袋功能恶化等长期并发症的比例增加。

（三）外科手术后功能恢复

如果老年患者术前肛门括约肌功能良好，则接受回肠肛管储袋手术后仍可保持较好的功能。50 岁或 55 岁以上的患者中，应用双吻合器技术术后功能明显优于手工缝制的吻合术，接受保留直肠黏膜袖口术式的患者，恶性肿瘤发生的风险更低（10 年以上发生率＜1%）。由于老年患者括约肌功能不全的可能性较大，更推荐行全结直肠切除术伴永久回肠造口术。尽管老年患者术后整体生活质量与接受回肠造口术的年轻患者相当甚至更好，但个别老年患者难以每日护理造口，因此，针对个别老年患者也可考虑回肠直肠吻合术。

（四）术后复发

有关老年 CD 患者术后复发率的问题，文献报道不一。其中一项研究显示，老年患者肠切除术后复发率较年轻患者低（43% vs. 64%），但一旦复发，老年患者复发时间显著缩短（3.7 年 vs. 5.8 年）。老年患者术后复发率较低的部分原因可能是老年患者穿透型病变较年轻患者少，而且较少累及小肠。

老年 CD 和 UC 患者与年轻患者外科适应证方面没有差异，年龄本身并不是外科风险准确的预测指标。老年 UC 患者构建储袋的手术方式与年轻患者没有差异。然而，由于老年患者肛门括约肌功能可能降低，选择储袋手术还是回肠造口术需要进一步讨论才能明确。

（张　瑞）

第三章 炎症性肠病的临床常见问题

第一节 炎症性肠病门诊的临床常见问题

一、首次就诊时应注意的事项

炎症性肠病（IBD）作为一种病因尚未明确的慢性非特异性炎症性疾病，主要包括溃疡性结肠炎（UC）和克罗恩病（CD）。我们该如何在患者首次就诊时判断患者是否为 IBD 呢？

患者往往是因为出现了临床症状而来就诊，溃疡性结肠炎和克罗恩病的临床表现不同，问诊时应该详细询问患者的临床症状，以便区分溃疡性结肠炎和克罗恩病。

1. 溃疡性结肠炎的相关临床表现

（1）腹泻、黏液脓血便：是活动期最重要的表现，腹泻次数及便血量与疾病的活动程度相关。同时应该询问患者粪便中是否存在斑块状假膜，判断是否存在艰难梭菌感染。

（2）腹痛：为左下腹或下腹部隐痛，可累及全腹部。腹痛可于便后缓解，具有"腹痛—排便—缓解"规律。

（3）可有腹胀、食欲缺乏、恶心、呕吐等症状。如有发热，一般提示疾病处于中重度活动期。高热则预示疾病进展或严重感染或出现并发症。重症患者或疾病持续活动患者可有乏力、消瘦、贫血、低蛋白血症、水和电解质紊乱。

（4）肠外表现

1）结节性红斑：呈突起性、质软、红色或紫色的皮下结节，直径 1～5mm，一般出现在四肢伸展肌的表面，特别是胫前区。

2）外周型关节病变：疾病活动期可出现负重关节的炎症表现，一般累及关节数少于 5 个；也可累及手部小关节，与疾病活动无关，累及关节数目在 5 个及以上。

3）坏疽性脓皮病：全身多部位均可发生，最常见于胫前及体表肠瘘口周围，开始表现为单个或多个红斑丘疹，后形成凹陷性溃疡。

4）其他：巩膜外层炎、前葡萄膜炎、口腔复发性溃疡等。

溃疡性结肠炎的患者还可同时并存骶髂关节炎、强直性脊柱炎、原发性硬化性胆管炎、淀粉样变性等。

2. 克罗恩病的相关临床表现

（1）腹痛：常位于右下腹或脐周，呈间歇性绞痛，常于餐后加重，排气或排便后可缓解。当出现持续性腹痛时要警惕腹腔内脓肿形成。

（2）腹泻：粪便多为糊状，可有便血，早期间断出现，随着病情进展可变为持续性。当病变累及远端结肠及肛门时可有黏液脓血便和里急后重的表现。

（3）腹部包块：多位于右下腹及脐周。

（4）瘘管：分为内瘘和外瘘。内瘘可通向其他肠段（可加重腹泻及消化和吸收不良）、肠系膜、膀胱（可有粪便自尿路排出）、输尿管、阴道（可有粪便及气体自阴道排出）、腹膜后等。外瘘可通向腹壁或肛周皮肤，在瘘口处可见粪便。

（5）肛周病变：包括肛门周围脓肿、窦道、瘘管及肛裂等病变。有些患者因肛周病变发现克罗恩病。

（6）发热：当肠道炎症活动时患者可出现发热，常为间歇性低热或中度热。出现高热时应排查感染或脓肿形成。同时应该询问患者发热时间，是否存在盗汗。

（7）营养障碍：患者可有消瘦、贫血、低蛋白血症、维生素缺乏等表现。青春期前起病的患者可有生长发育迟缓或停滞的表现。

（8）肠外表现

1）结节性红斑：同溃疡性结肠炎。

2）坏疽性脓皮病：同溃疡性结肠炎。

3）Sweet综合征：上肢、颈部、面部皮肤的炎性红斑及皮疹。

4）中央型关节病变：患者可出现慢性炎症性背部疼痛的骶髂关节炎症状，其特点是夜间和休息时疼痛而活动后缓解；也可表现为慢性炎症性背痛、晨僵、脊柱侧弯受限及后期胸廓运动受限的强直性脊柱炎症状。

5）其他：单纯性巩膜外层炎、葡萄膜炎、原发性硬化性胆管炎、贫血、出血倾向等。

3. 既往相关检查

（1）肠镜检查：病变部位及范围，直肠及回盲部是否受累，病变为节段性还是连续性分布，病变为阿弗他溃疡、浅溃疡还是深溃疡。

（2）胃–十二指肠镜检查：上消化道是否受累、病变范围。

（3）小肠镜或胶囊内镜检查：小肠是否有节段性病变。

4. 治疗

（1）氨基水杨酸制剂：每日药物总剂量，维持治疗时间，是否减量。

（2）糖皮质激素：药物初始剂量及维持时间；应用激素后临床症状是否缓解，检验结果是否有好转；糖皮质激素如何减量，减量后是否出现复发症状；使用过程中是否出现糖皮质激素的副作用如感染、骨质疏松等，是否同时补钙。

（3）免疫抑制剂：使用何种免疫抑制剂，剂量如何，是否出现副作用。

（4）生物制剂：应用生物制剂的类别、用药剂量及周期，是否进行药物监测，是否出现相应生物制剂的抗体。

5. 是否存在非感染性间质性肺炎　随着疾病缓解间质性肺炎可缓解，故应询问患者既往是否有间质性肺炎的症状。

6. IBD 患者尤其是 CD 患者的病变部位　最常出现于回盲部，肠结核也常发生于回盲部。另外，IBD 患者可合并结核感染。糖皮质激素、免疫抑制剂或者生物制剂常用于治疗 IBD，上述药物有增加结核感染的风险，因此需询问既往是否有结核杆菌感染史，目前是否存在结核中毒症状，如午后潮热、盗汗、消瘦、咳嗽、咳痰等。存在结核杆菌感染时，需应用抗结核药物治疗。

7. 饮食结构　询问患者饮食中是否摄入过多的脂肪、蛋白及 ω-6 脂肪酸，这些食物会导致免疫反应、引起肠道黏膜通透性增加而增加 IBD 发生的风险。

8. 既往用药史　口服避孕药、非甾体抗炎药是 IBD 发生的危险因素。另外非甾体抗炎药也可引起小肠或结肠溃疡，停用非甾体抗炎药后肠道溃疡可愈合。既往用药史是问诊的一部分。

9. 疫苗接种史　IBD 患者往往需要使用糖皮质激素、免疫抑制剂、生物制剂等，容易诱发感染，而疫苗接种对于患者具有保护作用，因此应该询问疫苗接种史，如果疫苗接种尚未完成或未完善，应该积极尽早完成，否则不仅容易造成感染，还可能影响 IBD 的规范治疗，造成疾病复发或加重，导致并发症出现，增加手术率及死亡率。

10. 阑尾切除史　阑尾切除对溃疡性结肠炎具有保护作用，但是有文献表明阑尾术后 4 年内对克罗恩病的发生有促进作用，故应询问既往是否行过阑尾切除术。

11. 是否母乳喂养　母乳喂养对 IBD 的发生有预防作用，应该询问患儿是否为母乳喂养。

12. 幼年期寄生虫感染史　幼年期存在寄生虫感染是 IBD 的保护性因素，因为肠道寄生虫感染有利于帮助宿主免疫系统的建立和平衡，故应该询问患者幼年期是否有过寄生虫感染。

13. 童年期抗生素的使用　可能会改变肠道菌群，影响肠道菌群稳态的建立，也应该询问患者童年期抗生素的使用情况。

14. 患者的居住地、职业、受教育程度　IBD 患者多居住于城市，长期久坐办公，且大多受教育程度较高。

二、首次就诊时体格检查应注意的内容

（1）患者生命体征是否平稳，有无低血压、心动过速，有无发热。

（2）测量患者身高、体重、皮褶厚度，评估患者营养状态。

（3）检查患者是否有皮疹、皮肤溃疡等。

（4）患者是否存在贫血外观，贫血程度，有无黄疸，有无结膜炎、巩膜炎，有无口腔溃疡。

（5）患者是否存在肠皮瘘，有无腹部压痛、反跳痛及肌紧张，肠鸣音是否减弱或亢进。

（6）必要时还需要行直肠指诊和肛周检查，评估患者有无肛周病变。

（7）有无结节性红斑。

（8）有无雷诺现象，有无周身关节肿胀或畸形。

三、首次就诊时的辅助检查

1. 肠镜　药物治疗可引起内镜下表现不典型而影响诊断，因此初次肠镜检查应在药物治疗前进行。

溃疡性结肠炎：病变从直肠开始，呈连续及弥散性分布，可见黏膜粗糙、呈细颗粒状，血管纹理模糊、紊乱或消失，充血，水肿，伴脓性分泌物。重症患者可出现自发性或接触性出血，结肠袋变浅、变钝甚至消失，可见假息肉、黏膜桥等。

克罗恩病：肠镜可见节段性病变，以回肠末段与盲肠多见，黏膜早期呈鹅口疮溃疡，随疾病进展呈纵行溃疡、鹅卵石外观，肠壁增厚变硬、肠腔狭窄，可见炎性息肉、黏膜桥、肠瘘、肛瘘。

2. 病理　肠镜下活检需要多段、多点黏膜取材，通常需要在回肠、升结肠、横结肠、降结肠、乙状结肠及直肠取材活检，每个部位至少取 2 块组织。疑似克罗恩病患者在取材时应该尽可能大而深，需要达黏膜下层，不同部位组织应分装送检，行病理切片检查。

活动期溃疡性结肠炎病变组织学可见固有膜内弥散性中性粒细胞、淋巴细胞、浆细胞、嗜酸性粒细胞浸润，可见黏膜糜烂、溃疡及隐窝炎、隐窝脓肿。慢性期时隐窝结构紊乱，腺体萎缩变形、排列紊乱及数目减少，杯状细胞减少，可见帕内特细胞化生及炎性息肉。

克罗恩病患者肠黏膜组织学表现为淋巴细胞及浆细胞浸润不均一，黏膜层与黏膜下层可见肉芽肿形成，隐窝形态不规则，阿弗他溃疡及裂隙状溃疡，黏膜下层神经组织增生、神经束体积增大，且可形成周围神经炎；慢性病程患者回肠活检组织中出现幽门腺化生，小肠绒毛变形或萎缩，黏膜下层淋巴管扩张并常伴有间质水肿和淋巴细胞组织增生，慢性病程患者还可见到纤维组织增生。

3. 胃镜　克罗恩病可累及全消化道，故胃镜是克罗恩病初诊的常规检查。食管克罗恩病多出现在食管中上段，可为单发溃疡，也可为多发溃疡，形态不规则，伴有食管黏膜结节状增生。胃克罗恩病表现为糜烂和溃疡，但抑酸药物治疗无效。十二指肠克罗恩病呈跳跃性、节段性分布的溃疡性病变，类似小肠病变。慢性病变时均可出现狭窄、炎性息肉及黏膜桥。

4. 胶囊内镜 能够提供小肠黏膜病变受累范围和程度等信息。但行胶囊内镜检查前应排除严重的消化道狭窄，否则可能出现胶囊内镜嵌顿加重肠梗阻或导致穿孔等。

克罗恩病患者胶囊内镜下可见到散在出血、水肿、糜烂、口疮样溃疡，甚至可见到线性、星形、地图样或片状、环形或纵行溃疡，病变呈节段性分布。

5. 超声内镜 可见肠壁厚薄不均，第1、2层较清楚，无明显增厚，第3、4层组织增厚，尤其以第3层增厚明显，回声减低，而第5层高回声化。溃疡处可见隆起处层次结构清晰，缺损的深度与溃疡的深度一致。"铺路石"处可见隆起处层次结构清晰，第1、2层结构正常，黏膜下层明显增厚向肠腔内隆起，回声较均匀，固有肌层呈不规则增厚。超声内镜还能够清晰显示肛管直肠周围病变。低回声的管道状结构从肛门内括约肌伸入到脓肿腔内，管腔内可见点状高回声气体影，提示存在瘘管；如在肛周见到低回声区内有坏死碎片漂浮于腔内，提示存在肛周脓肿。小肠腔内超声特点：小肠壁层次结构模糊，表面绒毛层消失伴浅溃疡，肠壁全层增厚达6～7mm。

6. 超声 活动期溃疡性结肠炎超声可见炎症局限于黏膜层、黏膜下层，肠壁结构保持良好，典型病例为均匀连续性病变，多普勒检查可见黏膜下层的血流信号。缓解期可见肠腔内凹凸不平的炎性息肉。克罗恩病超声可见非连续性、全层性、低回声的肥厚肠壁，结构层次不清晰甚至消失，肠管壁内腔凹凸不平，肠壁狭窄处可见肠管蠕动减弱，肠壁结构消失。在肠壁外见到不规则低回声区域提示脓肿形成。肠管周围有淋巴结肿大。活动期多普勒超声可见以黏膜下层为主深达浆膜层的血流信号，缓解期多普勒超声可见血流信号减少或消失。

7. CTE 克罗恩病患者的CTE中可见节段性肠壁增厚，增厚的肠壁表现为"靶征"，累及系膜可出现"脂肪爬行征"，病变肠段周围肠系膜动脉出现"梳样征"，还可发现腹腔脓肿、肠间瘘、肠皮瘘等病变。

8. 腹部X线片 当患者腹痛明显时，应考虑中毒性巨结肠、肠道穿孔、肠梗阻及胶囊滞留等情况，应行腹部X线检查。

9. 肝功能 如果存在肝功能异常，排除药物所致，应考虑是否存在原发性硬化性胆管炎（PSC），如高度考虑存在PSC，可行MRCP检查。活动期时可出现血清白蛋白水平下降，疾病缓解期时血清白蛋白水平恢复正常。

10. 血常规 疾病活动期可出现红细胞数下降、血红蛋白水平降低、红细胞体积分布宽度升高、白细胞计数升高、血小板增多。

11. ESR 活动期炎症性肠病患者ESR明显升高。

12. 凝血功能 活动期炎症性肠病患者处于高凝状态，D-二聚体水平升高。

13. C 反应蛋白 作为一种急性期反应蛋白，活动期炎症性肠病患者 C 反应蛋白水平升高。

14. 粪便常规 活动期炎症性肠病患者可有黏液脓血便，粪便隐血试验呈阳性。

15. 离子 由于吸收障碍及排出增多，活动期炎症性肠病患者常有低钾血症、低钠血症、低氯血症等电解质紊乱。

16. 粪钙防卫蛋白 粪便中的钙防卫蛋白水平在活动期炎症性肠病患者中升高，另外可用于预测疾病临床症状的复发。

17. 乳铁蛋白 活动期炎症性肠病患者粪便中乳铁蛋白水平升高。

18. 维生素、叶酸、血清铁 由于吸收障碍及丢失过多，活动期炎症性肠病患者可出现维生素 A、维生素 E、维生素 K、维生素 D、叶酸、血清铁的缺乏。

19. α_1-抗胰蛋白酶 克罗恩病患者粪便中的 α_1-抗胰蛋白酶升高，且与疾病活动指数呈良好的相关性。

20. 粪便病原学

（1）细菌培养：排除志贺菌、沙门菌、艰难梭菌等感染。

（2）巨细胞病毒、EB 病毒检查。

（3）粪便寄生虫镜检：排除溶组织阿米巴、血吸虫及其他寄生虫感染。

四、首次就诊时的诊断步骤及流程

炎症性肠病无诊断"金标准"，需要综合病史、临床表现、内镜及组织病理学、影像学及实验室检查进行诊断，同时还应该排除其他感染性、免疫性及理化损伤所致的胃肠道疾病。

1. 溃疡性结肠炎的诊断 应该详细询问病史：近期是否有旅行史、不洁饮食史、用药史（如 NSAID）、吸烟史、家族史、手术史。

症状：持续或反复发作的腹泻、黏液脓血便、腹痛、里急后重等，以及关节、皮肤、眼、口及肝胆等肠外表现。症状多持续时间较长，一般不少于 1 个月。

体征：患者可有发热，可存在贫血貌，腹部可有压痛。

具有典型的临床症状，肠镜及组织学符合溃疡性结肠炎的表现，同时病原学检查排除结核杆菌、艰难梭菌、巨细胞病毒、EB 病毒、细菌、寄生虫感染等，考虑溃疡性结肠炎。

2. 克罗恩病的诊断

（1）症状：腹泻、腹痛、腹胀、排气排便停止、恶心呕吐等肠梗阻症状，便血，肛周疼痛，关节疼痛，皮肤溃疡，体重下降等。

（2）体征：患者可有腹痛、压痛，出现穿透性病变的患者可于腹部触及包块，甚至可见腹部瘘管，患者常有贫血、发热。儿童期发病的患者可有生长发育迟缓。

怀疑克罗恩病时，应进一步完善胃镜、肠镜、胶囊内镜或小肠镜、CTE 或MRE 检查。

同时具备典型的结肠镜或小肠镜表现及影像学特征的患者，可临床拟诊克罗恩病。

如再加上活检组织病理学检查结果提示克罗恩病特征性改变，且能排除肠结核和淋巴瘤等疾病，则可临床诊断克罗恩病。

如有手术切除标本，则可根据病理学检查结果确诊为克罗恩病。

对于无病理确诊的初诊患者，可给予对症处理，并随访 3～6 个月，其后根据对治疗的应答和病情变化做出进一步判断，尤其是进行消化内镜复查，符合自然病程者，可确诊为克罗恩病。

如与肠结核混淆不清，但倾向于肠结核者，应按肠结核进行诊断性治疗 8～12 周，然后复查肠镜，根据症状、体征及结肠镜检查结果进行诊断和鉴别诊断。

五、一般治疗及注意事项

炎症性肠病治疗的目的是维持疾病的缓解，减少各种并发症的发生，其治疗是一个复杂而系统的过程，应与患者充分沟通，告知患者及家属该疾病虽然目前尚无根治的手段，但是通过合理的治疗可维持疾病的缓解，故应该严格按照医嘱使用药物，并定期复查。炎症性肠病的治疗是一个漫长的过程，部分患者甚至要终身用药，故要做好终身用药的准备。

（一）养成良好生活习惯

1. 戒烟并远离二手烟　戒烟不仅能减少克罗恩病的发生及复发，还能促进患者对治疗的应答，降低手术率和住院率，改善预后。

2. 适度休息

3. 合理饮食　克罗恩病活动期患者应选择要素饮食，伴肠狭窄的缓解期患者应选择清淡、少渣、易消化和均衡的饮食。溃疡性结肠炎患者应尽量避免进食刺激性食物。

4. 改善营养　目的：改善患者营养不良状态、促进生长发育，诱导和维持缓解，减少手术并发症，提高生活质量。

营养风险筛查和营养状态评估：营养状况正常但存在营养风险（NRS2002 评分≥3 分）、中度营养不良预计营养摄入不足＞5 天及重度营养不良者应给予营养治疗。

活动期患者诱导和维持缓解：儿童和青少年活动期克罗恩病患者的诱导缓解

推荐首选肠内营养，对于儿童和青少年肠内营养的诱导作用与激素效果相当，同时还能促进深度缓解和肠黏膜溃疡愈合，促进生长发育。对于生长发育迟缓或停滞的儿童，应该以肠内营养维持缓解。成人活动期也可考虑肠内营养，但是诱导缓解效果不如激素。

营养途径：口服、管饲、胃/肠造口等。所需肠内营养能量为 600kcal/d 时建议管饲。每次管饲前，需用温水冲洗鼻饲管，并于冲洗结束后回吸观察有无胃潴留。营养液的配制浓度不宜过高，否则可能因为高渗造成渗透性腹泻，出现大便次数增多，症状加重。另外，无论选用哪种营养剂型，在管饲开始时都应缓慢滴入，后逐渐增加滴速。若患者管饲超过 4 周，则建议选择内镜下胃造口。对于有胃排空障碍、幽门或十二指肠狭窄、克罗恩病伴高位肠梗阻等情况的患者，建议选择鼻肠管进行管饲。

如果患者存在下列情况，则建议进行肠外营养治疗：克罗恩病继发短肠综合征早期或伴有严重腹泻；高流量小肠瘘、高位内瘘，无法实施肠内营养；低位肠梗阻或高位肠梗阻，肠内营养管无法越过梗阻部位；肠瘘造成腹腔感染未得到控制；不能耐受肠内营养等。

5. 微量元素和维生素的补充

（1）铁剂：对于缺铁患者可选择口服铁剂，每天 10～15mg，持续治疗 5 个月使血清铁达到 $50\mu g/L$，继续补铁治疗 4 周使转铁蛋白饱和度>30%。存在严重贫血、口服铁剂不能耐受或无效的患者，可选择静脉补铁。缺铁性贫血的炎症性肠病患者在疾病缓解期或轻、中度活动期应每 6～12 个月复查血常规、血清铁、C反应蛋白，在疾病活动期应每 3 个月复查上述指标。

（2）叶酸和维生素 B_{12}：对于病变部位在回肠或既往有回肠切除病史的患者，应监测维生素 B_{12}，如缺乏，可肌内注射补充。正在接受甲氨蝶呤治疗的患者应常规补充叶酸。巨幼红细胞贫血的患者至少每年检查一次血清维生素 B_{12} 和叶酸水平。

（3）维生素 D：炎症性肠病患者每日应摄入 1.5g 钙，饮食摄入不足时，可每日口服 500～1000mg 钙剂，同时应该注意维生素 D 的补充。

（4）其他维生素：肠道病变会影响维生素的吸收，当有维生素缺乏的证据时应补充。

（二）药物治疗

1. 5-氨基水杨酸类制剂　包括柳氮磺吡啶、巴柳氮、奥沙拉秦、美沙拉秦。5-氨基水杨酸类制剂相对较为安全，但是仍可能出现过敏反应、粒细胞缺乏症、血小板减少症、再生障碍性贫血、肝损害、肾损害、消化道症状、中枢神经系统毒性等副作用，用药过程中如出现上述症状，必要时需停药。

最新研究表明美沙拉秦在溃疡性结肠炎诱导期建议剂量为 4g/L，顿服与分次口服对治疗无差别，故在保证药物总量的情况下，可按患者习惯选择合适的口服方式。

有大量研究证实，与对照组相比，5-氨基水杨酸类制剂并不能对克罗恩病起到诱导和维持缓解的作用，但是对回结肠型及结肠型 CD 有一定疗效。

2. 糖皮质激素 可分为局部作用型和全身作用型。应该注意的是，糖皮质激素仅作为炎症性肠病诱导缓解的药物，不能维持缓解及预防复发，故待疾病缓解后应减量。糖皮质激素应逐渐减量，切不可突然停药，否则可能造成急性肾上腺功能不全。同时应该监测血压、血糖等指标，尤其是既往有高血压、糖尿病的患者，使用糖皮质激素治疗期间可能出现血压、血糖的不稳定，应密切监测，及时调整用药。另外，对于长期使用糖皮质激素的患者，尤其是治疗时间超过 12 周的患者，应补充维生素 D 及钙剂，防止骨质疏松、股骨头坏死的发生。

3. 免疫抑制剂

（1）硫唑嘌呤及巯嘌呤：目前我国内地尚无巯嘌呤，可选择硫唑嘌呤，目标剂量为 1mg/（kg·d）。需要注意的是硫唑嘌呤起效较慢，需要 3～4 个月才能达到最大疗效，故临床上常选择糖皮质激素诱导缓解，硫唑嘌呤维持缓解，并且疗程不短于 1 年。硫唑嘌呤还可与英夫利昔单抗联用维持炎症性肠病的缓解。

硫唑嘌呤副作用包括肝损害、胰腺炎、骨髓抑制、淋巴瘤的发生等。在使用硫唑嘌呤早期应严密监测肝功能、血常规、淀粉酶等指标，通常在第 1 个月内每周复查 1 次血常规，第 2～3 个月每 2 周复查 1 次血常规，之后每个月复查 1 次血常规，3 个月后可延长至每 3 个月至半年复查 1 次血常规；前 3 个月应每个月复查 1 次肝功能，之后一般每 3 个月至半年复查 1 次肝功能。使用硫唑嘌呤前可行硫嘌呤甲基转移酶（TPMT）基因型检测，如存在基因突变，则应避免使用该类药物或减量使用并密切监测。

硫唑嘌呤的治疗方案有两种：一种是从目标剂量开始治疗，根据病情缓解及不良反应调整药物剂量；另一种是从低剂量开始，每 4 周逐渐增加剂量。

（2）甲氨蝶呤：对于硫唑嘌呤或巯嘌呤不能耐受的患者可选择甲氨蝶呤。

诱导缓解：每周 25mg，肌内或皮下注射，3 个月后可每周 15mg，肌内或皮下注射或口服。

注意事项：可能出现恶心、呕吐、腹痛、腹泻、口腔炎、食管炎等消化道反应，可口服叶酸减轻反应，预防性使用昂丹司琼等药物缓解恶心、呕吐；第 1 个月内每周监测 1 次肝功能，观察是否出现肝毒性，其后每 2～3 个月监测 1 次；用药第 1 个月内每周复查 1 次血常规，监测骨髓抑制，其后每 2～3 个月监测 1 次；妊娠期及哺乳期妇女禁用，停药后数月内应避免妊娠。

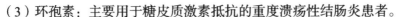

（3）环孢素：主要用于糖皮质激素抵抗的重度溃疡性结肠炎患者。

环孢素可出现胃肠道反应，也可导致牙龈增生，但通常在停药 6 个月后消失。有部分患者可在用药 12 个月左右出现肾损害，故应监测血肌酐、肾小球滤过率、血压等。另外还可出现惊厥、肝损害、高血糖、多毛症、手震颤、血栓形成、过敏、白细胞减少等不良反应。

4. 生物制剂

（1）英夫利昔单抗：作为人鼠嵌合型抗 TNF-α 单克隆抗体，存在过敏的可能，故英夫利昔单抗应在具备抢救措施的医疗机构完成注射，同时还应该监测药物浓度及抗体的产生，注意感染的出现和肿瘤的发生。

（2）阿达木单抗：作为完全人源化的抗 TNF-α 单克隆抗体，对于产生抗英夫利昔单抗抗体或不能耐受英夫利昔单抗的患者，是一个不错的选择。患者可自行完成皮下注射，避免患者反复入院治疗，更有利于提高患者依从性。

（3）维多珠单抗：作为整合素 α4β7 的人重组型 IgG1 单抗，自 2019 年被正式批准用于炎症性肠病的患者，适用于英夫利昔单抗无效或失应答、出现严重不良反应的患者。

（4）乌司奴单抗：能通过抑制 IL-12/23 的共同亚基 p40，从 JAK/STAT 信号通路上游抑制炎症反应，可调节肠道天然免疫的平衡，改善早期炎症，同时还可通过调节获得性免疫[Th17 和调节性 T 细胞（Treg 细胞）等]改善炎症性肠病患者肠道慢性炎症，起到治疗疾病的效果。适用于对传统治疗或抗 TNF-α 单克隆抗体应答不足、失应答或无法耐受的成年中重度活动性克罗恩病患者。

5. 免疫调节剂 沙利度胺：从小剂量 25mg/d 开始逐渐增加剂量至 100～200mg/d。青少年患者剂量为 1.5～2.5mg/（kg·d）。

使用沙利度胺过程中应注意有无以下情况出现：外周神经病变、困倦、深静脉血栓形成、情绪失常、白细胞减少、皮肤红斑、腹痛、便秘、口干、脂溢性皮炎等。沙利度胺具有致畸性，育龄女性使用前应排除妊娠，使用过程中绝对避免妊娠。

（三）健康教育

1. 炎症性肠病与生育 多数炎症性肠病患者发病时处于育龄期，面临生育问题，常有患者顾虑治疗对生育的影响而停止治疗，在患者首次就诊时应该详细告知患者规范的治疗非但不会影响生育，反而有助于孕育健康后代。因为无论是男性还是女性，疾病活动期都会明显影响患者的生育能力，不仅会造成生育能力下降，还可造成早产、畸胎、死胎等情况的发生。患者在疾病活动期应避免生育，待疾病处于缓解期时方可考虑生育。

同时应告知患者不同治疗方案及药物对生育的影响。对于有生育需求的处于疾病缓解期的男性患者，应了解柳氮磺吡啶分解产物中磺胺吡啶可能会可逆性地降低生育能力，故备孕期男性患者应该选择美沙拉秦替代柳氮磺吡啶；对于女性而言，虽然叶酸可预防柳氮磺吡啶所造成的神经管缺陷、唇腭等畸形，但建议选择相对更安全的美沙拉秦。硫唑嘌呤虽然对生育能力无明显影响，但是对于女性患者存在增加先天性缺陷和妊娠并发症的风险，且硫唑嘌呤起效慢，故不建议女性在妊娠期间使用硫唑嘌呤。生物制剂不会增加早产、先天畸形等妊娠风险，但是可能会增加新生儿感染率，故在妊娠后期应停用生物制剂。对于使用有明确致畸作用的甲氨蝶呤及沙利度胺的患者应避孕。疾病处于缓解期的患者如有生育计划，女性应停用甲氨蝶呤和沙利度胺 6 个月以上，男性停用沙利度胺 3 个月以上。

另外，对于哺乳期女性，5-氨基水杨酸类制剂是安全的；如使用激素，尤其是每日激素剂量超过 20mg 的患者应在用药 4 小时后再行哺乳。口服硫唑嘌呤的哺乳期女性也应在服药 4 小时后再行哺乳。使用生物制剂的患者在哺乳期间不需停药。同样，甲氨蝶呤及沙利度胺禁用于哺乳期女性。

2. 炎症性肠病与乙型肝炎 对于乙型肝炎病毒（HBV）携带者及乙型肝炎表面抗原（HBsAg）（＋）患者，应在使用免疫抑制剂或生物制剂前两周接受预防性抗病毒治疗，维持至停药 1 年后。对于接受免疫抑制剂或生物制剂治疗的患者若 HBsAg（－）、乙型肝炎 e 抗原（HBeAb）（＋）且 HBV DNA＞2000IU/ml，可进行抗病毒治疗，若 HBV DNA＜2000IU/ml，可每 2～3 个月监测一次 HBV DNA。

3. 炎症性肠病与疫苗 炎症性肠病患者常在青少年发病，经常涉及疫苗接种问题，对正在接受免疫抑制剂或生物制剂治疗的患者，可接种灭活疫苗，但是不可接种减毒疫苗，如必须接种减毒疫苗，可在停用糖皮质激素 1 个月、停用免疫抑制剂 3 个月以上进行。

六、常用的 5-氨基水杨酸类药物及注意事项

氨基水杨酸类药物适用于轻至中度溃疡性结肠炎（UC）和结肠型克罗恩病（CD）诱导缓解和维持期的治疗，包括柳氮磺吡啶（SASP）、新型水杨酸制剂 5-氨基水杨酸（5-ASA）。

SASP 是 5-ASA 与磺胺吡啶以偶氮键方式连接的化合物，经结肠细菌分解为磺胺吡啶及 5-ASA，后者与直肠黏膜接触，发挥治疗作用，给药方式包括口服片剂、缓释胶囊、栓剂及泡沫灌肠剂。SASP 价格低，疗效确切，可以降低结直肠癌的风险，但不良反应较多，主要是由磺胺吡啶引起的，如恶心、腹泻、肝功能异常、头痛、过敏、皮疹、溶血性贫血、骨髓抑制及可逆性男性不育等，尤其在大剂量服用该药或有遗传易感性患者中常见。对磺胺及水杨酸过敏者、肠梗阻或

泌尿系梗阻患者、急性间歇性卟啉病患者禁用本品。失水、休克和老年患者应用本品易致肾损害，应慎重考虑。服用本品期间应多饮水，保持高尿流量，以防止产生结晶尿，必要时应服用碱化尿液的药物。用药期间应定期复查：①全血象检查，对接受较长疗程的患者尤为重要；②结肠镜检查，以观察用药效果及调整剂量；③建议每2～3日查尿常规，以发现长疗程或高剂量治疗时可能发生的结晶尿；④肝肾功能检查。

临床上常用的5-ASA类药物包括美沙拉秦、奥沙拉秦、巴柳氮等，以美沙拉秦最常见。美沙拉秦是用乙基纤维素和聚甲基丙酸包裹的5-ASA，口服后在下消化道碱性环境时才释放出5-ASA活性成分以发挥抗炎作用，对广泛性结肠炎和左半结肠炎疗效明显，也可用于治疗轻至中度末端回肠型、回结肠型和结肠型CD，但疗效有限。美沙拉秦有肠溶片及缓释颗粒两种形式，其中以美沙拉秦缓释颗粒剂常用，其不良反应少见，治疗开始时可能会出现头痛、恶心、呕吐等症状，出现以下并发症需停药：①心包炎或心肌炎；②急性胰腺炎、白细胞减少症。以上并发症极为罕见，且急性胰腺炎、白细胞减少症停药后预后良好。对水杨酸制剂过敏者禁用，肝肾功能不全者慎用。

奥沙拉秦是治疗UC安全有效的药物，其化学结构是通过偶氮键连接两分子5-ASA，口服后在结肠细菌产生的偶氮键还原酶作用下使二聚体分解成两个5-ASA分子发挥作用。腹泻是其最常见的不良反应，还可能出现恶心、呕吐、消化不良、上腹部不适、腹部痉挛、头晕、头痛、皮疹、关节痛、白细胞减少、失眠及短暂性焦虑等，对水杨酸过敏及严重肾损害者禁用，有胃肠道反应者慎用。一旦发现漏服可马上补服，但禁止在同一时间服用两倍剂量。

巴柳氮是以一分子4-氨基苯丙酸作为载体，通过偶氮键与另一分子5-ASA结合而成的，以前体药形式进入体内，在结肠内被细菌活化并裂解出5-ASA，具有起效快、疗效好等特点，但价格较高，是诱导和维持轻至中度UC缓解的选择之一，适用于远端结肠病变。其常见不良反应于消化系统表现为食欲缺乏、便秘、消化不良、腹胀、口干、黄疸，于呼吸系统表现为咳嗽、咽炎、鼻炎，以及关节病、肌痛、疲乏、失眠、尿路感染等。注意事项：①对本品任一成分或代谢物过敏者禁用；②幽门狭窄的患者可能会延长本品在胃中的停留时间；③对已知肾功能障碍或有肾病病史的患者应慎重，应定期监测肾功能，特别是在治疗初期。

七、提高门诊患者对口服药物使用的依从性

IBD是一种病因未明的慢性非特异性肠道炎症性疾病，具有反复发作、迁延不愈的特点，患者往往需要长期服药来控制疾病的进展，因此有效的服药依从性

在患者疾病的治疗和转归中发挥着不可或缺的作用。调查显示，患者的家庭情况如家庭经济、家庭精神支持及患者自身的观念都会对患者服药的依从性产生影响。研究指出较好的全程规律性服药能较大限度地延缓病情进展，降低患者住院率，甚至在预防癌症方面也有良好的效果。因此，在 IBD 的治疗策略中，除了针对疾病制订的药物治疗方案及合适的治疗时机外，IBD 患者的用药依从性同样值得重视。

有研究显示，疾病的严重程度与患者服药的依从性有关，疾病的活动度越高，患者的肠道症状越明显，服药的依从性越好。此外，CD 患者的服药依从性好于UC 患者的服药依从性，可能是由于 CD 患者的疾病表现更为严重，对治疗方案更为重视，且在治疗过程中需要配合应用糖皮质激素及免疫抑制剂等药品的患者更容易被提醒，因此有较好的依从性。这提示医护人员应加强对两种疾病的关注，及时了解患者在用药过程中出现的问题，督促患者定期门诊复查,尤其是处于 IBD缓解期的患者。

IBD 患者以青壮年居多，研究表明青壮年患者往往面临社会和家庭的双重压力，家庭、事业与健康往往不能兼顾，频繁请假就医也会让患者产生极大的心理负担。此外，IBD 患者由于需要长期服药，往往会产生害怕与恐惧心理，更怕被贴上与他人不同的标签。因此，在对不同年龄段患者进行诊治时，应多理解患者的情绪变化，对年轻患者更应加强健康理念的宣教，对其进行心理疏导，让年轻的患者得到更多的关心与支持。

患者对药物维持治疗的信念是影响服药依从性的重要因素，尤其当患者在对治疗结果期盼过高而实际治疗效果不符合预期时，显得极为重要。有研究采用信念问卷对 IBD 患者进行调查，发现将近 3/4 的患者对长期治疗的效果深感忧虑，同时依从性差的患者中一半以上对维持治疗有不同程度的怀疑。此外，长期服药的成本也会影响患者服药的依从性。因此医护人员在进行用药指导时，应积极主动地帮助患者建立服药信念，同时建立良好的随访系统，当出现与预期不符的现象时，医护人员与患者更应该加强沟通，消除其他因素对患者服药信念的影响。

文化程度与患者服药的依从性也有一定关系，文化程度越低，对疾病的认知越缺乏，更容易采取各种极端措施来对待疾病。因此，医护人员自身应该进一步提高对疾病知识的掌握程度，并通过微信公众号、健康讲堂等方式进行宣教讲解，医护人员对病情的解释直接影响到患者对疾病的认知，加强自身对疾病的认识，同时对患者进行各种方式的耐心宣讲，能有效增加患者的服药依从性。

由于 IBD 迁延不愈、反复发作的特点及腹痛、腹泻、黏液脓血便的临床表现，许多患者往往会产生耻辱感，甚至会产生焦虑、抑郁等情绪。此时来自家庭的关心和鼓励对减轻患者自卑情绪、提高患者服药依从性是十分重要的。因此，健康教育不应该局限于患者本身，还应对其家属进行宣教，使其能够理解、关心、陪伴患者，提高患者的服药信念。此外，同伴教育是指具有相似年龄、背景或生理、经历、体会、社会经济地位及相同性别等的人在一起分享信息、观念或行为技能，是慢性病健康教育中的一个持续、灵活、低成本的教育模式，其可以随时随地提供服务，能灵活地弥补正规卫生系统对患者教育时存在的缺陷。同伴教育者因其特殊身份，相比医护人员更易与患者沟通、得到患者的认同感，其利用团体成员交流对疾病的认知和感受，共同帮助，互相鼓励，通过同疾病患者之间"共情"的理解与互动，帮助患者改变不良的心理状态和对疾病错误的认知，树立战胜疾病的信心，在病友之间形成互相鼓励、互相支持、互相监督的良好氛围，并共同分享疾病相关知识，从而达到提高患者用药依从性的目的。同伴教育模式已成功应用在高血压、糖尿病、冠心病等慢性病的自我管理中。

八、治疗药物的选择

目前临床上尚无有效的方法治愈 IBD，常使用的传统药物包括氨基水杨酸类、糖皮质激素、免疫调节类药物等，必要时可联合使用生物制剂、益生菌、抗生素及中药等。

（一）传统药物

1. 氨基水杨酸类 是 IBD 维持缓解治疗的推荐用药，也可用于轻至中度 UC 和轻度 CD 诱导缓解。5-ASA 是该类药物的有效成分，被肠道吸收后较长时间停留在肠壁组织中，通过抑制前列腺素和炎症因子的生成、清除氧自由基、促进上皮细胞修复等机制发挥抗炎和免疫抑制作用。临床上常用的此类药物有柳氮磺吡啶（SASP）、奥沙拉秦、巴柳氮、美沙拉秦等。该药物的剂型主要包括口服片剂、控释胶囊、颗粒剂、混悬液、泡沫灌肠剂及栓剂。SASP 经口服后大部分到达结肠，经细菌分解为 5-ASA 与磺胺吡啶，前者为有效成分，滞留在结肠内与肠上皮接触而发挥作用。用药剂量为 4g/d；病情缓解后可酌情减量，然后改为维持量 2g/d，分次口服。其不良反应主要包括：剂量相关性不良反应如恶心、呕吐等，餐后服药可减轻消化道反应；过敏反应，服药期间需要定期监查血常规，一旦出现不良反应需改用其他药物。5-ASA 的特殊制剂包括美沙拉秦、巴柳氮和奥沙拉秦，能到达小肠、回肠末端、结肠发挥作用。5-ASA 新型制剂疗效与 SASP 相仿，优点是不良反应明显减少，但价格较高。SASP 和 5-ASA 的栓剂及灌肠剂适用于病变局限于结肠的患者。不同制剂和剂型的 5-ASA 作用部位及作用范围不同，临床上应根据患者的具体病情，选择合适的制剂和剂型。

2. 糖皮质激素 对急性发作期 IBD 有效，适用于 5-ASA 类药物治疗效果不佳及中重度 IBD 患者，必要时可静脉给药，对于轻、中度远端 UC 可局部应用保留灌肠剂和栓剂治疗，但其不适用于 IBD 的长期维持治疗，当达到症状缓解后应开始逐渐减量，最后完全停药。外源性糖皮质激素超过生理剂量时具有抗炎和抑制免疫的作用，常用的药物有氢化可的松、泼尼松、甲泼尼龙和布地奈德等。氢化可的松 20mg 相当于泼尼松 5mg 或甲泼尼龙 4mg。UC 患者可口服泼尼松 40～60mg/d，但推荐 40mg/d 为适宜剂量，因为 60mg/d 不良反应较多，且不增加疗效。中度 UC 患者可首选静脉滴注甲泼尼龙 40～60mg/d 或氢化可的松 300～400mg/d，缓解后逐渐减量至停药，快速减量可导致早期复发。如症状无反复可每 1～2 周减 2.5～5mg，减量过程中加其他维持缓解类药物。如产生激素依赖，则加用免疫抑制剂并减少激素用量或停用激素。激素全身不良反应较多，包括骨质疏松、代谢综合征、心血管疾病、白内障等。布地奈德、倍氯美松双丙酸等作为局部作用的激素，全身不良反应轻微，对肾上腺抑制作用较少，疗效与泼尼松等传统激素相当或稍差。布地奈德主要在远端回肠和近端结肠起作用，因此对 CD 及活动性回肠、右半结肠病变效果更好，而对 UC 作用有限。布地奈德结肠内释放制剂对轻至中度左半结肠炎或更广泛的结肠炎疗效可能与泼尼松相仿。倍氯美松双丙酸对于重症 UC 的作用较 5-ASA 更显著，其灌肠剂与 5-ASA 及泼尼松龙灌肠剂具有相同的疗效，且不良反应较少。

3. 免疫抑制剂 起效慢，一般 3～6 个月起效，因此起效前常联合激素治疗。硫唑嘌呤（AZA）及巯嘌呤（6-MP）为最广泛应用于 UC 和 CD 治疗的免疫抑制剂，AZA 在体内通过非酶代谢转化为 6-MP，作用与 6-MP 相当。该类药物能特异性抑制核糖核酸合成，通过抑制 T 细胞的免疫反应，发挥抗炎作用，主要用于激素依赖或不耐受者，以及不能使用 5-ASA 和手术治疗的患者。不同患者间 AZA 药物的最大使用剂量存在差异，因此应根据患者具体情况选择用量并适时调整至最佳剂量。2021 年 10 月欧洲克罗恩病和结肠炎组织（ECCO）共识意见推荐 AZA 目标剂量为 1.5～5mg/kg/d，6-MP 为 0.75～1.5mg/kg/d，亚洲人群中剂量应适当减少。此类药物最常见的不良反应包括骨髓抑制导致白细胞减少和感染，其次为变态反应如发热、皮疹、关节痛、肝脏损害，药物性胰腺炎及恶心、腹泻等消化道症状。因此，用药期间应监测血液学改变，开始治疗的 8 周内每周检查 1 次血常规，以后至少每 3 个月检查 1 次，且用药期间需预防感染。甲氨蝶呤（MTX）是二线免疫抑制剂，抑制 IL-1 产生及花生四烯酸的合成，用于 AZA、6-MP 无效或不耐受的中重度 CD 患者，可有效诱导缓解，预防复发。国外推荐其诱导缓解起始剂量为每周 25mg 口服，若小肠 CD 影响药物吸收者可肌内或皮下注射，常 4～6 周后起效，疗程不定。环孢素（CsA）是一种具有强免疫抑制作用的脂溶性多肽，可通过阻断促炎因子 IL-2 刺激的 T 细胞激活和增殖,降低细胞毒性 T 细胞的活性,主要用于重症 UC 激素无效或激素依赖的患者,其不良反应主要是肾毒性、神经毒性和机会性感染。

(二)生物制剂

近年来多种新型生物制剂的出现为 IBD 的治疗提供了新策略,目前临床应用的生物制剂有抗肿瘤坏死因子(TNF)抗体,如英夫利昔单抗(IFX)和阿达木单抗(ADM)、赛妥珠单抗(CZP)等。我国较多推荐用 IFX。IFX 是由一单位人免疫球蛋白 G1 恒定区及一单位鼠可变区组成的嵌合体抗 TNF-α 单克隆抗体,对可溶性 TNF-α 具有高度特异的亲和力,可与单核巨噬细胞和活化的 T 细胞膜结合型 TNF-α 结合或与血浆游离的 TNF-α 结合,将其中和,促使其失去活性,从而阻断炎症反应。IFX 可用于治疗糖皮质激素无效或依赖的 CD 及肛周瘘管患者,能促进其内镜下黏膜修复及瘘道愈合,改善患者生活质量,降低住院率及外科手术率。此外,IFX 也可用于传统治疗无效的中重度、难治性 UC 患者。其一般采用静脉给药。研究显示 IFX 5mg/kg 或 10mg/kg 于第 0、2、6 周各一次,以后每 8 周一次,可有效维持经 IFX 诱导治疗的患者临床缓解及瘘管愈合。

ADM 是重组人源的单克隆抗体,由人免疫球蛋白 G1 恒定区及可变区组成,其治疗成人 CD 有效且安全性高,并具有良好的耐受性,可作为 IFX 治疗无效或不耐受患者的选择。ADM 采用皮下注射给药,对每周剂量都要进行管理,剂量为连续 2 周皮下注射 80mg/40mg 或 160mg/80mg 诱导缓解,2 周之后改为隔一周一次 40mg 长期维持缓解,如应答减弱,可改为每周 40mg 皮下注射,恢复应答后改为隔一周一次。

CZP 是一种聚乙二醇化的单克隆抗 TNF 抗原结合片段抗体,生物半衰期较长。CZP 对 CD 患者可快速诱导和维持缓解,提高患者生存质量,对 IFX 失去应答或不耐受的患者同样有效。文献报道 CZP 400mg 每 4 周一次皮下注射,可有效维持经 CZP 诱导治疗患者的临床缓解。此外还有其他类型的生物制剂,如人源化抗 α4β7 整合素抗体维多珠单抗,以及粒细胞–巨噬细胞集落刺激因子沙莫司亭等,其应用不如抗 TNF-α 抗体广泛。

生物制剂的不良反应主要包括感染(特别是结核杆菌感染)发生、变态反应、输液反应、产生自身抗体、药物性狼疮及可能诱发淋巴瘤,目前研究显示生物制剂对孕妇是安全的,但新生儿出生后接种活疫苗需谨慎。

(三)益生菌

随着现代微生物学的进展及对肠道菌群与 IBD 发病机制的不断研究,维持 IBD 患者肠道内菌群平衡越来越受到重视。微生态制剂主要包括益生菌、益生元与合生元。世界卫生组织将益生菌定义为适当摄取后能对机体产生有益作用的微生物，常见的益生菌包括乳酸杆菌、双歧杆菌、乳球菌、链球菌、芽孢杆菌、肠球菌、柔嫩梭菌和鲍氏酵母菌等非细菌性微生物。益生元指不被宿主消化并能够选择性刺激益生菌（主要是双歧杆菌）生长以增进宿主健康的物质，包括抗性淀粉、非淀粉性多糖（植物细胞壁多糖、半纤维素、果胶等）和非消化性寡糖（葡聚糖、果寡糖、半乳低聚糖等）。合生元是益生菌与益生元合并使用的制剂。在 IBD 的研究中对微生态制剂中益生菌的研究较多，其最大优点是安全。益生菌可以诱导 Th1 的表达，下调炎症因子刺激上皮细胞分泌黏液，维持肠道黏膜屏障的完整，改变宿主免疫反应，还可以与致病菌竞争上皮细胞位点而发挥抗炎作用。国内已被批准的单一益生菌菌种产品有丽珠肠乐、促菌生、整肠生、金双歧、贝飞达和双歧三联活菌等，可以作为 IBD 的辅助治疗。此外，粪菌移植也是恢复患者肠道微生态的一种方法，是通过将健康人粪便中功能菌植入患者消化道内重建肠道菌群、恢复肠道功能的一项新兴医疗技术，虽然目前已有多地开展相关治疗，但其仍存在一些问题，需要进一步探索。

（四）抗生素

抗生素通过降低患者肠腔内有害细菌数量以减少其对周围组织的侵犯，以及减少细菌迁移和系统性播散等多种途径缓解 IBD。利福昔明是利福霉素的衍生物，抗菌活性广，口服不易被吸收，可局部作用于肠道。利福昔明为广谱抗生素，对多种革兰氏阳性菌、革兰氏阴性需氧菌和厌氧菌有高度抗菌活性。有文献报道利福昔明 800mg，每天 2 次给药，12 周后可诱导中度活动性 CD 缓解，且不良反应小。甲硝唑是一种硝基咪唑类抗生素，对革兰氏阳性和阴性厌氧菌，包括脆弱拟杆菌有较强的杀菌作用。环丙沙星是一种喹诺酮类抗生素，抗菌谱较广，主要针对肠道革兰氏阴性菌和需氧的革兰氏阳性菌。甲硝唑和环丙沙星对活动性 UC 无明显疗效，但有文献报道甲硝唑和环丙沙星对治疗 UC 患者全结肠切除术后并发的储袋炎有治疗作用。

IBD 的病情轻重不一，治疗方法多样，药物种类较多。除上述药物外，近年来中药对 IBD 的治疗作用逐渐引起了人们的重视。

九、中药在 IBD 治疗中的地位

IBD 是一种病因未明的慢性非特异性肠道炎症性疾病，迄今为止其发病机制尚不明确，但许多证据显示与遗传、免疫、感染、环境等因素密切相关。目前 IBD 的治疗依赖氨基水杨酸类药物、糖皮质激素、免疫抑制剂、生物制剂等药物治疗，仍不理想者可考虑手术治疗。西医药物治疗 IBD 虽有一定疗效，但存在药物副作用多、价格高昂的缺点，而手术治疗创伤较大，且并发症多，也不作为首选。随着人们对中医越来越重视，其在治疗 IBD 方面逐渐表现出了广阔的前景，其疗效肯定、不良反应少，可以在一定程度上弥补西医治疗的缺陷，目前主要应用中西医结合方式诱导活动期 IBD 的临床缓解及缓解期的维持治疗。

有研究将 79 名 IBD 缓解期患者随机分为中西医结合治疗组、西药治疗组两组，中西医结合治疗组使用健脾愈疡汤，西药治疗组使用柳氮磺吡啶维持治疗 3 个月，比较其复发率及内镜下缓解程度，结果表明健脾愈疡汤组疗效明显优于柳氮磺吡啶组，从综合评定远期疗效中发现，其抗 IBD 复发的作用明显优于柳氮磺吡啶。其主要作用机制为降低血清中炎症因子的表达，有效增加 Treg 细胞及 NKT 细胞百分比，改善 T 细胞亚群的比例失调，更好地调控细胞免疫状态及免疫功能。

同样有研究者用类似的方法研究了中西医结合治疗中丹参对 IBD 患者的疗效，结果表明丹参具有治疗 IBD 的作用，主要因其可清除氧自由基，拮抗一氧化氮的作用，抑制脂质过氧化，使黏膜免受损害而促进溃疡愈合，同时改善微循环，增加肠道黏膜血液供应，阻断炎症反应的恶性循环，促进黏膜细胞的代谢与再生。此外，人参、白头翁、马齿苋、白及、当归、三七、蒲公英等均对 IBD 有治疗作用。

笔者团队通过皮下注射吲哚美辛建立了 IBD 大鼠模型，连续 7 天分别给不同组的大鼠口服 10mg/kg、20mg/kg 或 40mg/kg 人参皂苷 Rd 及等体积的生理盐水。结果观察到，与对照组相比，人参皂苷 Rd 处理组（尤其是 20mg/kg 人参皂苷 Rd）显著减少了吲哚美辛诱导的肠道组织损伤。通过测量肠道干细胞标志物 Bmi 和 Msi-1 及肠道上皮细胞标志物 CDX-2 的 mRNA 和蛋白质水平，以及通过用 5-溴-2-脱氧尿苷（5-bromo-2-deoxyuridine，BrdU）标记这些标志物，推断出人参皂苷 Rd 可以刺激 IBD 模型大鼠内源性肠道干细胞的增殖和分化，从而改善肠道功能，达到治疗 IBD 的作用。

除了中药以外，针灸及灌肠也是中医上常用的一种有效的治疗手段。研究结果显示，针灸可以增强胃肠道的蠕动功能，解除平滑肌痉挛，改善结肠壁的通透性；有效减轻甚至消除炎性水肿，直接改善肠道的微循环，调节自主神经功能，增强机体免疫力，从而改善各组织器官的营养和功能活动，有效降低 IBD 的复发率。此外，针灸可使亢进的机体免疫功能得到有效抑制，使结肠黏膜的局部损伤得到纠正，从而达到治疗 IBD 的目的。IBD 患者一般均有结肠黏膜充血水肿、溃疡糜烂、黏膜血管通透性增高等病理改变，灌肠法可避免胃肠吸收不良所致的药效下降及药物对胃肠刺激的不良反应，使药物直达病灶，具有局部药物浓度高、起效快的优点。中药保留灌肠有较好的抗炎、促进溃疡愈合等作用，是治疗 IBD 的主要方法之一。中药灌肠液中常用药物：①清热解毒类，黄连、黄柏、青黛、白头翁、苦参、赤芍、败酱草、黄芩、大黄、蒲公英、金银花、白花蛇舌草等；②敛疮生肌类，珍珠粉、白及、枯矾、黄芪、冰片、儿茶等；③活血止血类，蒲黄、三七、丹参、桃仁、红花、地榆炭、侧柏炭、仙鹤草、丹皮等；④酸收类，五味子、五倍子、乌梅等；⑤涩肠止泻类，赤石脂、诃子等。常用灌肠药物包括锡类散、云南白药、溃结清、青黛散、肠涤清灌肠液等。

饮食不洁是 IBD 发病的一个重要原因，在药物治疗的同时指导患者饮食调节尤为重要。情绪因素是 IBD 发病的另一诱因。IBD 病程长，常反复发作，影响患者正常工作与学习，使其生活质量下降，常导致患者心理压力极大，加重腹痛、腹泻等不适，因此临床诊治时应注意患者的情绪变化，予以心理疏导，耐心解释病情，鼓励其树立战胜疾病的信心，还可于药方中加入疏肝理气解郁之品，如柴胡、香附、青皮、陈皮等。

综上所述，中医药治疗可以减轻炎症反应，且具有起效快、疗效好、药品来源广、不良反应少的优点。中西医结合治疗 IBD 效果理想，值得进一步深入研究。

十、需要入院治疗的指征

（1）首次发作的炎症性肠病患者，需要入院完善相关检查，确定疾病活动度，制订合适的治疗策略。

（2）中重度活动期炎症性肠病患者，单纯应用 5-ASA 类药物无效，需与激素、免疫抑制剂甚至生物制剂联合治疗者，需入院在医师的监控下调整治疗方案。中重度炎症性肠病指征：①Truelove 判断标准，每日排便≥6 次，便血重，脉搏>90 次/分，体温>37.8℃，血红蛋白小于正常值的 75%，红细胞沉降率（ESR）>30mm/h；②Mayo 评分≥6 分，内镜下可见明显红斑，血管纹理缺乏、易脆、糜烂，甚至有自发性出血及溃疡形成；③简化的克罗恩病活动指数（Crohn's disease activity index，CDAI）评分≥5 分或 Best CDAI 评分>220 分。

（3）内科治疗无效，症状严重的患者需急诊入院手术治疗：①突发大量、难以控制的出血；②中毒性巨结肠伴邻近或明确的穿孔，或中毒性巨结肠数小时治疗无效者；③由狭窄引致梗阻；④怀疑或证实有结肠癌；⑤难治性溃疡性结肠炎反复发作、恶化，慢性持续性症状，营养不良，虚弱，不能工作，不能参加正常社会活动和生活；⑥儿童患慢性结肠炎而影响其生长发育时；⑦严重的结肠外表现如关节炎、坏疽性脓皮病或胆肝疾病等，手术可能对其有效果。

（金世柱 李莞盈）

第二节　炎症性肠病患者入院后内科诊治中的
临床常见问题

一、入院后应完善的辅助检查

具有肠道症状不一定都是炎症性肠病（IBD），即使患者有典型的肠道症状，也不能草率诊断为 IBD，需要借助检查和化验结果等客观证据的支持才可做出准确的诊断。IBD 的诊断尚无金标准。通常的入院辅助检查包括粪便检查、血液检查、内镜检查及活检、肠道造影检查、腹部 CT 检查、磁共振检查、经腹壁超声检查等。

（一）粪便检查

腹泻和黏液血便是 UC 的典型症状之一，粪便常规和隐血试验可以发现粪便中的炎症细胞和脓血，尤其是可以发现肉眼不可见的白细胞和红细胞。IBD 患者经常伴发肠道细菌感染，粪便细菌培养和耐药试验可以帮助寻找出感染细菌类别及敏感药物，有利于缓解炎症的进展，避免严重并发症的发生。UC 合并肠道艰难梭菌感染能导致 UC 症状明显加重，需加以注意，确诊艰难梭菌感染可行粪便酶联免疫法测定毒素 A 和毒素 B、细菌核酸 PCR、谷氨酸脱氢酶抗原检测。另外，粪便细菌培养和耐药试验可以排除多种感染性肠炎。钙防卫蛋白是一种非特异性的新型炎症反应标志物。研究显示，粪便钙防卫蛋白与 IBD 的内镜分级明显相关，与 C 反应蛋白和 ESR 相比较，粪便钙防卫蛋白具有更高的特异性和灵敏性，其增高提示肠黏膜炎症处在活动期。

（二）血液检查

伴有肠道细菌感染或者消化道出血的 IBD 患者，血常规检查可及时发现贫血和白细胞计数升高。血生化可以发现重度 IBD 患者血液中白蛋白减少及腹泻造成的离子紊乱。ESR 反映红细胞的聚集功能，受到悬浮介质和红细胞代谢活性的影响。红细胞沉降曲线随时间延长呈延迟相、稳定相、聚集相，为 "S" 形，IBD 活动期时 ESR 增加。C 反应蛋白是一种急性炎症期的血清标志物之一，在 IBD 活动期升高、缓解期下降，可用于评估疾病分期。血清抗酿酒酵母抗体（ASCA）是 CD 较为特异的抗体，血清抗中性粒细胞胞质抗体（ANCA）是 UC 较为特异的抗体，这两种抗体的检测可用来帮助鉴别 UC 和 CD。巨细胞病毒（CMV）和 EB

病毒（EBV）的抗体检测及 DNA 检测有助于判断 IBD 合并 EBV 或 CMV 机会性感染。

（三）内镜检查及活检

结肠镜检查是 UC 的主要检查手段，CD 需要依靠胃镜、小肠镜、结肠镜及小肠胶囊内镜。内镜检查可以直接观察肠道病变形态、病变分布节段，对于肠管粘连和（或）狭窄者需要谨慎进行。内镜检查还可以排除肠道肿瘤、肠道缺血性或出血性疾病、痔静脉出血等。内镜下 UC 呈逆行性、弥漫性，广泛黏膜浅溃疡为特征性病变，主要累及大肠，大肠黏膜表面附着黏液脓性物，有时伴有出血，远端大肠病变较口侧段更重。CD 呈节段性跳跃性分布，全消化道都可以出现，以回肠末端附近肠管为主，病变处肠壁局部出现纵行裂隙状深溃疡，有时溃疡穿透肠壁形成瘘管。胶囊内镜和小肠镜适用于检查小肠，胶囊内镜检查前需评估患者有无消化道狭窄和梗阻，小肠镜检查需要谨慎，CD 患者肠管粘连发生率较高，需要轻柔送入内镜。胃镜用于发现上消化道病变。结肠镜下多节段活检组织可以通过显微镜发现肠壁浅层的各种急慢性炎症改变，包括腺体减少、帕内特细胞化生、淋巴细胞和浆细胞浸润、肉芽肿等慢性表现，也可发现隐窝炎和隐窝脓肿、中性粒细胞浸润等急性表现等。结肠镜检查结合活检还可以鉴别感染性肠炎、肿瘤、阿米巴肠病、肠道血吸虫病、过敏、肠息肉病、胶原病等。

（四）肠道造影检查

肠道造影检查是一项依靠 X 线透视技术和数字化分析成像系统的检查方法。UC 的典型表现是直肠乙状结肠广泛的表浅充盈缺损，大小不等，呈逆行性发展，有时结肠袋变浅甚至消失，随着瘢痕的慢性形成逐渐出现肠管缩短和（或）肠腔变窄。出现中毒性巨结肠时可见到肠管显著扩张、积气，出现肠梗阻时有气液平面。CD 表现为局部深凿状或裂隙状溃疡，呈鹅卵石样改变，局部管腔狭窄，肠壁僵硬，病灶呈跳跃状分布，溃疡可以穿透肠壁形成窦道。临床 X 线造影检查需要谨慎，为减少不良后果的发生，对比剂可以选择泛影葡胺。肠道造影检查的优点是更容易发现肠瘘等结肠镜不易发现的病变，与结肠镜相比，检查时的痛苦更少；不足是缺少直观的表现和难以发现体积小的病灶，因此病变轻微和过度严重都不宜应用。

（五）腹部 CT 检查

腹部 CT 检查是依靠 X 线螺旋照射和数字化分析成像系统的检查方法。对于观察肠壁厚度、肠管扩张、腹部包块、肠外渗出有优势，不具备结肠镜检查条件的严重 UC 或 CD 也可以选择腹部 CT。活动期 CD 可见肠壁增厚＞4mm，黏膜内环和浆膜外环强化，肠壁分层，呈"双晕征"，肠系膜血管增多呈"梳样征"，系膜脂肪密度增加、模糊，肠系膜淋巴结肿大。

（六）磁共振检查

在强大磁场作用下机体内游离质子具有吸收能量和释放电磁波的特征，可通过捕获质子释放的电磁波同时利用计算机技术进行成像。磁共振检查与 CT 检查基本相似。磁共振成像显示盆腔病变时更有优势，如直肠周围脓肿、直肠周围瘘管等。磁共振因不使用放射线照射，且无创，可以用来监测小肠病变的活动度，但费用稍高。

（七）经腹壁超声检查

经腹壁超声检查可动态显示肠壁病变的部位和肠管蠕动、病变处肠壁厚度、肠管外包块和渗出情况，还可以用于疾病鉴别。CD 表现为肠壁增厚＞4mm，回声减低，层次模糊；肠管僵硬，结肠袋消失，蠕动紊乱，节段性跳跃性肠腔狭窄；肠壁血流丰富，脂肪爬行征等。超声检查因无创、方便、费用低、患者易接受等特点，更适合 CD 的初筛和随访。

（八）超声内镜检查

超声内镜检查将超声探头安装于消化内镜前端，借助内镜进行病灶的腔内扫查，对 IBD 而言，可通过超声波扫查病灶深处的回波观察病灶深处的变化，为临床提供病变程度的参考。UC 在超声内镜下表现为黏膜层回波增强，黏膜层和黏膜下层增厚，肌层改变不明显，肠腔四壁弥漫性分布。CD 在溃疡处的超声波扫查表现为局部黏膜层、黏膜下层、肌层的层次结构紊乱甚至消失，有时可见瘘管和肠壁外肠系膜包裹，病变呈节段性局部分布，病变间肠壁层次完整。超声内镜的优势是可以观察到肉眼直观不可及的病变，不足是对于肠腔狭窄或粘连者难以实施。

二、入院后的诊治流程

炎症性肠病患者入院后的诊治流程见图 3-1。

三、常用的糖皮质激素类药物及注意事项

糖皮质激素是十分重要的一类机体调节物质，作用广泛而复杂，由肾上腺皮质中的束状带合成与分泌，受到下丘脑–垂体前叶–肾上腺皮质轴的调控。下丘脑–垂体前叶–肾上腺皮质轴调节机体的发育、生长、代谢及免疫活动，当机体出现应激反应时，又发挥协同、抗炎、免疫调节等作用，参与多种生理性和病理性过程，包括糖、

蛋白质、脂类三大营养物质的代谢，抗炎，免疫抑制与抗过敏，抗休克，退热等。

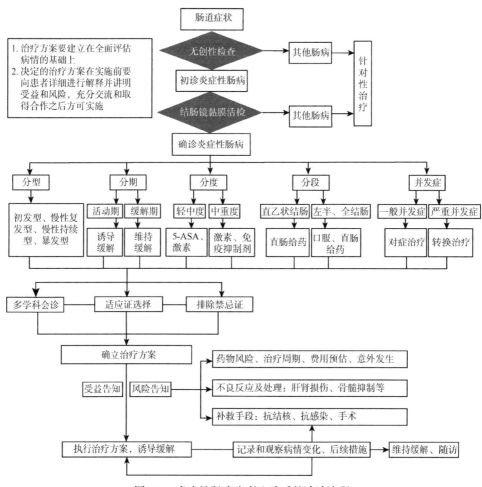

图 3-1　炎症性肠病患者入院后的诊治流程

　　糖皮质激素按半衰期分为短效、中效、长效。短效糖皮质激素半衰期约是 90 分钟，如氢化可的松；中效糖皮质激素半衰期为 100～200 分钟，如泼尼松、泼尼松龙、甲泼尼龙；长效糖皮质激素半衰期长达 300 分钟，如地塞米松、倍他米松等。糖皮质激素需要 4～5 个半衰期才能从血液中清除，所以选择中效糖皮质激素治疗炎症性肠病，既提高了安全性，又确保了有效性，是最为适合的药物。《炎症性肠病诊断与治疗的共识意见》（2018 年·北京）指出炎症性肠病患者使用糖皮质激素的适应证：对于 5-氨基水杨酸疗效不佳的中度及重度者，需要选择糖皮质激素治疗。糖皮质激素只用于炎症性肠病活动期的诱导缓解，不适宜长期使用。常用糖皮质激素药物的比较见表 3-1。

表 3-1　常用糖皮质激素药物的比较

药物	药理活性（比值）			等效剂量（mg）	半衰期（min）	作用持续时间（h）
	水盐代谢	糖代谢	抗炎作用			
短效						
氢化可的松	1.0	1.0	1.0	20.00	90	8～12
可的松	0.8	0.8	0.8	25.00	30	8～12
中效						
泼尼松	0.8	4.0	3.5	5.0	60	12～36
泼尼松龙	0.8	4.0	4.0	5.0	200	12～36
甲泼尼龙	0.5	5.0	5.0	4.0	180	12～36
曲安西龙	0	5.0	5.0	4.0	>200	12～36
长效						
地塞米松	0	20～30	30	0.75	100～300	36～54
倍他米松	0	20～30	25～35	0.60	100～300	36～54

注：水盐代谢、糖代谢、抗炎作用的比值均以氢化可的松为 1 计；等效剂量以氢化可的松为标准。

1. 治疗炎症性肠病的糖皮质激素类药物

（1）泼尼松：常规口服剂量为 0.75～1mg/（kg·d），直至症状完全缓解后再逐渐减量。减量的速度为每周减 5mg，减至 20mg/d 时每周减 2.5mg 至停用。一般来说要在初始使用糖皮质激素开始，在 3 个月内剂量减少到 10mg，直至最后停药。以泼尼松 0.75mg/（kg·d）作为标准，对于糖皮质激素治疗超过 4 周，疾病仍旧处于活动期的；糖皮质激素虽能维持缓解，但糖皮质激素治疗 3 个月后，仍不能减量到 10mg/d 的；停用糖皮质激素 3 个月内复发的，不建议继续使用糖皮质激素治疗，要及时转换生物制剂或免疫抑制剂。

（2）氢化可的松：重度患者也可以根据临床情况先进行静脉滴注，如氢化可的松 200～300mg/d 或甲泼尼龙 40～60mg/d，待症状好转后更换甲泼尼龙口服。如果静脉使用糖皮质激素治疗无效，为了达到暂时缓解和避免急症手术，可以使用环孢素 2～4mg/（kg·d）静脉滴注作为补救治疗；但需要注意的是仍有少数患者需要进行手术才可能挽救生命。

（3）甲泼尼龙：甲泼尼龙 4mg 与泼尼松 5mg 效果相等，用于剂量间换算。

（4）布地奈德：是一种新型糖皮质激素，口服后在肠道局部浓度高，适合局部发挥作用。因此，病变局限在回肠末端、回盲部或升结肠的轻中度 CD 患者，可以选择布地奈德口服，每次 3mg，每天 3 次。病变局限在乙状结肠的轻中度 UC 和 CD 患者，可以局部灌肠使用。

由于糖皮质激素的许多药理反应，在使用糖皮质激素前需要筛查结核、严重感染、恶性高血压、糖尿病、活动期消化性溃疡、离子紊乱、甲状腺功能亢进、肾上腺皮质功能亢进、骨折、骨质疏松、股骨头坏死、严重精神病和癫痫等。部分患者需要同时补钙、使用抑酸剂和联合使用抗生素。长期大量应用糖皮质激素的患者停药时要注意停药反应和反跳。

2. 长期大量应用糖皮质激素的不良反应

（1）肾上腺皮质功能亢进：或称类肾上腺皮质功能亢进综合征，表现为满月脸、水牛背、多毛、水肿、皮肤变薄、低血钾、高血压、糖尿病等，这类反应在停药后症状可自然消失。对于有高血压、糖尿病的患者，在应用糖皮质激素时可适当调整药物，待糖皮质激素减量或停药后，再恢复到以往的治疗方案。

（2）诱发或加重感染：长期应用糖皮质激素可能诱发感染或使体内潜在感染病灶出现活动，或者加重已存在的感染病灶。这与糖皮质激素抑制免疫系统应答有关。肺结核、淋巴结核、脑膜结核、腹膜结核是不易发现的潜在病灶，需要仔细排除，在应用糖皮质激素同时还可以预防性使用针对以上感染的药物。

（3）消化系统反应：糖皮质激素可以刺激胃酸、胃蛋白酶的分泌，减少胃黏液层的厚度，降低胃抵抗力。质子泵抑制剂和胃黏膜保护剂可以增加胃抵抗力，并能治疗胃黏膜糜烂、消化性溃疡等器质性疾病。少数患者可以诱发胰腺炎和脂肪肝，可能与高脂血症有关。

（4）心血管系统反应：长期应用糖皮质激素使水钠潴留、血脂升高，引起高血压和动脉粥样硬化。对于有严重高血脂或冠心病的患者，需要评估使用糖皮质激素的利弊，选择性应用。

（5）糖尿病：糖皮质激素促进肝脏糖异生，抑制肾脏对葡萄糖的吸收，减少组织对葡萄糖的利用，因此出现血糖升高或不稳定。出现明显高血糖或血糖难以控制的情况时，可减少糖皮质激素的用量或停药。对于不能停药或减量者，应根据情况使用口服降糖药或注射胰岛素。

（6）青光眼反应：眼内小梁细胞通过调节房水流动调节眼压，糖皮质激素通过受体使小梁细胞活动异常，引起眼压升高，与原发性开角型青光眼症状相似。检查眼压、眼底、视野等，可发现此类反应。

（7）骨质疏松、肌肉萎缩、伤口愈合缓慢：糖皮质激素促进蛋白质分解和抑制其合成，造成负氮平衡；增加钙的排泄，严重者甚至出现自发性骨折。新发伤口或手术切口、骨质疏松的人群，需要增加蛋白质、钙等营养物质的补充。糖皮质激素引起高脂血症，血液中的脂肪栓子可能增加，如果增加的脂肪栓子黏附于血管壁，阻塞软骨下的骨终末动脉，会出现血管栓塞，造成缺血性坏死，如股骨头坏死。

糖皮质激素可以通过胎盘屏障，影响妊娠，导致胎儿生长发育障碍、智力障碍、畸形和胎儿死亡等，因此妊娠期要避免使用。糖皮质激素能激发神经系统敏

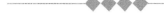

感性，导致神经细胞活动异常或频繁，有癫痫或精神疾病者应慎用或禁用。

四、常用的免疫抑制剂及注意事项

免疫抑制剂是对机体免疫反应具有抑制作用的一类化学药物，能抑制与免疫有关的 T 细胞、B 细胞、巨噬细胞等免疫细胞的增殖和功能，降低免疫反应，常用于器官移植抗排斥反应和自身免疫性疾病。免疫抑制剂起效缓慢，因此不用于炎症性肠病活动期的诱导缓解，而是用于 5-氨基水杨酸维持治疗过程中效果不佳、症状反复发作及糖皮质激素依赖患者的维持治疗。免疫抑制剂治疗炎症性肠病的疗程需要根据病情而定，目前普遍认为不少于 4 年。

1. 口服的免疫抑制药物

（1）硫唑嘌呤（AZA）：是巯嘌呤的衍生物，在体内分解成巯嘌呤，起到拮抗嘌呤的作用。免疫细胞接受抗原刺激后，因缺少嘌呤而受到增殖抑制，淋巴细胞不能转化为免疫母细胞，从而下调了机体免疫反应。欧美国家治疗炎症性肠病的推荐剂量为 1.5～2.5mg/（kg·d）。我国患者的最佳使用剂量尚缺乏证据等级强的文献支持，但有证据等级弱的文献显示，低剂量的硫唑嘌呤[（1.0±1.5）mg/（kg·d）]疗效好且安全性高。硫唑嘌呤的疗效和不良反应存在量效关系，因此建议有条件的医院测定药物浓度（6-硫鸟嘌呤核苷酸）以指导剂量的调整。硫唑嘌呤的不良反应发生时间：3 个月内常见，其中以 1 个月内最常见。不良反应主要是骨髓抑制和肝损伤，使用硫唑嘌呤后，最初 1 个月内每一周查一次血常规，第 2 和第 3 个月内每两周查一次血常规，之后每月查一次，半年后可适当延长，但不能停止复查。肝功能在最初 3 个月内每月查一次，以后视情况适当延长。若发现严重的不良反应，需要立即停药。

（2）巯嘌呤（6-MP）：也称 6-巯基嘌呤，欧美国家推荐的剂量为 0.75～1.5mg/（kg·d），使用方法和注意事项同硫唑嘌呤。巯嘌呤在体内被酶加工后形成硫代肌苷酸，可以干扰肌苷酸转变为腺苷酸和鸟苷酸，阻碍核酸的合成。巯嘌呤对细胞周期中 S 期细胞的阻碍作用最为明显，可降低炎症性肠病患者消化道黏膜的免疫性炎症反应，控制肠道损害。

（3）甲氨蝶呤（MTX）：抗叶酸药物，通过抑制二氢叶酸还原酶达到阻碍细胞增殖的作用。MTX 使二氢叶酸不能转化为四氢叶酸，由于原料不足，脱氧胸苷酸合成受阻，从而使 DNA 合成受到抑制。MTX 还可以阻止嘌呤核苷酸的合成，干扰蛋白质合成，在炎症性肠病治疗中用于硫嘌呤类药物无效或不耐受的患者。欧美国家推荐的诱导缓解期剂量为每周 25mg，肌内或皮下注射。12 周达到临床缓解后改为每周 15mg，肌内注射或皮下注射或口服，疗程 1 年。药物不良反应包括胃肠道反应、骨髓抑制、肝损伤。叶酸可减轻胃肠道反应，最初

4 周需每周查一次血常规和肝功能。妊娠是 MTX 的禁忌证。

2. 免疫抑制剂常见的不良反应 包括胃肠道症状、骨髓抑制和肝损伤，使用期间需要定期监测血常规、肝功能等。

3. 转换治疗 足量糖皮质激素治疗 3～7 天仍然无效的重度 UC，需要及时进行转换治疗。转换治疗的手段可以选择生物制剂、环孢素、他克莫司、外科手术。转换治疗多因病情或病变过于严重，其目的是挽救大肠功能，但需要外科手术切除大肠挽救生命的，不能盲目用药物挽救大肠功能。

4. 静脉滴注的免疫抑制药物 有环孢素、他克莫司。环孢素有两种剂型，片剂和注射液，根据具体病情选择静脉滴注或口服。环孢素在肝脏内代谢，代谢产物经胆汁排泄，并参与肝肠循环，在肝脏功能良好的患者中能迅速排出体外。以下分别介绍环孢素和他克莫司这两种药物。

（1）环孢素（CsA）：又名环孢素 A，最初是从真菌的代谢产物中提取的 11 个氨基酸构成的多肽。通过抑制细胞内 IL-2 的生成抑制 T 细胞的增殖活化，使 Th 细胞明显减少并降低 Th/Ts 值。当抗原与 Th 细胞表面的相应受体结合后，细胞内钙离子浓度增加，钙离子与钙调蛋白结合，激活钙调蛋白依赖的磷酸酶，继而产生肌醇三磷酸（IP3）等活化相关转录因子，使 IL-2、IL-3、IL-4、TNF-α、IFN-γ 等细胞因子基因进行转录。环孢素进入 Th 细胞内，与钙调蛋白依赖的磷酸酶结合，抑制其活性，从而抑制细胞因子的合成。环孢素还能增加 Th 细胞内转化生长因子的表达，转化生长因子可以抑制 IL-2 诱导的 T 细胞增殖，减少产生 Ts 细胞。对于重度活动性 UC、药物难以控制者，环孢素静脉滴注[2～4mg/（kg·d）]起效迅速。环孢素是保留大肠和减少手术切除的选择药物之一，其有效率达 60%～80%。但仍有一小部分患者需要手术切除病变肠管以挽救生命。环孢素不良反应多为可逆性，其发生率、严重程度、存在时间均与药物剂量、血药浓度相关，因此需要定期监测血药浓度和严密监测不良反应的出现。不良反应中以肾毒性、肝毒性和继发病毒感染多见，其他不良反应还包括高血压、恶性肿瘤的发生风险增加、胃肠道反应、感觉异常、震颤或头痛、牙龈增生、多毛等。环孢素治疗有效后待症状缓解，再改用嘌呤类药物维持治疗。使用环孢素的患者需要定期检测血药浓度、肾功能、肝功能，平日注意饮食和生活环境，避免外源性感染。

（2）他克莫司：又名 FK506，是由放线菌中分离提取的大环内酯类抗生素。他克莫司作用机制基本同环孢素，它与 T 细胞内他克莫司结合蛋白形成结合体，抑制 IL-2 基因的转录，产生强大的免疫抑制作用。不良反应基本同环孢素，肾毒性和神经毒性更高，需密切监测。其他不良反应还包括胃肠道反应、血小板计数升高、高血脂等。在使用他克莫司时还需要注意以下事项：孕妇、哺乳期妇女及有细菌或病毒感染者、对大环内酯类抗生素过敏者禁用；高血压、糖尿病、心绞痛、肾功能不全者慎用；使用本品时不能使用聚氯乙烯（PVC）材料的塑料管道及注射器等。

炎症性肠病的发病机制是个世界性难题，目前尚不十分清楚其详细发病机制，也没有能够彻底治愈这类疾病的药物。国内外炎症性肠病的研究侧重于小分子免疫抑制剂，炎症性肠病的治疗主要从两方面展开，一方面是抑制免疫细胞向肠道积聚，另一方面是抑制炎症因子及生成。前者包括 S1P（1-磷酸鞘氨醇）受体激动剂、S1P 裂解酶抑制剂、游离脂肪酸（FFA）受体抑制剂、$\alpha 4\beta 1/\alpha 4\beta 7$ 整合素抑制剂、CC 趋化因子受体 9（CCR9）抑制剂等，后者包括抗 TNF-α 类药物、IL-2 和（或）IL-3 抑制剂、Toll 样受体相关的抑制剂、JAK 抑制剂、受体相互作用蛋白 1（RIP1）抑制剂、p38MAPK 抑制剂、IκB 激酶 2（IKK2）抑制剂、核因子 E2 相关因子 2（Nrf2）激动剂、羊毛硫氨酸合成酶 C 样蛋白 2（LANCL2 激动剂）等。总之，炎症性肠病发病机制及治疗药物的研究，还需从更加广泛的角度去开展。

五、目前我国可获得的治疗炎症性肠病的生物制剂及注意事项

1975 年在研究卡介苗时发现一种现象，当给小鼠接种卡介苗后，再用细菌脂多糖给小鼠注射，血清中会出现一种能使多种肿瘤出血性坏死的物质，当时命名为肿瘤坏死因子（TNF）。后期又进一步发现 TNF 可由活化的免疫细胞产生，其中 TNF-α 由活化的巨噬细胞产生，TNF-β 由活化的 T 细胞产生，两种物质的受体和生物学效应相同，且与疾病恶病质密切相关。

1. 抗 TNF-α 单克隆抗体　主要有人鼠嵌合体 IgG1 单克隆抗体英夫利昔单抗（IFX）、全人源化单克隆抗体阿达木单抗（ADA）、聚乙二醇人源化单克隆抗体的 Fab 片段、赛妥珠单抗（CZP）。

使用生物制剂的适应证如下。UC 患者：糖皮质激素依赖或无效的重度 UC；活动性 UC 伴有免疫抑制剂无效或不耐受；出现突出肠外表现的活动性 UC。CD 患者：瘘管型 CD；非狭窄非穿透型中重度 CD，且糖皮质激素依赖或无效，或免疫抑制剂无效，或以上药物不能耐受。

在使用抗 TNF-α 抗体前还需要排除以下禁忌证：①过敏，单克隆抗体制备需要血清载体，对血清载体过敏者不能使用此种载体血清制备的抗体；②感染，包括活动性结核、败血症、腹腔或腹膜后感染、肛管直肠周围软组织间隙感染、巨细胞病毒感染、艰难梭菌感染等；③中重度心力衰竭；④神经脱髓鞘病变；⑤近3 个月内接种过活疫苗。

2. 临床用于治疗炎症性肠病的主要生物制剂

（1）IFX：是最常用的抗 TNF-α 类药物，也是第一个用于炎症性肠病的生物制剂，除此之外还用于类风湿关节炎、强直性脊柱炎、银屑病关节炎、斑块状银

屑病。早些年的研究显示，IFX 通过抑制 TNF-α 来抑制结肠黏膜的细胞凋亡、VEGF 和 caspase-3 表达，起到免疫调节作用。在炎症性肠病中 IFX 的使用方法为 5mg/kg 静脉滴注，在第 0、2、6 周使用作为诱导缓解，以后每隔 8 周使用一次作为维持治疗。目前 IFX 何时停用尚无有效证据。一般认为，IFX 维持治疗 1 年，维持无糖皮质激素缓解且黏膜愈合和 C 反应蛋白正常者，可考虑停用 IFX，然后用免疫抑制剂维持治疗。停用 IFX 后出现复发者，再次使用 IFX 可能仍然有效，但部分患者会出现 IFX 治疗不应答现象。

关于联合用药：使用 IFX 前接受糖皮质激素治疗的患者应继续原来的糖皮质激素治疗，达到临床完全缓解后糖皮质激素逐渐减量直至停用糖皮质激素。

IFX 维持治疗期间复发，需要寻找复发原因，有条件者可以监测药物谷浓度及抗药抗体浓度，以判断是否存在浓度影响因素。如为浓度导致 IFX 效果不佳，可增加药物剂量或缩短给药间隔时间；有抗体产生而未合用免疫抑制剂者，可联合免疫抑制剂；也可换用另一种抗 TNF-α 类药物。具体情况可参考以下做法：IFX 谷浓度低而抗 IFX 抗体水平高，建议 IFX 联合免疫抑制剂；IFX 谷浓度低而抗 IFX 抗体水平低，建议强化 IFX 剂量；IFX 谷浓度高而抗 IFX 抗体水平低，建议跨类转换治疗。

（2）ADA：我国最早获批用于类风湿关节炎、强直性脊柱炎，2020 年初，原研药阿达木单抗在我国获批用于克罗恩病的治疗。ADA 可以特异性结合 TNF-α 并阻断其与 p55 和 p75 的细胞表面相互作用。ADA 不与 TNF-β 结合，不会使 TNF-β 失去活性。ADA 用法：在第 0、2、4、6、8 周的第一天分别给予 160mg、80mg、40mg、40mg、40mg 皮下注射。治疗 8 周达到临床缓解的患者选择继续维持用药，即隔周使用阿达木单抗 40mg。

在使用抗 TNF-α 抗体前需要筛查结核杆菌感染和慢性乙型肝炎病毒感染。使用抗 TNF-α 类药物期间患者结核杆菌新发感染和结核杆菌潜伏感染重新激活的风险都增加，因此需要仔细询问结核病史，并通过化验和辅助检查排除结核杆菌感染，接受抗 TNF-α 类药物治疗的患者每年都需要至少评估一次结核杆菌感染，一旦发现存在结核杆菌感染，需立即停用抗 TNF-α 类药物，进行规范性抗结核治疗。乙型肝炎病毒感染者在进行抗 TNF-α 类药物治疗期间，有病毒载量增加继而出现活动性肝炎的风险。确定存在乙型肝炎病毒感染者需提前使用核苷类似物进行抗病毒治疗，使病毒载量下降后再开始抗 TNF-α 类药物的使用。推荐在抗 TNF-α 类药物使用前 2 周和停用抗 TNF-α 类药物 6 个月内使用抗病毒药物，如恩替卡韦（通常 0.5mg/d）或替诺福韦（通常 300mg/d），治疗过程中每 3 个月进行一次病毒的血清学指标和病毒学指标检测。对于无 HBV 感染者，接种 HBV 疫苗是一种安全的保障。

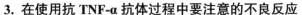

3. 在使用抗 TNF-α 抗体过程中要注意的不良反应

（1）药物输注反应：IFX 的输注反应发生率为 3%～10%，严重反应发生率为 0.1%～1%。发生时间在输注时到输注后 2 小时。预防和处理措施：减慢输注速度，发生过输注反应的患者在输注前 30 分钟给予抗组胺药物和（或）糖皮质激素，出现输注反应时暂停给药，并视反应轻重给予相应处理，反应完全缓解后可继续输注。多数患者经上述处理能够完成药物输注。

（2）感染：少数患者发生机会性感染，病毒感染、细菌感染、真菌感染均可发生，主要有呼吸道感染、尿路感染。严重感染的发生与联合使用糖皮质激素相关，如严重肺部感染和败血症。因此在使用抗 TNF-α 类药物期间，需严密监测感染的发生，寻找存在的隐性感染，尤其是结核杆菌感染。出现感染的患者需要彻底控制感染 3～6 个月后再继续应用抗 TNF-α 类药物。

（3）血清病样反应：出现在给药 3 天以后，表现为发热、肌肉痛、关节痛、皮肤发红或出现荨麻疹、颜面水肿、四肢水肿等。停药后症状自行消失，仍有症状或曾经发生过此类反应者，可以短期口服糖皮质激素。

（4）产生自身抗体：少数患者用药后血液中可以检出自身抗体，如抗核抗体、抗双链 DNA 抗体，伴有药物性红斑狼疮的表现，如关节炎、多浆膜腔炎、面部蝶形红斑等。停药后以上表现缓解或消失。

（5）血液系统反应：少数患者有白细胞减少、血小板减少，甚至全血细胞减少和再生障碍性贫血。一旦发现，应及时停药，并根据病情使用适当药物进行处理。

（6）肝功能异常：抗 TNF-α 类药物引起的肝功能变化，与自身免疫反应有关，用药期间需要定期化验肝功能。出现以下情况考虑停药：ALT 或 AST 升高 8 倍；ALT 或 AST 升高 5 倍，且持续 2 周；ALT 或 AST 升高 3 倍，且总胆红素升高 2 倍，或国际标准化比值（INR）升高 5 倍，或出现胃肠道反应和全身乏力症状，或血嗜酸性粒细胞数升高。

（7）神经系统反应：极少发生，主要是出现脱髓鞘病变，如视神经炎、脊髓炎、多发性硬化、吉兰–巴雷综合征。神经系统已有脱髓鞘疾病者禁用。

（8）皮肤反应：极少发生，主要有湿疹、银屑病。

（9）肿瘤发生：尚未证实。仅药物作用机制显示有增加淋巴增殖性肿瘤的发生风险。

六、内科诊治过程中可能出现的并发症及治疗

炎症性肠病的并发症包括中毒性巨结肠、肠穿孔、下消化道大出血、上皮内瘤变、癌变及合并 EB 病毒或巨细胞病毒感染。

（一）中毒性巨结肠

中毒性巨结肠多发生在重症 UC 患者。它是 IBD 的一种潜在致死性并发症，其特点是结肠全段或节段性非梗阻性扩张加全身毒性反应。中毒性巨结肠的诱发因素包括低钾血症、合并感染（艰难梭菌或病毒感染）、抗动力药、阿片类药物、抗胆碱能药、抗抑郁药、麻醉药物、止泻药物、钡剂灌肠和结肠镜检查。皮质类固醇、柳氮磺吡啶或 5-氨基水杨酸复合物停用或快速减量也可能诱发巨结肠。

约 5%的重症 UC 患者可出现中毒性巨结肠，临床表现为病情急剧恶化，脓毒血症明显，有脱水与电解质紊乱，出现肠型、腹部压痛、肠鸣音消失。血白细胞计数显著升高。腹部 X 线片可见结肠扩大，结肠袋形消失，直径大于 60mm 提示中毒性巨结肠。

UC 合并中毒性巨结肠的治疗包括一般治疗、静脉激素治疗、药物转换治疗及手术治疗。①一般治疗：主要包括禁食禁水、肠外营养，静脉输液，纠正水、电解质紊乱及酸碱平衡失调，必要时输注红细胞。防治感染，对中毒症状明显者可考虑静脉使用广谱抗菌药物。尽量避免诱发中毒性巨结肠的各种因素。②静脉用糖皮质激素：为首选治疗，甲泼尼龙 40～60mg/d，或氢化可的松 300～400mg/d。③需要转换治疗的判断与转换治疗方案的选择：在静脉使用足量激素治疗 3 天仍然无效时，应转换治疗方案，视病情严重程度和恶化倾向，亦可适当延迟（如 7天），转换治疗方案可参考下述七、重度患者转换治疗时机。

（二）肠穿孔、下消化道大出血、上皮内瘤变、癌变

肠穿孔、下消化道大出血、上皮内瘤变、癌变经内科治疗无效者，均需行外科手术治疗。

（三）IBD 合并机会性感染

1. IBD 合并巨细胞病毒（CMV）感染　UC 合并巨细胞病毒性结肠炎者多于CD。重度 UC 出现糖皮质激素抵抗者建议临床除外 CMV 活动性感染。缓解期和轻中度 UC 患者合并巨细胞病毒性结肠炎的风险相对较低。多数文献指出，重度UC 和（或）糖皮质激素抵抗的 UC 患者巨细胞病毒性活动性感染率增高。发生糖皮质激素抵抗的重度 UC 患者若合并巨细胞病毒性结肠炎，建议及时给予抗病毒治疗。联合应用免疫抑制剂的患者是否停药需权衡利弊，可酌情减停。

2. IBD 合并 EB 病毒（EBV）感染　国外报道 60%以上的 IBD 患者结肠黏膜中可以找到 EBV 感染的细胞，尤其是在炎症区域。IBD 患者应用免疫抑制剂过程中出现 EBV 感染要高度警惕可能发生淋巴瘤。而使用免疫抑制剂的 IBD 患者若出现疑似 EBV 感染，应密切监测血常规、外周血涂片、肝功能和 EBV 血清学

指标。EBV DNA 虽然缺乏明确的标准值，且特异度不高，但若 EBV 血清学原本阴性的患者出现 EBV DNA 升高，即提示有发生淋巴增生性疾病的危险。首要的治疗是减少或停止使用免疫抑制剂。停用免疫抑制剂一般可以使 EBV 相关的淋巴细胞增生性疾病得到自发缓解。因此在使用免疫抑制剂过程中若出现活动性 EBV 感染，建议尽量停用免疫抑制剂。IBD 患者出现 EBV 相关淋巴增生性疾病，应与血液科专家共同诊治。IBD 患者出现活动性 EBV 感染时，抗病毒药物（阿昔洛韦、更昔洛韦）治疗疗效欠佳，而出现 EBV 相关淋巴增生性疾病时，抗病毒药物治疗无效。如果停用免疫抑制剂后疾病未缓解或加重，对 CD20 阳性的 B 细胞淋巴瘤患者则可以考虑使用利妥昔单抗。

3. IBD 合并病毒性肝炎 所有 IBD 患者均应筛查 HBsAg、抗 HBs、抗 HBc（核心抗体），并对 HBsAg 阳性、抗 HBc 阳性者进一步筛查 HBeAg、抗 HBe 和 HBV DNA。当 IBD 患者在首次确诊时，建议同时进行 HBV 筛查，而非在开始免疫抑制剂治疗后进行筛查。拟进行免疫抑制剂治疗的 HBsAg 阳性的 IBD 患者，无论 HBV DNA 水平，均需预防性使用核苷（酸）类抗病毒治疗，抗病毒治疗应在糖皮质激素、免疫抑制剂治疗前 1～2 周开始，持续至免疫抑制治疗停止后至少 12 个月。由于 IBD 患者可能需要长期使用免疫抑制剂，应尽量避免因为抗病毒治疗而影响免疫抑制剂的应用，故推荐使用耐药率较低且强效抗病毒的替诺福韦和恩替卡韦。因 HBV DNA＞2000IU/ml 的慢性乙型肝炎患者发展为肝硬化和肝癌风险显著增加，故 HBV DNA＞2000IU/ml 者还需继续抗病毒治疗，治疗终点同普通乙型肝炎人群。丙型肝炎病毒（HCV）不是免疫抑制治疗的绝对禁忌证，但可能增加 HCV 再次活动风险，故需密切监测。抗 HCV 治疗的常用药物干扰素是否会加重 IBD 病情尚不肯定，需要充分考虑抗 HCV 治疗加重 IBD 病情的风险性及药物间相互作用，推荐应用直接抗病毒药物（DAA）进行抗 HCV 治疗。

4. IBD 合并细菌感染 IBD 患者合并活动性细菌感染时，视情况考虑减停免疫抑制剂，并应用敏感抗生素治疗。IBD 是艰难梭菌（*Clostridium difficile*，*C. diff*）感染的独立危险因素。应用糖皮质激素和免疫抑制剂的 IBD 患者，病情复发及治疗效果不佳时，推荐进行 *C. diff* 检查。对 *C. diff* 感染者的治疗，可选用甲硝唑和万古霉素；对于严重 *C. diff* 感染者，万古霉素疗效优于甲硝唑，建议作为首选。

5. IBD 合并真菌感染 当机体免疫力下降和（或）真菌负荷增大时，肠道及其他部位的正常真菌菌群可能成为病原菌，引起真菌感染性疾病，有时甚至是致命性的侵袭性真菌感染。IBD 患者一旦合并侵袭性真菌感染，原则上对机体免疫功能具有抑制作用的药物（包括糖皮质激素、免疫抑制剂、生物制剂）需要停止使用，并及时启动抗真菌治疗。

七、重度患者转换治疗时机

IBD 患者需要转换治疗的时机与转换治疗方案的选择：在静脉使用足量激素治疗 3 天仍然无效时，应转换治疗方案。所谓"无效"除观察排便频率和血便量外，宜参考全身状况、腹部体格检查、血清炎症指标进行判断。判断的时间点定为"约 3 天"，这是欧洲克罗恩病和结肠炎组织及亚太共识的推荐，视病情严重程度和恶化倾向，亦可适当延迟（如 7 天）。但应牢记，不恰当的拖延势必大大增加手术风险。

转换治疗方案有两大选择：一是转换为药物治疗，如转换药物治疗 4～7 天无效者，应及时转手术治疗；二是立即手术治疗。①环孢素（CsA）：2～4mg/（kg·d）静脉滴注。该药起效快，短期有效率可达 60%～80%，我国前瞻性随机对照临床研究显示 2mg/（kg·d）和 3mg/（kg·d）临床疗效相似。使用该药期间需定期监测血药浓度，严密监测不良反应。有效者待症状缓解，改为继续口服使用一段时间（不超过 6 个月），逐渐过渡到硫嘌呤类药物维持治疗。研究显示，以往服用过硫嘌呤类药物者 CsA 的短期和长期疗效显著差于未使用过硫嘌呤类药物者。②他克莫司：作用机制与 CsA 类似，也属于钙调磷酸酶抑制剂。研究显示，他克莫司治疗重度 UC 的短期疗效基本与 CsA 相同，其治疗的 UC 患者 44 个月的远期无结肠切除率累计为 57%。③IFX：是重度 UC 患者较为有效的挽救治疗措施。有研究显示，CRP 水平增高、血清白蛋白水平降低等是 IFX 临床应答差的预测指标。④手术治疗：在转换治疗前应与外科医师和患者密切沟通，以权衡先给予转换治疗或立即手术治疗的利弊，视具体情况决定。对中毒性巨结肠患者一般宜早期实施手术。

八、内 科 护 理

（一）护理评估

炎症性肠病的患者多病程长、迁延不愈且呈发病期与缓解期交替进行，因此患者入院后护士可从以下方面对患者进行护理评估。

1. 健康史 护士除应关注患者姓名、年龄、体重、居住地、职业等基本信息外，还应进一步关注患者的生活习惯、饮食习惯（是否长期高脂肪、高蛋白和高糖饮食）、有无环境的改变。详细询问此次就诊的原因及发病情况、手术史、家族史及既往治疗的经过和效果。

2. 身体状况

评估患者有无腹泻，排便的次数、性状、颜色，有无黏液，有无脓血，排便量，是否伴有里急后重及肛周皮肤的完整性情况。评估患者有无腹痛，腹痛的部位、性质、节律、程度、持续时间及有无规律（进餐—腹痛加重、排气排便—腹痛缓解；腹痛—有便意—便后较前缓解）。右下腹和脐周有无压痛、反跳痛、肌紧张，可否触及包块。肠鸣音是否亢进或减弱。

患者是否发热，如发热、需要记录最高体温、发热程度及发热特点。患者是否有消瘦体质、贫血外观、慢性病面容，有无低蛋白血症、营养不良等其他表现。

3. 辅助检查　通过查看患者的血常规、生化系列可判断患者有无感染、是否贫血、是否伴有营养不良及离子紊乱，CRP 是否增加，ESR 是否增快，大便常规和隐血结果是否异常。内镜、CT 等辅助检查有助于诊断。除此之外，血常规、肝功能、CRP、ESR、类克三项及内镜检查也可反映药物疗效及病情的进展情况。

4. 心理–社会情况　炎症性肠病病程漫长，青少年患者因久治不愈，学习和生活受到严重影响，同时患者及家属还要承受沉重的经济负担，常会出现焦虑、抑郁的情绪，这样的情绪可能会加重病情，导致患者和家属过分依赖医护或对医嘱依从性差。老年患者虽也存在焦虑等不良心理状况，但多没有青少年患者明显。因此还需评估患者和家属对本病的认知程度，对治疗的接受程度、配合程度，患者的心理变化，家庭经济情况、家属对患者的支持和经济承受能力。

（二）护理诊断/问题

（1）腹泻：与肠道炎症渗出及水钠吸收障碍有关。

（2）腹痛：与肠道炎症、溃疡有关。

（3）营养失调：低于机体需要量，与腹泻、吸收障碍有关。

（4）焦虑：与病程长、反复发作有关。

（5）体温升高：与肠道炎症活动期和感染有关。

（6）有体液不足的危险：与长期腹泻有关。

（7）潜在并发症：肠梗阻、中毒性巨结肠、出血、肠穿孔。

（三）护理目标

（1）患者腹泻程度好转，排便次数正常，腹痛减轻。

（2）患者可配合完成相关检查及治疗，能遵医嘱正确用药。

（3）患者的营养不良得到纠正，营养状况得以改善。

（4）患者焦虑减轻，可配合积极治疗。

（5）患者生命体征平稳，未发生或发生水、电解质紊乱和酸碱平衡失调时应及时纠正，维持体液平衡。

（6）对患者并发症可及时预防、及时发现和处理。

（四）护理措施

1. 休息与环境　患者劳逸结合，适当活动，根据患者体力情况鼓励患者进行散步、打太极等活动，生活规律，避免过劳。可参考第一章第七节六、护理治疗中关于生活护理的内容。

2. 密切观察病情变化

（1）观察患者的意识，监测患者的体温、脉搏、呼吸、血压的变化，必要时给予血压、脉搏、血氧饱和度、心电监护。同时观察患者皮肤弹性、尿量有无减少、主诉是否有口干口渴，及时发现是否有脱水现象的发生；结膜、甲床是否苍白，贫血外观有无改善。

（2）观察患者的腹痛部位、程度变化，肠鸣音有无消失，有无伴随症状。如出现鼓肠、腹痛加剧、胀气明显、肠鸣音消失等情况，可考虑中毒性巨结肠发生，应立即通知医生，给予对症处理。

（3）观察患者排便的次数、排便量、性状，便中有无黏液、脓血，是否伴有里急后重，便后腹痛是否较前缓解等。及时查看检查结果的回报。

（4）了解患者营养状况的变化，观察其饮食及进餐情况、体重的变化；监测血红蛋白、血清蛋白水平及电解质，及时给予应对处理。

3. 饮食护理　20%～85%的患者在住院期间可发生营养不良，严重影响治疗效果和疾病的转归。因此应指导患者进低脂肪、低糖、适量蛋白、膳食纤维、维生素饮食，清淡易消化饮食；避免摄入难消化的粗纤维食物、生海鲜和生牛奶、刺激性食物，以及生、冷油腻的食物；避免长期大量食用工业化食品。当患者处于疾病活动期时，会发生营养物质吸收障碍，从而出现厌食症和恶病质。长期腹泻及限制乳制品的摄入可使患者发生不同程度的电解质紊乱。因此在患者住院期间应保持室内空气新鲜，提供良好的进餐环境，并根据患者的身高、体重、体重指数（BMI）制订营养途径和方法。通常在无法实施肠内营养治疗时进行肠外营养治疗。在实施肠外营养治疗期间，一旦出现肠内营养治疗的时机，应及时全部或部分转换为肠内营养治疗。

（1）肠内营养（EN）

1）口服：在实施肠内营养时可通过口服肠内营养制剂进行肠内营养治疗，但患者多出现腹泻、恶心、呕吐，无法继续有效的肠内营养治疗。为提高患者对口服肠内营养制剂的耐受性及依从性，可进行改良口服方法：选择合适的肠内营养制剂配制 200～300ml 后备于保温杯中，每 3～5 分钟口服 30～50ml 营养液。

2）管饲：当口服补充肠内营养制剂总能量超过 600kcal/d 时建议管饲。在管饲时和管饲后 2 小时应抬高床头 30°～45°，在给予管饲前后用温开水至少 20ml 冲洗管道，并将 38～42℃肠内营养制剂摇匀。喂养时从低速开始，可采取持续泵注方法管饲，缓慢匀速逐渐增加输注量，适当加温。起始速度宜为 10～40ml/h，如果患者可以耐受，每 8～12 小时增加 10～20ml/h，直到目标速度为止，并保持温度在 41～42℃，可用增温器加热保温。通过空肠的持续滴注喂养速度需受到限制，具体情况由个体耐受性决定。如患者出现腹泻、恶心、呕吐，可降低输注的速度，但长期管饲可能会提高患者的耐受性。打开包装后未及时使用的肠内营养液应放入冰箱内冷藏，超过 24 小时则应废弃。袋内营养制剂悬挂不超过推荐时间（24 小时），每天更换输注装置。应用口服药时，将药片（丸）研碎溶解再输注，勿将药物直接溶于营养制剂内，并且输注药物前后应用温水冲管，防止凝块、阻塞管路。妥善固定管饲管路，避免打折、脱出。对长期管饲者应给予口腔护理，并应用油膏涂拭鼻腔黏膜。当逐渐过渡到经口饮食时，肠内喂养可在夜间适当泵入，也可在两餐之间进行推注。定期评估患者的营养状况，当患者经口进食摄入量达预期目标可基本满足每日所需时，可考虑拔管，改经口进食。

（2）肠外营养：可根据患者的临床特点，兼顾总能量、宏量营养素和微量营养素等方面，选择优化肠外营养治疗方案。根据患者病情及肠外营养疗程，有计划地使用患者外周血管。经周围静脉向中心静脉置管并发症少，因此作为首选。当使用肠外营养时间长（超过 10～14 天）时，可考虑通过深静脉置管进行肠外营养治疗。建议采用单腔静脉导管输注，因导管的管腔越多，接口越多，受污染的可能性也就越大。保持管路通畅，每次输注时连接前应使用合适的消毒剂多方位擦拭 10～14 次或擦拭时间在 15 秒以上，抽取回血（回血不可抽至接头或注射器内），使用 10ml 注射器，用脉冲方式冲导管。常规至少每 7 天更换接头一次，被血液、体液等污染时应随时更换。最好选择右侧锁骨下途径进行中心静脉置管，因股静脉置管极易污染，且易形成静脉血栓。在每次使用时观察穿刺点有无红、肿、热、痛和局部有无渗血或有无脓性分泌物，若有应按伤口感染及时给予经外周静脉穿刺的中心静脉导管（PICC），中长导管的出口部位及任何其他外周静脉导管和中心静脉导管必须使用带有 2% 的葡萄糖酸氯己定溶液溶于 70% 的异丙醇溶液中的一次性无菌单剂量消毒。每周更换 1～3 次敷料，若透明敷料变潮或不粘，需随时更换，禁止在导管上粘贴胶布。当输液结束后，需给予 10U/ml 肝素盐水冲洗导管里残留药物，并用正压封针来确保导管内无血液。封针时先关闭管路上的小夹子再拔针，注射器内液体不推尽。禁止使用＜10ml 注射器给药及冲封管。穿刺部位应防水、防牵拉；置管手臂尽量呈稍下垂姿势，不得过度用力或提重物，衣袖不可过紧，不可测血压和静脉穿刺。肠外营养液浓度宜由低向高逐渐增加，滴注速度宜慢（40～60ml/h），无不适主诉时可逐渐加快滴注速度，最好保持匀速。如持续输入肠外营养液，应4～6小时手动脉冲式冲管一次。

（3）维生素及微量元素的补充：缺铁性贫血、骨量减少及骨质疏松也是炎症性肠病营养不良的重要表现之一。对于中重度缺铁性贫血，可遵医嘱补铁或补充叶酸、维生素 B_{12}。骨量减少和骨质疏松患者建议每日补充 500～1000mg 钙剂。维生素 D 可以促进钙的吸收，能够辅助治疗。

4. 按医嘱完成辅助检查

（1）正确留取粪便常规和隐血标本：嘱患者排尿后，便于清洁便盆内，用检便匙留取粪便中央部分或黏液、脓血等异常粪便 3～5g（相当于蚕豆大小），放入便管内尽快送检。若不能及时送检的便标本可室温保存，需在 2 小时内送检。

（2）入院后采血化验可根据具体情况遵医嘱给予急查或次日晨起空腹待检。

（3）肠镜

1）检查前：①询问患者有无高血压、冠心病史；有无服用抗凝药及停药时间，女性避免在月经期检查。②检查前 3 天进少渣饮食，避免摄入高纤维食物（如粗粮、豆芽、海带、木耳等）和带籽的果蔬（如西瓜、柿子、黄瓜、猕猴桃等）。检查前 1 天进流食、半流食，避免摄入深色调料、奶饮品、果汁等。术前 4～6 小时禁食禁水，并遵医嘱清洁肠道。服用导泻药时，需在 1 小时内服用完毕，尽量大口喝下。饮用中务必来回走动，促进肠道蠕动。患者最后排出大便为淡黄色透明水样便或清水样无渣便为最佳肠道清洁效果。③指导/协助患者上诊床取屈膝左侧卧位，背向内镜医生，放松腹肌张力，使胃肠道处于松弛状态。

2）检查中：检查过程中指导患者深呼吸、全身放松，根据进镜进程，配合变换体位，注意必要的保暖，保护隐私，防止坠床。在受检期间，观察患者若出现腹胀不适，可指导其缓慢深呼吸；若患者出现面色苍白、大汗等不适或出现呼吸、脉搏异常，应及时报告医生并给予处置。

3）检查后：①患者适当休息，无痛结肠镜检查术后，观察患者直至清醒，避免患者在复苏期间出现跌倒或窒息。②如无不适主诉，未取活检者 30 分钟后可进普食；取活检者，宜 2 小时后进温凉流食，避免摄入刺激性食物。③若患者出现腹胀、腹痛症状，排气后症状可消失；若症状不缓解，则指导/协助患者进行腹部按摩，促进排气；若症状加重应立即告知医生以给予及时处置；若出现呕血、黑便或便血，需配合医生给予及时处置。

（4）小肠钡剂造影和钡剂灌肠

1）检查前：检查前 1～2 天进食少渣易消化软食。前 1 天宜进低纤维流食或半流食，少摄入产气的食物。检查前需清洁肠道，建议应用温和润肠剂，避免加重腹泻。检查前 12 小时禁食，1～2 小时空腹服用 50%硫酸钡混悬液 200～400ml。

2）检查时：钡剂灌肠时注意手法轻柔；并在检查中观察患者生命体征，倾听

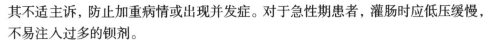

其不适主诉，防止加重病情或出现并发症。对于急性期患者，灌肠时应低压缓慢，不易注入过多的钡剂。

3）检查后：根据病情指导患者检查后可进食，宜大量饮水，适当活动，促进肠蠕动，促进钡剂排出；观察排便情况；告知患者及其家属一般在检查后3日左右才能完全将钡剂排出，此期间粪便可呈黄白色，避免引起紧张。

（5）气囊小肠镜

1）检查前：①询问患者有无高血压、冠心病病史；有无利多卡因过敏史；有无服用抗凝药及停药时间；经口进镜的患者有无单个可移动的义齿。②术前2天进流食或半流食，术前最少禁食12小时，禁水6～8小时，必要时给予补液治疗；检查前1天进行肠道准备，导泻情况可参照肠镜检查肠道准备方法进行。检查当日晨禁食禁水，若已做钡剂检查，则必须待钡剂排空后（3～7天）再行小肠镜检查。③指导/协助患者上诊床，给予心电监护、吸氧。根据进镜途径安置体位，经口进镜：宜采用气管插管全麻，以有效保护呼吸道，避免反流误吸、窒息。协助患者取下义齿，戴好医用咬口（固定型）。待气管插管成功后，使患者屈膝左侧卧位，面对内镜医生，将患者头部枕在治疗巾上，颌下处放置呕吐袋，注意防止患者坠床。经肛门进镜：协助患者屈膝左侧卧位，背向内镜医生，臀下垫有治疗巾，暴露肛门，拉起双侧床档，防止出现坠床。小肠镜操作时间长，且患者处于麻醉状态，将患者肢体处于功能位，避免局部组织长时间受压而形成压疮，给予受压处减压垫保护。

2）检查后：麻醉复苏过程需专人监护，将患者取平卧位，注意给予保暖。检查完毕后3小时需家属陪护，24小时不能操作高度集中注意力的工作（如驾车、从事高空作业等）。完全复苏8小时后可进食水，禁止摄入刺激性食物，24小时可进温凉的稀饭、面条等软食。经口进镜检查者若咽喉不适、疼痛或声音嘶哑，可使其含漱生理盐水；若症状不缓解应及时救治。可参考上述肠镜检查后注意事项。

（6）胶囊内镜

1）检查前：检查前2天应进少渣饮食，检查前1天按结肠镜检查要求严格清洁肠道，检查当天空腹。

2）检查中：①患者腹部粘贴阵列传感器，连接数据记录仪，妥善固定记录仪于患者的腰部，然后指导患者吞下胶囊内镜，适当运动，以利于胶囊尽快进入小肠。②吞服胶囊内镜后至少2小时内不能进食和饮水，4小时后可少量进食，在检查全部结束后即可正常饮食。③对于有体外观察胶囊位置设备的胶囊内镜，在吞服胶囊后2小时内应定时观察胶囊位置，确保胶囊尽快进入小肠。④从服用胶囊内镜到排出前，患者应避免处在任何强力电磁源区域，并保证记录仪上部的绿灯闪烁，以确保系统正常运行。⑤胶囊内镜的工作时间为8～10小时，待检查结束后可一起卸下数据记录仪和电池包，下载记录仪中的图像，在工作站观看、诊断并打印报告。

3）检查后：胶囊内镜在 1～3 天排出体外。指导患者大便后观察胶囊内镜的排出情况。若检查后可疑胶囊未排出，可行腹部 X 线检查明确是否排出。

（7）CT 小肠造影（CTE）和磁共振小肠成像（MRE）

1）检查前：询问患者的过敏史，给予低脂、少渣软食。当日禁食 8～12 小时。行 CTE 或 MRE 的患者在检查前 6 小时需清洁肠道，建议使用温和泻剂，重症 UC 患者慎予肠道清洁。术前可减慢患者肠道蠕动，改善观察效果。检查前 1 小时开始憋尿，扫描前 45 分钟口服或通过肠内营养管注入对比剂（65ml 甘露醇加入 435ml 矿泉水中，为 1 瓶对比剂），该对比剂分为 4 瓶，总量为 2000ml，每次 500ml，间隔 10～15 分钟，以便让胃内的对比剂不断进入小肠，达到充盈小肠的效果。检查前 15 分钟应用山莨菪碱，以抑制肠道痉挛，降低管壁张力，减少肠蠕动。

2）检查中：协助患者摆好体位，指导患者按提示音屏气、呼气。在检查中观察患者生命体征及面色变化，询问其有无腹部胀气、腹痛等不适。

3）检查后：指导患者多饮水，不少于 2000ml，以利于对比剂的排出。根据病情进清淡饮食、管饲给予肠内营养或肠外营养，避免出现低血糖。

（8）胃肠道超声：患者至少禁食 4 小时，有的则要求在检查前一晚开始禁食，以减少肠蠕动和肠腔内气体，一般不使用肠道对比剂。由于结直肠内气体含量较多，使用轻泻剂、肠道清洗及服用解痉剂（如山莨菪碱）可以获得较好的观察效果；并配合检查取左侧卧位，放松心情，避免过度紧张。

5. 药物应用中的护理

（1）氨基水杨酸类：可能出现肝功能、肾功能的改变。服用柳氮磺吡啶（SASP）可减少腹泻，SASP 具有抑制前列腺素的作用；但可出现恶心、呕吐、食欲缺乏、皮疹、粒细胞减少、再生障碍性贫血、自身免疫性溶血等不良反应。美沙拉秦的不良反应与 SASP 类似，如恶心、发热、头晕、头痛、腹痛、皮疹等，但多数症状较轻并且能被逆转。应根据病情遵医嘱用药，指导其餐后服药，多饮水。服药期间定期复查血常规。

（2）糖皮质激素类药物：激素可通过抗炎、抗过敏作用控制病情，但在遵医嘱用药过程中应注意激素的不良反应。糖皮质激素类药物易引起继发感染，出现向心性肥胖，不可随意减量、停药，防止反跳现象发生。

（3）免疫抑制剂：应用硫唑嘌呤或巯嘌呤可出现骨髓抑制的表现和胃肠道反应（如疲乏、头痛、发热、手足发麻、排尿不畅等症状）。应注意监测白细胞计数。

（4）生物制剂：①英夫利昔单抗（IFX）待配制时应放置于 2～8℃冰箱，避光保存。②在配药过程中应注意用无菌注射水溶解药物，将无菌注射水沿着药瓶的玻璃瓶壁注入，然后轻轻缓慢旋转药瓶，使药粉溶解开，避免长时间或用力摇晃，严禁振荡。溶药过程中可能出现泡沫，放置5分钟后，溶液即为无色或淡黄色，泛乳白色光。如果溶液中出现不透明颗粒、变色或其他物质，则不能继续使用。然后从0.9%氯化钠注射液250ml瓶或袋中抽出与IFX的无菌注射用水溶液相同的液体量丢弃，将IFX的无菌注射用水溶液全部缓缓注入该输液瓶或袋中，轻轻混合。③应在配制后3小时内输注，输液时间不得少于2小时，输液装置上应配有输液过滤器（一个内置的、无菌、无热原、低蛋白结合率的滤膜,孔径≤1.2μm）。未用完的输液不应再储存使用。先输注0.9%氯化钠注射液150ml，再静脉滴注IFX，静脉滴注IFX时前15分钟输液速度为10ml/h，15~30分钟时输液速度为20ml/h,30~45分钟时输液速度为40ml/h,45~60分钟时输液速度为80ml/h,60~90分钟时输液速度为150ml/h，90分钟至结束输液速度为250ml/h，输注结束后给予0.9%氯化钠注射液150ml静脉滴注。④输液过程中需密切观察患者生命体征，有无发热或寒战、呼吸困难、皮肤瘙痒、荨麻疹、过敏反应等急性输液反应。若出现输液反应：轻中度输注反应时，应立即减慢输注速度或暂停输注，立即吸氧并监测生命体征，遵医嘱必要时酌情给予抗组胺药或糖皮质激素（如地塞米松或盐酸异丙嗪）等药物治疗。处置后轻中度输液反应多能迅速缓解，可以较慢速度重新开始输注。若仍无法缓解，应终止此次输注，并进一步检查及治疗。出现严重输液反应时，应立即停止输注，保持呼吸通畅并予以吸氧，密切监测生命体征及进行对症处理，更换输液器并保持静脉通道通畅，遵医嘱立即给予抗组胺药或糖皮质激素（如地塞米松或盐酸异丙嗪）等药物治疗。对曾经发生过轻中度输液反应者，可继续以更慢速度输注IFX。再次输注IFX时，应常规在IFX给药前30分钟给予抗组胺药和（或）糖皮质激素等药物治疗，多可预防输注反应。对于出现严重输液反应的炎症性肠病患者，应终身禁用IFX。同时加强心理护理，给予陪伴和安慰其避免过度紧张。⑤输液结束后患者仍需接受观察1小时，观察其有无迟发性输液反应。

（5）其他药物：①沙利度胺，普通的不良反应为镇静作用（如嗜睡、困倦、头晕等），大部分症状轻微，患者多可耐受，停药后可消退。②抗菌药物，辅助应用抗菌药物能提高对炎症性肠病的疗效，主要使用针对革兰氏阴性菌及厌氧菌的抗生素。在用药时注意患者可能出现恶心、呕吐、食欲缺乏等消化道反应。在确认有继发感染后，需根据经验用药和细菌培养+药敏试验结果，合理应用广谱抗生素。③益生菌，可纠正菌群失调，保持肠黏膜的稳态，适用于缓解治疗。益生菌的优势在于无毒、无害、无副作用，补充肠道的益生菌并降低对微生物的易感性，平衡免疫及营养等作用。

（6）药物保留灌肠：指导患者排尿排便后休息30~60分钟再灌肠，灌肠时取左侧卧位并将臀部抬高10cm，轻轻插入15~20cm，应做到肛管细、插入深，注速慢、注量少。灌肠后指导患者取膝胸卧位或俯卧位，用枕头抬高臀部 15～20 分钟后再卧床休息，尽量忍耐，最好保留 1 小时以上。可根据病情每日晨起和睡前灌肠或每晚灌肠 1 次。

6. 加强基础护理 对于严重腹泻患者，可在床上排便或床旁安置便器，排便时避免患者出现跌倒等不良事件。由于患者长时间慢性腹泻，常可能出现肛门水肿、充血，应保护肛周皮肤清洁、干燥；及时更换内裤，手纸宜柔软无香，擦拭时动作宜轻柔；便后可用温水清洗肛周皮肤，避免用肥皂且用力搓洗肛周皮肤，以免损伤肛周皮肤导致感染。必要时给予鞣酸软膏、凡士林油或紫草油涂抹局部，予以保护。对于腹泻次数多的患者根据病情可每晚给予高锰酸钾坐浴。对于高热患者，应监测体温变化，每 4～6 小时测温 1 次。可给予冰袋冷敷、酒精擦浴、温水擦浴等方法物理降温，必要时遵医嘱应用退热药。对于消瘦体质、长期卧床、急重症患者，协助其 1～2 小时更换体位，预防压疮的发生。病情较重、禁食患者做好口腔护理。

7. 心理护理 关心体贴患者，注意观察患者情绪变化，由于疾病反复发作、迁延不愈，疾病的疼痛折磨和医疗费用的沉重负担可能使患者出现恐惧、焦虑、灰心等负面情绪，进而降低依从性，甚至不配合治疗。应主动和患者沟通交谈，解释情绪波动是可加重病情的诱因，并进行疏导干预。鼓励患者根据病情参加适当的活动，分散注意力；听音乐、唱歌、看书等方法，使其自己控制情绪，调解心理状态，帮助患者树立战胜疾病的信心，以平和的心态看待炎症性肠病，以乐观积极的情绪配合治疗。

（五）健康教育

1. 休息与活动 使患者了解炎症性肠病的相关知识，做到规律作息，戒烟酒，纠正不良饮食及生活习惯，适当运动，避免过劳，可参加一般轻体力工作，劳逸结合。体质衰弱者应卧床休息，保证充足睡眠。

2. 饮食 合理进高热量、高蛋白、多维生素、少渣易消化、低纤维素饮食，避免摄入生、冷、硬、刺激性食物及生乳制品，少量多餐。对于携带肠内营养管出院的患者，应教会其肠内营养配制方法和明确注意事项。

3. 用药指导 教育患者注意个人卫生，预防感染，慎用抗炎镇痛药物，遵医嘱用药，不得自行增减药量，教会其观察药物疗效和不良反应，教会患者及家属学会保留灌肠的方法。坚持治疗计划并定期复诊。掌握炎症性肠病复发征象，如再次出现大便次数增多且伴黏液、脓血，需及时就医。加强保暖，避免腹部受凉。

4. 心理 炎症性肠病病程长，反复发作，不仅给患者身体上带来痛苦，还给其精神、经济都带来了很大的压力，应鼓励患者树立信心，积极配合治疗。

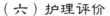

（六）护理评价

可从以下几个方面进行护理评价。

（1）患者腹泻程度较前好转，排便次数正常，腹痛较前减轻。

（2）患者可配合完成相关检查及治疗，能遵医嘱正确用药，依从性好，了解药物可能出现的不良反应。

（3）患者的营养不良得到纠正，营养状况得以改善，体重较前有所增加。

（4）患者焦虑减轻，情绪稳定，可配合积极治疗。

（5）患者体温逐渐恢复正常，生命体征平稳，未发生水、电解质紊乱和酸碱平衡失调，体液维持平衡。

（6）患者已知道可能出现的并发症，并可以及时预防、发现和处理。

九、慢 病 管 理

慢病管理指的是对慢性非传染性疾病及其风险因素进行定期检查、连续监测、评估与综合干预管理的医学行为及过程。炎症性肠病（IBD）是一种慢性病，目前尚无办法完全治愈，具有病程长、反复发作的特点，需要长期、规范地服药以减少复发率。

IBD 患者的生理健康、情绪、社会能力等均受到疾病的影响，而焦虑、抑郁情绪又可反过来引起病情的恶化。因此，患者病情需要得到系统性管理，增进他们对自身疾病的了解，增加依从性，不随意停药，减少由擅自停药引起的病情变化，对他们的不良情绪进行疏导，从而减轻对患者的生理健康、情绪、社会能力的影响，这些都需要通过慢病管理来实现。

国外慢病管理系统较为完善，2011 年英国的成人 IBD 管理指南就将 IBD 的服务标准划分为六部分：高质量的临床护理、上门医疗服务、以患者为中心的维持服务、患者的教育与支持、信息技术审计、循证的临床实践与研究数据统计。英国有的患者保持定期医院随访。国外学者对患者的自我管理和教育介入的研究表明，不同研究的结论不一，目前尚无明确结论证明自我管理和教育介入对患者的症状、生存质量有效，而目前可明确的结论是教育介入并不能改善患者的健康状况和整体幸福感，相反，不适当地提供疾病信息可使患者的生存质量下降。

对于 IBD 患者可采取慢病自我管理与社区慢病健康管理相结合的模式，使用以下方法进行管理：①生物医学管理法，为患者建立档案，并对患者用药情况、复查时间及项目进行指导，定期进行随访，了解患者病情，为患者预约就诊时间。②认知行为干预法，向患者传递关于疾病的知识，让患者了解自身病情，并让其明白饮食习惯、生活方式、情绪与疾病之间的关系，从而促使患者改变不良的饮食习惯、生活方式、情绪。③心理干预法，与患者交谈，倾听患者所担心的心理问题，并耐心解答患者疑问，向患者介绍一些基本的 IBD 知识，让患者正确认识 IBD，以减少不必要的心理负担。必要时建议患者至心理科就诊，指导患者改善心理认知水平，以减轻其心理压力，消除其心理负担。

随着计算机网络技术和通信技术的发展，新近研究显示，医生与患者之间基于医疗设备传输的电子信息交流的卫生保健模式（ubiquitous health-care，UHC，泛在卫生保健），能显著提高慢性病患者的依从性和治疗效果，称之为"无所不在的保健"，即全方位医疗保健模式，有助于构建 IBD 慢病管理的新体系。患者可以通过移动电话或网络，录入个人信息，包括大便次数、性状、血便情况、腹痛等临床表现；肠镜检查黏膜情况、病理及评定 IBD 的临床生化指标等；药品使用状况，包含药品的使用种类及剂量，调整治疗用药时间；IBD 复发的危险因素等。将这些数据上传到服务器，上传的相关数据将传输至 UHC 中心。接下来，医疗团队阅读 UHC 中心的患者数据，并进行分析，评估患者疾病控制情况，如发现异常或疾病控制不理想或有复发的可能性，加强实时跟踪，并及时调整患者的治疗方案。门诊 IBD 患者就诊回家后，系统可以根据医师的处方及时提醒患者按时服药，患者要求住院时可以通过系统进行预约及预约检查。住院期间，患者可以登录数据库查询检验、检查的结果及药物的使用情况，查看住院病历及费用清单等。出院时，系统可以根据患者住院检查结果、用药情况等给出科学的院外用药指导及生活习惯建议，并安排下次复查时间及给出复查项目的提示，通过循序渐进的方式提高患者对疾病的认知和自我管理能力。

IBD 患者的自我管理如下，①饮食的自我管理：正确的饮食习惯与规范的治疗措施相结合，可以提高患者生活质量，降低疾病复发率。饮食与 IBD 发病之间存在密切关系，饮食习惯是引起 IBD 患者肠道炎症复发和消化道症状的主要原因，其机制主要包括对肠道免疫稳态的调节和对肠道菌群的改变。②运动的自我管理：运动可以通过调节神经内分泌以调节机体免疫能力，增加肌肉的力量和弹性，减少内脏脂肪组织的炎症转变，从而减少肠系膜周边的黏膜溃疡。运动不仅能改善 IBD 患者肠道炎症反应，还可以预防和延缓疾病的发生、发展。③情绪的自我管理：IBD 患者具有内向、悲观、抑郁、情绪不稳定、紧张焦虑等个性特点。近年来，IBD 发病年龄年轻化，疾病反复发作而影响患者正常的工作、生活、学习，或因经济负担过重，使部分年轻患者产生抑郁情绪。因此，加强对 IBD 患者的心理干预，维持情感平衡，提高其自我管理能力具有重要意义。

（殷积彬　刘沙沙　孔晨爽　杨玲玲）

第三节　炎症性肠病外科诊治中的临床常见问题

一、外科治疗的指征

1. 溃疡性结肠炎（UC）　大部分 UC 患者经过规律药物治疗病情可以缓解，只有少部分患者治疗无效或病情加重后需要手术治疗。手术治疗应尽量在疾病的缓解期进行。

2. 克罗恩病（CD）

（1）药物治疗无效：药物治疗反应不佳、发生并发症或依从性差的患者，应考虑手术治疗；对于正接受抗 TNF-α 类药物、大剂量糖皮质激素和（或）环孢素治疗的患者，考虑到发生术后并发症的风险，推荐行分期手术。但应根据患者的危险度分层、整体临床状态和医生的判断做出个体化的决策。

（2）炎性改变：出现即将发生或已经发生穿孔症状或征象的急性结肠炎患者，通常需要手术治疗。

（3）狭窄：内镜下扩张，适用于有症状、药物治疗无效的小肠或吻合口狭窄患者；手术治疗适用于有症状的、药物和内镜治疗无效的小肠或吻合口狭窄患者；内镜下无法充分观察的结肠狭窄患者应考虑进行手术切除。

（4）穿孔性疾病：有自发性穿孔的患者需行手术治疗；伴肠壁脓肿、肠间脓肿、系膜内脓肿或腹膜后脓肿的患者可能需要应用抗生素，伴或不伴经皮穿刺引流。治疗失败时则应考虑手术引流，伴或不伴肠段切除；对于合并肠道瘘管，或已行药物治疗但仍有局部或全身性脓毒症的症状或体征者，应考虑外科治疗。

（5）生长迟缓：药物治疗无效且伴有明显生长迟缓的青春期前患者，应考虑外科治疗。

（6）出血：明显胃肠道出血且病情稳定的患者，应行内镜下检查和治疗和（或）介入治疗；病情不稳定的患者应行手术探查。

（7）肿瘤形成：长期的回结肠型或结肠型的 CD 患者应该接受肠镜监测；对于结直肠有恶性肿瘤、非腺瘤性不典型增生相关的病变或肿块，高度不典型增生或多灶性低度不典型增生的 CD 患者，可考虑行全结直肠切除。CD 患者的可疑病变（如肿块、溃疡）需行组织活检，尤其是对考虑进行小肠狭窄成形术的患者。

详细内容可参考第一章第七节四、手术治疗。

二、外科手术的术式

1. UC 首选手术方式为全结直肠切除回肠储袋肛管吻合术（IPAA）。通常情况下手术分两次进行。急性重症溃疡性结肠炎（ASUC）及正在使用激素或生物制剂的慢性 UC、术后并发症风险高、或尚未明确诊断的患者需要行三期 IPAA。即共需行三次手术，分别为结肠次全切除+回肠造口术，残余结直肠切除+回肠储袋肛管吻合+回肠造口术，回肠造口关闭术，每次手术间隔为 8~12 周。三期手术可以减少一期手术的手术风险及术后并发症的发生（尤其是 ASUC）。常规药物治疗无效的患者应尽早使用激素或生物制剂，并给予肠内外营养等术前准备，纠正贫血、低白蛋白血症等手术风险因素，以便行二期 IPAA。对于 ASUC 或中毒性巨结肠合并穿孔的 UC 患者需行三期手术，急诊时可行结肠次全切除+回肠造口术。对于无法耐受长时间手术的危重症患者，可先行横结肠造口术，待病情允许后再行 IPAA。对于无法改善肛门功能的患者，可行全结直肠切除+回肠造口术，必要时保留部分直肠。

IPAA 的首选手术方式是腹腔镜手术，其优点详见第一章第七节四、手术治疗。手术可分三个步骤：结直肠切除、储袋制作与吻合、回肠转流性造口。若患者合并有某段肠管的癌变或中重度不典型增生，需行区域的全系膜切除及淋巴结清扫。储袋制作与吻合是 IPAA 的关键步骤。吻合口的血供良好且无张力可以明显减小储袋吻合口瘘的概率。J 形储袋的长度一般在 15~25cm，若储袋过小，可造成排便次数增多，若储袋过大，术后可能会出现便秘。储袋并发症为 IPAA 所特有的。储袋的功能可以影响术后 UC 患者的长期生活质量。导致储袋失败的原因包括储袋吻合口瘘或慢性感染性窦道会引起储袋周围瘢痕、顺应性下降、储袋功能降低等。引起 IPAA 手术后吻合口瘘的独立危险因素有肥胖、术前使用激素、吻合口有张力与血供障碍等。发生储袋吻合口瘘的患者，需要在早期进行积极治疗。

2. CD

（1）对于空肠、近端回肠、末端回肠或回结肠病变需要手术的患者，若未发生或非即将发生短肠综合征，一般应行病变肠段切除术。肠段切除术仍然是小肠或近端结肠有症状的炎性病变或穿透性病变最常见的手术方式，尤其当未发生或非即将发生短肠综合征及保守治疗失败时。

（2）部分经筛选的有胃十二指肠症状的患者，可考虑行病变部位内镜下扩张、旁路术或狭窄成形术。0.5%~4.0%的 CD 患者有胃十二指肠病变。对于由短的、中等厚度的单一部位狭窄引起的梗阻症状，内镜下扩张可作为首选。需要外科介入的有胃十二指肠症状的 CD 患者，旁路术（胃空肠吻合术、十二指肠空肠吻合术）或狭窄成形术可作为首选。质子泵抑制剂的应用取代了迷走神经切除术用于治疗旁路术后持续的吻合口或十二指肠溃疡。由于手术方式的简化，可考虑腹腔镜下进行手术操作，其能减少手术并发症，且不提高复发率。非穿孔及蜂窝织炎的狭窄部位可选择狭窄成形术；十二指肠第 2、3 段的狭窄以狭窄成形术作为首选。

（3）需要择期手术的直肠未受累的结肠病变患者，如果病变发生在单一肠段，可进行节段性结肠切除术；而全结肠切除术应用于广泛扩散疾病。除了上述提及的恶性病变外，未累及直肠的有症状性病变的结肠可以通过切除病变肠段或全腹结肠切除术进行治疗。两种手术方式在手术并发症、永久性造口率和复发风险上是相似的；但节段性结肠切除术后再次手术时间更早（中位时间为 4.4 年）。如果累及 2 个或更多结肠肠段，偏向于行全结肠切除术加回肠直肠吻合术，因为在这种类型的患者中实施节段性结肠切除术复发率较高。

（4）直肠病变需手术的患者，主要进行全结直肠切除术或直肠切除术加造口。难治性直肠炎因为经常伴随着结肠受累，常需行全结直肠切除术加回肠造口术；如果不累及结肠，也可考虑单独行直肠切除术加结肠造口术。当需行直肠切除术时，必须切除全部直肠，因为即使是在剩余非常短的直肠远端中，也仍有癌变的报道。此外，经括约肌间切除和肛周切口一期缝合亦是首选，因其与传统的经腹会阴直肠切除相比，切口相关及其他并发症更少。

（5）通常不推荐对确诊为 CD 的患者行全结直肠切除术加 IPAA。有两个中心的研究认为，对于小肠未受累且没有肛周病史的 CD 患者，经严格筛选后可考虑行恢复性结直肠切除术加 IPAA。在经适当筛选的患者中，5 年生存率至少可达 85%。然而，这必须与存在远期并发症、储袋失败、储袋功能低下和需要进一步免疫支持治疗等高风险因素进行权衡。因此，尽管很多机构呼吁，对某些特定的 CD 患者可实施恢复性结直肠切除术，但仍需对此保持非常谨慎的态度，当前并不广泛推荐。

在外科医生技术允许的情况下，腹腔镜手术要优于开腹手术。对于小肠和回结肠的 CD，腹腔镜手术具有肠道功能恢复更早、住院时间更短和术后并发症更少的优势。包括临床复发在内的远期疗效并不会因选择腹腔镜手术而改变。此外，当具备足够的经验和技术时，腹腔镜也可安全地用于复杂性（如穿透性、复发）疾病的治疗。一些比较简单的手术可以考虑单孔腹腔镜技术，但其相对于多孔腹腔镜手术的优点，并没有明确的报道。克罗恩病患者择期手术行全结肠切除术、腹腔镜手术与开腹手术相比，可降低围手术期并发症发生率并提高短期疗效（包括缩短住院时间和肠道功能恢复时间）。在非脓毒症的 CD 患者中，腹腔镜全结肠切除术与开腹手术相比，其伤口感染及腹腔内脓肿的发生风险明显更低。甚至在急诊手术中，对于药物治疗失败的结肠重症急性 CD 患者行腹腔镜手术，也较开腹手术具有更短的住院时间和更低的并发症率。早期报道显示，CD 肠道切除术后的各种吻合方式（端端、侧侧、端侧吻合）并不增加其内镜下或临床复发及再次手术的风险。与其他方式的吻合方式和技术相比，采用吻合器或手工缝合的侧侧吻合（包括功能性端端吻合）并不会降低吻合口瘘发生的可能性，但可降低术后总并发症比例；尽管采用吻合器进行侧侧吻合能够降低再手术率，但当慢性肠梗阻引起近端肠壁增厚时，则不宜使用吻合器进行吻合。

三、外科手术的并发症

（一）溃疡性结肠炎术后并发症

目前，UC 的外科治疗中多以 IPAA 为主，该手术虽然避免了永久性造口，但可引起多种并发症。术后根据并发症发生的时间可分为近期并发症和远期并发症。近期并发症是指术后 2 个月内发生的并发症，远期并发症是指术后 2 个月后发生的并发症。

1. 近期并发症 UC 术后的近期并发症主要包括盆腔感染、储袋相关瘘、储袋出血、肠梗阻等，发生率约为 33.5%。

（1）储袋相关瘘及盆腔感染：临床多表现为发热、肛周疼痛不适、脓便、白细胞计数升高等。盆腔感染是 UC 术后早期最严重的并发症，如果治疗不及时、得当，可能会导致储袋失败，严重影响患者术后的生活质量。盆腔感染多是储袋相关瘘导致的，瘘可能发生在储袋肛管吻合口、储袋体部、储袋顶端等位置，其发生主要由肥胖、吻合口张力大、肠管血运欠佳、围手术期输血导致，其他原因还包括营养不良、长期应用激素、低蛋白血症等。

（2）储袋出血：是 UC 术后常见并发症之一，多数出现在术后 24 小时内，出血量一般不大，多在吻合口处发生或由储袋缺血所致，多数患者经积极治疗后，均可停止出血。但是对于手术 7 天后的迟发型储袋出血，需要排除储袋相关瘘及吻合口剥离。

（3）肠梗阻：UC 术后肠梗阻的发生率为 15%～44%，多数患者经保守治疗可好转，大约 1/4 的患者需要再次手术干预。肠梗阻的发生与术前应用激素时间过长、全身状态差、低蛋白血症等相关。

2. 远期并发症 UC 术后的远期并发症包括储袋炎、封套炎、储袋失败、储袋异型增生、储袋癌变、储袋瘘等。

（1）储袋炎：是 UC 术后最常见的远期并发症，发病率为 15%～50%，其中 40% 在术后第 1 年发生。储袋炎的发生可能是储袋内的菌群失调及机体的免疫反应所致，是影响术后储袋功能的主要原因。储袋炎可表现为患者排便次数增多、水样便、里急后重、腹痛、出血、发热等，出血比较少见。储袋炎的诊断目前根据 Sandbom 提出的储袋炎疾病活动指数>7 分可以确诊。储袋炎的分类多样，根据病程可分为急性储袋炎和慢性储袋炎；根据发病频率可分为偶发型、复发型、持续型；根据对抗生素的敏感程度可分为抗生素敏感型、抗生素依赖型、抗生素耐药型。储袋炎的治疗主要为药物治疗，多数患者经抗生素积极治疗后可好转，对于内科治疗无效的储袋炎，可选择回肠造口、储袋切除或储袋重建。

（2）封套炎：是指自齿状线至吻合口肠管发生的炎症反应。临床表现为肛周疼痛、里急后重、发热、白细胞计数升高、便血等。内镜检查可见封套肠管内炎症。

（3）储袋失败：是指因严重并发症或储袋功能异常而改行永久性造口或储袋切除。储袋失败多数发生在吻合口瘘、盆腔脓肿、储袋阴道瘘等严重感染的患者中。

（4）储袋异型增生及癌变：外科手术可切除 UC 病变部位，减少其结肠癌发生的风险，但是，肛管移行区、封套及储袋仍有发生异型增生及癌变的可能。对于黏膜切除术后的患者，储袋黏膜是病变的好发部位，而对于器械吻合 IPAA 术后患者，肛管移行区为好发部位。

（5）储袋瘘：包括储袋阴道瘘、储袋会阴瘘等。储袋阴道瘘相对较为常见，发生率为 4%~16%，可继发于吻合口瘘引发的盆腔脓肿，也可能由术中直肠壁分离时的损伤所致。储袋阴道瘘的发生会导致大约 30% 的储袋失败，严重者甚至会影响患者的生活质量。储袋阴道瘘经过积极的外科手术及药物治疗，85% 的患者可以治愈。

（6）性功能障碍：术后性功能障碍的发生率为 20% 甚至更高。男性可表现为勃起障碍、逆行射精，女性可表现为性欲改变、性生活满意度下降、性交疼痛等。为减少该并发症的发生，术中应避免下腹神经损伤。

（7）小肠炎：死亡率较高，发病机制尚不清楚。严重时可累及胃、十二指肠和小肠，可出现严重的腹泻、出血甚至穿孔。多数小肠炎可通过糖皮质激素或5-ASA 缓解或治愈，还有一些需要用免疫调节剂治疗。

（8）吻合口狭窄：是一种较常见并发症，发生率为 5%~15%。狭窄可能是纤维性狭窄，也有可能是炎症性（非纤维性）狭窄。吻合口狭窄刚开始时可能无明显症状，随着病程的进展，可能出现排便次数增多、大便失禁等症状。

（9）静脉血栓栓塞：术后患者发生静脉血栓栓塞的风险为 2.74%~4.30%，显著高于其他结直肠疾病，并且术后发生门静脉血栓的风险也高达 8.3%。使用激素、急诊手术、高危择期手术、低蛋白血症、卧床等原因都会增加静脉血栓的风险。尽早下床活动是最简单有效的预防措施，如果无禁忌证，推荐术后第 2 天开始抗凝治疗至出院。

（10）其他：输入祥综合征、输出祥综合征、储袋脱垂、储袋前突、储袋扭转等外科手术并发症，多需要手术治疗或储袋重建。

（二）克罗恩病术后并发症

目前，临床上克罗恩病的治疗以药物治疗为主，手术治疗为辅。手术治疗的主要目的是改善患者的临床症状，包括解除梗阻和瘘、减轻感染、缓解腹痛等，从而提高患者的生活质量。克罗恩病术后可发生多种并发症，包括感染、吻合口瘘、腹泻、肠梗阻等，而影响术后并发症发生的危险因素包括腹腔脓肿、肠瘘、低蛋白血症、贫血、病变的严重程度、术前使用激素等。

1. 出血　术后吻合口的渗血较为多见，严重的出血发生率较低，约为 3%。出血的发生与吻合方式、肠管厚度、吻合口和肠管系膜缘的距离、术中止血不确切、原痉挛小动脉断端舒张、结扎线松开脱落等因素相关。术后出血的患者首选非手术治疗，非手术治疗无效的患者可行 DSA 和内镜治疗，生命体征不稳定的患者评估状态后需及时手术治疗。

2. 切口感染　术后切口感染可能由异物、局部组织血运差、全身状态差等多种原因导致。临床表现为切口处疼痛不适、发热、脉搏快、白细胞计数升高等，切口处可出现红、肿、热、痛等炎症表现，甚至可能出现波动感。

3. 吻合口瘘　由于病变侵犯黏膜深，部分克罗恩病患者可出现穿孔而导致腹腔感染，再加上慢性消耗、营养不良、长期使用激素或免疫抑制剂等原因，都会影响吻合口的愈合，导致术后出现吻合口瘘。临床上患者会出现发热、腹部压痛、反跳痛等腹膜炎体征，白细胞计数明显升高，C 反应蛋白等炎症指标亦升高。

4. 腹水或脓肿　克罗恩病患者由于肠道炎症或穿孔性病变，腹腔容易出现感染，术中大量生理盐水冲洗后残留积液或引流管位置选择不当，都可能导致腹水或腹腔脓肿。

5. 肠梗阻　肠麻痹与肠梗阻是术后常见并发症，部分克罗恩病患者由于多次肠管切除手术或腹腔感染等原因，腹腔内肠管粘连严重，术中肠管分离创面损伤大，术后出现肠梗阻。肠梗阻症状明显时建议给予小肠减压管，并且可以通过注射对比剂明确梗阻性质，促进病情缓解。

6. 腹泻　可能出现在术后早期或术后一段时间。腹泻的原因首先要考虑肠管切除术后小肠吸收面积减少，肠管运输功能障碍，尤其是回肠末端、回盲部、右半结肠切除术后。此外，还可能因为胆汁酸重吸收障碍而抑制结肠的吸收功能，或由胆汁酸循环无法代偿引起脂肪泻。

7. 短肠综合征　克罗恩病患者经过多次肠管切除手术，可能发生短肠综合征，从而出现吸收障碍和营养不良。当营养治疗不足以维持患者的营养状态，或因为各种原因患者无法耐受营养治疗时，小肠移植可能成为唯一的治疗方法。

8. 造口并发症　主要包括造口出血、造口坏死、造口梗阻、造口脱垂、造口旁瘘、肠扭转等。造口出血主要由造口位置、外伤、合并门静脉高压引起。造口梗阻最常见于腹壁深筋膜处，多是深筋膜切口过小所致。造口旁瘘可出现在术后短期或远期，术后短期发生造口旁瘘多是由手术技术及操作导致的并发症，远期出现的造口旁瘘可能提示克罗恩病复发。

四、外科手术前后的药物治疗

1. 克罗恩病（CD）　有研究证实氨基水杨酸类药物（5-ASA）、咪唑类抗菌药物对预防 CD 术后复发有一定的作用。5-ASA 可在手术前 1 天停药，术后 3 天开始恢复。嘌呤类药物的疗效略优于氨基水杨酸类药物，但由于其不良反应较多，适用于术后早期有复发高危因素的人群。CD 术前使用硫唑嘌呤或巯嘌呤不会增加术后并发症，因此国外指南推荐术后继续使用硫唑嘌呤而无须停药。但其他免疫调节剂如甲氨蝶呤、他克莫司等在外科手术后使用的经验较少，仅依据小样本的报道结合药代动力学情况，进行经验性用药。沙利度胺仅作为其他药物治疗无效后的尝试。有报道术后 3 个月内行甲硝唑与硫唑嘌呤合用，继以硫唑嘌呤维持，可显著减少术后 1 年的复发率。

CD 外科手术前使用泼尼松＞20mg/d 或相当剂量的其他激素超过 6 周可增加术后感染并发症发生的风险，术前若应用激素联合其他免疫调节剂，则术后感染发生的风险更高。因此推荐手术前停用激素，但激素停用的时间无统一意见，一般来说，术前激素用量越大，使用的时间越长，停用的时间则越长。长时间、大剂量使用激素的患者，停用过程中及术中、术后要警惕肾上腺皮质功能不全。必要时需要临时补充适量的激素及检测肾上腺皮质功能。对于病情较重、没有机会完全撤除激素就必须手术的患者，建议遵循损伤控制理念指导手术方案，并警惕发生肾上腺皮质功能不全。

术前使用抗 TNF-α 抗体与术后并发症发生的关系尚有争议，检测抗 TNF-α 抗体血药浓度对术后并发症的指导意义也尚无定论。因此，对近期使用过生物制剂的择期手术患者，充分的预康复更为安全；对于迫切需要手术的患者，不能因为没有停用生物制剂或停用时间不足而推迟手术，但应重视预康复；对于存在术后并发症风险因素的患者，需注意预防术后并发症。有研究发现，抗 TNF-α 抗体对预防 CD 术后复发有效。对于术后启用抗 TNF-α 抗体的时间目前尚无一致意见，如果无合并感染性并发症，推荐在术后 4 周开始用药。

对于 CD 患者术后是否都要常规给予预防复发的药物治疗、用何种药物、何时开始给药、使用多长时间等问题，目前尚无普遍共识。比较一致的意见是，对术后早期有复发高危因素的患者宜尽早（术后 2 周）予以积极干预；术后半年、1 年及之后定期行内镜复查，根据复发与否及其程度给予或调整药物治疗方案。

2. 肛周 CD　咪唑类和喹诺酮类抗生素可以有效控制肛周感染。单独使用环丙沙星 4～12 周能够显著减少瘘管的引流量。在使用抗生素控制感染的基础上使用免疫调节剂（硫唑嘌呤）有利于肛周 CD 的维持缓解。抗 TNF-α 抗体联合环丙沙星使用 12 周，治疗肛瘘有效率可达 71%，维持缓解率为 65%；而单独使用抗 TNF-α 抗体有效率仅有 47%，维持缓解率为 33%。因此，抗生素常与免疫调节剂或生物制剂联合或序贯使用治疗合并感染的肛周 CD。肛周 CD 术后容易复发，合并肛周病变也是 CD 复发的危险因素，推荐术后对肛周 CD 患者使用 IFX 或硫嘌呤类药物以预防复发。

3. 溃疡性结肠炎（UC）　推荐 UC 手术前尽量减少或停用激素，但硫嘌呤类、环孢素、他克莫司类药物不影响术后并发症的发生，因此术前不需要停用。5-ASA 可在手术前 1 天停用，术后 3 天开始恢复。术前使用抗 TNF-α 抗体对术后并发症的影响尚不明确，然而数据显示，应用生物制剂 UC 术后死亡率有所增加，尤其是急诊手术。虽然难以判定这一现象是抗 TNF-α 抗体对手术并发症的直接影响，还是使用抗 TNF-α 抗体使患者病情加重或是手术延迟的结果，但不建议因为使用抗 TNF-α 抗体或激素而推迟手术。

五、外 科 护 理

（一）手术前护理

炎症性肠病可发生在任何年龄，病变可位于胃肠道的任何一部分，手术前要对患者全身情况有足够的了解，评估是否有可能影响整个病程的潜在因素，包括心、肝、肾和内分泌系统、免疫系统的功能及营养、心理状态等，因此必须详细询问病史，进行全面体格检查，了解各项辅助检查的结果，评估患者对手术的耐受能力，及时发现问题。在手术前可予以纠正，在术中和术后加以防治。

1. 护理评估

（1）健康史：了解患者一般情况，尤其注意与炎症性肠病有关的可能影响患者手术耐受能力及预后的病史。①一般情况：姓名、年龄、体重、职业、生活习惯及烟酒嗜好等；②现病史：患者自身健康状况及炎症性肠病的发病过程。③既往史：各系统伴随疾病，如高血压、糖尿病、过敏史及手术外伤史等；④用药史：

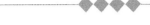

各类药物的使用情况，如抗生素、抗凝药、降压药、镇静剂、利尿剂、皮质类固醇激素等的应用及不良反应；⑤婚育史：如为女性患者需询问月经史；⑥家族史及遗传史等。

（2）身体状况：主要器官及系统的功能状况。

1）心血管系统：①脉搏速率、节律及强度；②血压；③皮肤状态；④体表血管有无异常；⑤有无心脏疾病。

2）呼吸系统：①胸廓形状；②呼吸频率、节律、深度及形态；③呼吸运动是否对称；④有无呼吸系统疾病及感染。

3）泌尿系统：①尿液量、颜色及形态；②有无排尿困难症状；③有无泌尿系统疾病。

4）神经系统：有无神经系统疾病症状，如瞳孔不对称、步态不稳、颅内高压等。

5）血液系统：是否有牙龈出血，外伤流血不止。周身是否有瘀斑、紫癜等。

6）其他：内分泌系统是否正常；有无营养不良或电解质紊乱；有无肝硬化及腹水；有无甲状腺疾病等。

（3）辅助检查：了解各项血象检查及影像学检查，如三大常规、四大影像结果。

（4）评估患者手术耐受能力：①耐受良好，患者全身情况较好，无重要内脏器官功能损坏，疾病对全身影响较小；②耐受不良，患者全身情况不良，有重要内脏器官损伤较严重，手术对身体损害较大。

（5）心理–社会情况：炎症性肠病病程反复，且并发症较多，患者较为焦虑，患者及家属承受较多心理压力，因此评估患者心理、社会支持度及经济承受能力尤为重要。

2. 护理诊断/问题

（1）焦虑及恐惧：与炎症性肠病、接受手术及麻醉、担心术后效果及经济原因有关。

（2）营养失调：长期低于机体需要量，与腹泻、吸收障碍有关。

（3）有体液不足的危险：与长期腹泻有关。

（4）睡眠紊乱：与疾病预后及环境改变有关。

（5）知识缺乏：与缺乏手术及麻醉相关知识有关。

（6）潜在并发症：肠梗阻、中毒性巨结肠、出血、穿孔。

3. 护理目标

（1）患者情绪平稳，焦虑减轻，可积极配合各项检查及治疗。

（2）患者营养状态改善，营养素摄入充分。

（3）患者排便次数得以减少，体液、电解质得以平衡。

（4）患者睡眠充足，病房环境安静。

（5）患者对疾病有充分认识，知道治疗及护理相关知识及配合要点。

（6）及时发现并发症，做到提前预防、及时发现、积极处理。

4. 护理措施

（1）心理准备

1）建立良好护患关系：了解患者各项需要，及时给予帮助和安慰。通过有效恰当沟通取得患者的信任及支持。

2）心理支持及疏导：鼓励患者表达感受及困惑，耐心倾听患者诉说。及时正确疏导患者不良情绪，耐心解释病情、手术必要性、预后状态，增强患者信心，使患者感受到被关心、重视，以积极乐观的心态接受手术治疗。

（2）常规准备

1）饮食及休息：加强术前饮食的指导。鼓励患者摄入营养丰富、易消化的食物。尽量消除疾病不适感，提供、创造安静和舒适的病房环境，以利于患者休息和睡眠。指导患者劳逸结合，减少体力消耗，必要时遵医嘱给予镇静、催眠的药物。

2）备血及补液：根据患者情况遵医嘱做好交叉配型实验及血型鉴定，及时纠正患者离子水、电解质紊乱。

3）适应性训练：指导患者如何在床上使用便器，以利于术后床上如厕，指导患者如何有效地自行调整舒适体位，如何翻身以适应术后体位。吸烟患者，术前2周应禁止吸烟。

4）完善相关术前检查：遵医嘱完善相关检查，以利于医生做好术前评估，排除术中隐患，增加手术成功率，提高患者对手术的耐受力。

5）肠道准备：患者于手术前3天开始行肠道准备，进食流质易消化食物如稀饭、米汤、菜汤等。术前一晚服用泻药，饮水2000ml。术前8小时禁食禁水，并进行灌肠清理肠道。及时了解患者的肠道准备情况，对症处理，以免影响手术进行。

6）预防术后感染：遵医嘱术前0.5～2小时首次给予抗生素。对于已存在的感染灶应做到及时处理，并避免患者与其他感染患者的接触。

7）手术区域准备：①清洁，术前一日下午或晚上清洁皮肤。尤其注意脐部的清洁，若皮肤上有胶布的痕迹，可用松节油或75%乙醇溶液擦拭。②备皮：应注意遮挡和保暖，防止伤及表皮而增加感染的概率；剔除手术区域毛发。

8）手术日的晨间护理：①认真检查各项辅助检查的落实情况。②测量患者生命体征，如遇发热及女性患者月经来潮等现象需立即上报医生并延迟手术。③遵医嘱给予留置尿管，必要时留置胃管。做好管路护理，避免意外发生。④指导患者拭去妆容及甲油，以利于术中观察。⑤指导患者取下活动义齿及装饰物。⑥遵医嘱给予术前用药。⑦给予准备手术中需要的病历及所需药物，随患者到手术室。⑧交接患者时需仔细核对患者基本信息及术式。⑨准备麻醉床及其所需的手术用品。

（3）特殊准备

1）急症手术在最短时间内做好急救处理的同时，还要进行必要的术前准备，如立即输液，改善患者的水、电解质紊乱的情况，如果患者处于休克状态，要立刻建立两条以上的静脉通路，快速补充血容量，尽快进行手术处理。

2）如血浆白蛋白测定低于 30g/L 或铁蛋白低于 0.15g/L，一个月内体重下降 5%，提示存在营养不良。营养不良常伴有低蛋白血症与贫血，应立即纠正营养不良引起的组织水肿，患者营养不良容易引发并发症，术前应该给予纠正。

3）高血压、心脏病患者应持续服用降压药、注意观察心律是否失常等。

4）糖尿病患者并发症的发病率和死亡率较无糖尿病者上升 50%，手术前应该相对控制血糖，保持血糖在正常范围内，给予口服降糖药，必要时皮下注射胰岛素。

5）妊娠患者需要手术时，应将母体和胎儿的安全放在首位，如手术时机可以选择在妊娠中期则相对安全，确有必要行放射性检查时，需加强保护措施。治疗炎症性肠病时，应选择对孕妇及胎儿安全性较高的药物。

5. 健康指导

（1）告知患者与疾病有关的知识，使其了解手术的必要性。

（2）告知患者麻醉的具体内容。

（3）术前加强营养，注意休息，适当运动，提高抵抗感染的能力。

（4）戒烟，保持良好的口腔环境，注意保暖，预防上呼吸道感染。

（5）指导患者做各种术前训练，包括呼吸功能的锻炼、床上活动、床上使用便盆等。

6. 护理评价　通过上述护理措施，使炎症性肠病患者达到以下几点：①能情绪平稳地积极配合各项检查；②营养状态得以改善，体重得以增加；③纠正水、电解质紊乱的现象；④对疾病的认知提高，知道疾病相关的知识及注意事项；⑤能有效配合术前用药及各项操作。

（二）术中护理

1. 护理评估　麻醉前准备时，患者时常感到焦虑、紧张甚至恐惧，可能对其生理有不同程度的干扰，从而对整个围手术期产生不良影响。术前应针对性地消除其顾虑。术中注意观察患者各项生命体征，以及麻醉药物的毒副反应；术区是否有潜在出血可能。

2. 护理诊断/问题　潜在并发症：麻醉的毒副反应、过敏反应、术区出血危险。

3. 护理目标　并发症得到有效预防，及时发现、正确处理。

4. 护理措施

（1）血压下降或心率减慢：是最常见的并发症，多发生于用药后 5～15 分钟，血压下降，可能因椎管阻滞后，麻醉区域血管扩张，回心血量减少，心排血量降低。如血压下降，应先加快输液速度，增加血量，必要时用麻黄碱 5～10mg 静脉注射，以收缩血管、维持血压。心率过缓者可注射阿托品。

（2）恶心呕吐：可能是血压下降导致脑供血不足，兴奋呕吐中枢；神经迷走神经功能亢进，胃肠蠕动增加；手术牵拉等因素。可针对性给予止吐药物。

（3）呼吸抑制：密切观察患者呼吸，一旦呼吸停止，立即行气管内插管、人工呼吸或器械通气。

5. 护理评价　通过治疗与护理，患者是否发生血压下降、心率减慢、恶心、呕吐、呼吸抑制等并发症，若发生，是否及时发现和进行相应护理、是否得到纠正。

（三）术后护理

1. 护理评估

（1）术中情况：手术过程是否顺利，术中是否出血，是否有输血补液及引流管引流情况，判断手术创面大小及对机体的影响。

（2）身体状况：①生命体征，评估患者回到病房时的意识状态、体温、脉搏、呼吸和血压；②切口情况，观察表面敷料的包扎情况，敷料是否完整、有无渗血、渗液；③引流管，观察引流管的数量、性质、颜色、引出液体量，关键是观察引流管是否通畅；④体液平衡，评估患者术后的尿量、引流量、失血量、补液量等，计算是否平衡；⑤营养状态，评估患者术后摄入量、途径，手术前后体重变化；⑥辅助检查，了解各项检查，尤其是血气分析、尿比重和血清电解质变化；⑦疼痛，评估是否有切口痛；⑧术后并发症，是否有出血、肠瘘。

（3）心理-社会情况：术后患者多表现为特别疲乏、软弱，不敢询问术中结果，有的患者甚至有猜疑、敏感等心理反应。其原因分以下几点：①正常生理结构和功能的改变，有肠造瘘的患者担心瘘口对生活和工作造成影响；②术后的切口疼痛、尿潴留等不适；③术后身体恢复较慢，出现并发症；④担心预后，病理结果不良；⑤担心费用问题。

（4）评估预后：从切口、精神和体力恢复、睡眠状况、食欲、病理结果的反馈等方面进行评估。

2. 护理诊断/问题

（1）疼痛：与手术切口有关。

（2）低效型呼吸：与术后卧床、活动量减少，切口疼痛，呼吸运动受限或使

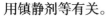

用镇静剂等有关。

（3）体液不足的危险：与手术中失血、体液丢失，术后禁食禁水、补充液体量不足有关。

（4）舒适度的改变：与术后卧床留置各种引流管有关。

（5）营养失调：低于机体需要量，与术后饮食有关。

（6）活动无耐力：与手术创伤、机体负氮平衡有关。

（7）知识缺乏：缺乏术后康复知识。

（8）焦虑与恐惧：与担心预后差、无法融入社会及住院费用有关。

（9）潜在并发症：与术后出血，切口感染、裂开，肺部感染及瘘口产生有关。

3. 护理目标

（1）患者的疼痛减轻或缓解。

（2）患者活动耐力增强，肺活量逐步增加。

（3）患者术后生命体征平稳，呼吸得以改善。

（4）血氧饱和度维持在正常范围内，患者体液平衡，可以维持正常水平。没有发生水、电解质紊乱及酸碱平衡失调，循环功能正常。

（5）术后不适减轻，能够得到比较好的休息。

（6）术后营养状态的维持和改善。

（7）患者能复述相关疾病的术后康复知识，并能积极配合，患者的情绪稳定。

（8）术后并发症得到有效预防及治疗，能及时发现、正确处理，使患者顺利恢复、出院。

4. 护理措施

（1）一般护理：①安置术后回病房的患者时注意保护头部，去枕仰卧位6～8小时，以避免麻醉后并发症的发生。麻醉尚未清醒时，需要使患者头偏向一侧，使口腔分泌物及呕吐物易于流出，避免误吸。清醒后需及时调整体位。②妥善安置各个引流管、静脉通路，保持管路及通路的通畅、有效。③遵医嘱给予监护及吸氧。④注意患者保暖，避免贴身放置热水袋取暖，以免烫伤。

（2）病情观察：①密切观察患者各项生命体征是否平稳；②密切观察患者二便状态，如腹泻，观察排便性状、次数、排便量，还需注意粪便的检查结果，有无脓血便、黏液等，是否有里急后重等不适；③监测血红蛋白及血清电解质，做到尽早发现、尽早处置；④检测体温，如发热，找到发热原因，是否为肠瘘所致；⑤观察引流管是否通畅。

（3）饮食护理：一般需要禁食1～2日，待肠道功能恢复蠕动、肛门排气后开始进食，从进少量流食逐步过渡至全量流食，第5～6天进食半流食，第7～9天可过渡到软食，术后10～12天开始进食普食。术后留置空肠营养管的患者，可在术后第 2 天使用营养管滴入营养液。禁食期间协助患者做好口腔护理，保持口腔卫生。每次进食后需观察患者舒适度并记录。如果患者进食过程中出现不适应立即停止，返回上级进食方案。

（4）休息与活动：应保持室内安静，减少对患者的各种干扰因素，保证其安静休息及有充足睡眠。早期活动有助于增加肺活量，减少肺部感染的发生，可改善全身血液循环，促进切口的愈合，预防肾静脉血的形成，促进肠道功能恢复，减少尿潴留的发生。大部分患者在 24～48 小时可下地活动，鼓励患者及在早床上活动，争取在短期内下床活动，可先指导患者在床上进行深呼吸、四肢主动活动、自行翻身，活动时固定好各种引流管，防止跌倒并使活动度适中，不可过劳。

（5）引流管的护理：给引流管做好标记，并妥善固定，观察引流管有无堵塞扭曲，保持引流管通畅，若引流液黏稠，可通过负压吸引方式防止堵塞，每天观察并记录引流液的量、性质和颜色的变化，如有异常，及时通知医生，每日更换连接管及引流瓶，熟练掌握引流管的拔管指征，并进行宣教。

（6）切口护理：①观察切口有无渗血和渗液，切口周围皮肤有无发红，观察切口愈合情况，及时发现切口感染、切口裂开等异常。②保持切口敷料整洁、干燥。③注意术后切口包扎是否限制了胸腹呼吸运动。④对于烦躁或昏迷的患者和不合作的患儿，可适当使用约束带，防止敷料脱落。⑤切口愈合的分级，甲级愈合，指愈合良好，无不良反应；乙级愈合，指愈合处有炎症反应，如红肿、硬结、积液、血肿等，但未化脓；丙级愈合，指切口已化脓，需做切开引流等处理。

（7）并发症的护理：①发热，监测体温及伴随症状，遵医嘱使用退热药物及物理降温，及时检查切口部位有无红、肿、热、痛及波动感，进行 X 线、B 超、CT、切口分泌物涂片和血培养、尿培养检查，寻找原因并进行针对性治疗。②恶心、呕吐，患者呕吐时将头偏向一侧，并及时清理呕吐物，行针灸治疗或遵医嘱给予止吐药、镇静药，若持续呕吐，应查明原因，及时进行处理。③尿潴留，稳定患者情绪。采用诱导排尿法，如下腹热敷、改变体位、轻柔按摩膀胱区或听流水声等。遵医嘱采用药物治疗，上述措施无效时，则应考虑在无菌操作下导尿。一次性导尿不得超过 1000ml。④出血和肠瘘，参考第一章第七节六、护理治疗中术后常见并发症的内容。⑤压疮，采取预防措施，定时翻身，每两小时翻身一次，保持床单位清洁干燥，使用便盆时协助患者抬高臀部，鼓励患者坚持早日主动运动，增强营养。

（8）心理护理：对术后患者加强巡视，建立良好的医护关系，鼓励患者说出自身感受，评估患者心理状态，给予适当的解释和安慰，经常询问患者，使患者感受到被尊重，鼓励患者早日生活自理，提供有关术后健康及疾病方面的知识，帮助患者缓解术后不适,建立恢复健康的信心。

5. 健康指导

(1)用药指导:此类患者在出院后应坚持后续治疗,遵医嘱用药,不要随意停药或改用药,教会患者如何识别药物的不良反应,如头痛、发热、疲劳、手足麻木、排尿不顺畅等症状,避免延误病情。

(2)保持乐观心态,适当进行户外锻炼,增强体质,避免出现过激的情绪。

(3)在家自行灌肠时,应在晚上睡前灌肠,灌肠前排便,保证温度适宜,不可过热。灌肠后臀部抬高,腹部放松,尽可能让药物保留时间延长。

(4)自我检测大便次数、性质和量。一旦腹泻次数增加、便血增多,表示病情加重,需及时就诊。

(5)预后:本病一般迁延不愈,反复发作,经治疗会有所好转,但大部分患者因为出现并发症而采取手术治疗,预后均比较差。

6. 护理评价 经过治疗与护理,患者焦虑情绪得到缓解,能主动配合治疗,疼痛减轻,腹泻程度减轻,排便次数减少或恢复正常,营养状态得到明显改善,体液平衡得到维持,生命体征平稳,体温恢复正常,并发症得到预防,已经出现并发症的患者得到及时发现与处理。

(刘沙沙 李慧博 叶子悦 李翠华 刘丽娜)

第四节 炎症性肠病随访过程中的临床常见问题

一、内镜随访的内容

(一)溃疡性结肠炎的内镜随访

1. 随访的目的 评估疗效,指导后续治疗。

2. 随访的时间 建议诱导期第3、4个月复查内镜,维持早期第6~12个月复查内镜,长期维持稳定期每12~24个月复查内镜。

病程超过8~10年或有相关肠外并发症者,参照本节溃疡性结肠炎癌变的内镜监测时间。

3. 溃疡性结肠炎癌变的内镜监测 溃疡性结肠炎相关性结直肠癌是溃疡性结肠炎的严重并发症之一,大部分由异型增生进展而来。因此,判断高危人群、规律性内镜监测及活检病理,对发现异型增生及癌变有重要意义。

(1)内镜监测的对象:包括药物疗效欠佳的持续活动性肠道炎症、溃疡性结肠炎病变范围广泛、病程迁延（≥8年）、合并原发性硬化性胆管炎、具有多种肠外表现、多次复发或依从性不良者等。

（2）内镜监测的时间：病变累及广泛结肠者[蒙特利尔分型（表 3-2）E3 型、部分 E2 型]，应该在发病 8 年后开始接受规律性的结肠镜检查，即每 1～2 年复查 1 次结肠镜。左半结肠炎者（E2 型）在发病 10 年后即开始接受结肠镜监测。如果连续 2 次结肠镜检查均无异常，可将复查的时间间隔延长至 2～3 年。如患者合并原发性硬化性胆管炎，在原发性硬化性胆管炎确诊后的每年都需要行结肠镜检查。

表 3-2　溃疡性结肠炎病变范围的蒙特利尔分型

分型	分布	结肠镜下所见炎性病变累及的最大范围
E1	直肠	局限于直肠，未达乙状结肠
E2	左半结肠	累及左半结肠（脾曲以远）
E3	广泛结肠	广泛病变累及脾曲以近乃至全结肠

（3）病变的处理：多部位、多点活检及色素内镜、放大内镜等有助于发现病变。发现癌变及平坦黏膜上的高度异型增生应考虑切除全结肠；平坦黏膜上的低度异型增生可行全结肠切除或 3～6 个月后复查结肠镜，如果仍旧为同样改变，则应切除全结肠；隆起型肿块上发现异型增生而不伴有周围平坦黏膜上的异型增生，可行内镜下切除，而后密切复查，如果无法行内镜下切除，则应切除全结肠。

（二）克罗恩病的内镜随访

1. 随访的目的　判断炎症改善程度、评估疗效、指导治疗。

2. 随访的时间　对于同时合并上消化道病变的患者，建议 3～6 个月后复查内镜。使用激素–免疫抑制剂治疗的患者，12 个月后复查全结肠镜或小肠镜。使用生物制剂治疗的患者，6～9 个月后复查内镜。根据内镜检查的结果评估疗效，并决定后续内镜复查的时间。由于患者存在异质性且病程较长，推荐的内镜复查时间仅为参考时间，具体情况需根据患者的个体化情况而决定。

3. 癌变的监测　小肠克罗恩病炎症反应部位可能发生癌变，需重点监测；结肠克罗恩病癌变风险与溃疡性结肠炎相近，监测方法相同。

二、5-氨基水杨酸应用过程中的随访内容

5-氨基水杨酸（5-ASA）是目前炎症性肠病诱导缓解和维持缓解的首选主要药物，

尤其在维持缓解中发挥着重要的作用。

（一）溃疡性结肠炎的疗效评估

1. 根据症状及内镜表现

（1）缓解：临床症状消失，肠镜检查可见肠黏膜大致正常或无活动性炎症反应。

（2）有效：临床症状基本消失，肠镜检查可见肠黏膜轻度炎症反应。

（3）无效：临床症状及肠镜检查均无改善。

（4）复发：进入缓解期后症状再发，最常见的为便血，腹泻亦常见。复发可分为偶发（发作≤1 次/年）、频发（发作 2 次/年）和持续型（症状持续活动，不能缓解）。早期复发：经治疗达到缓解期开始计算至复发的时间<3 个月。

2. 用改良 Mayo 评分系统（表 3-3）**进行疗效评估**

表 3-3 改良 Mayo 评分系统

项目	0 分	1 分	2 分	3 分
排便次数[a]	正常	比正常增加 1～2 次/日	比正常增加 3～4 次/日	比正常增加 5 次/日或以上
便血[b]	未见出血	少于半数时间出现便中混血	大部分时间为便中混血	一直存在出血
内镜发现	正常或无活动性病变	轻度病变（红斑、血管纹理减少、轻度易脆）	中度病变（明显红斑、血管纹理缺乏、易脆、糜烂）	重度病变（自发性出血、溃疡形成）
医师总体评价[c]	正常	轻度病情	中度病情	重度病情

注：评分≤2 分且无单个分项评分>1 分为临床缓解；3～5 分为轻度活动；6～10 分为中度活动；11～12 分为重度活动；有效定义为评分相对于基线值的降幅≥30%及≥3 分，而且便血的分项评分降幅≥1 分或该分项评分为 0 分或 1 分。

a 以每位受试者作为自身对照，评价排便次数的异常程度；b 日出血评分以 1 日中最严重的出血情况为代表；c 医师总体评价包括 3 项标准，受试者对于腹部不适的回顾、总体幸福感和其他表现，如体格检查发现和受试者表现。

（二）克罗恩病的疗效评估

可用克罗恩病活动指数（CDAI）进行疗效评估。

1. 使用 Harvey 和 Bradshaw 的简化 CDAI 计算法（表 3-4）

表 3-4 简化 CDAI 计算法

项目	0 分	1 分	2 分	3 分	4 分
一般情况	良好	稍差	差	不良	极差
腹痛	无	轻	中	重	—

续表

项目	0分	1分	2分	3分	4分
腹部包块	无	可疑	确定	伴触痛	—
腹泻			稀便每日1次计1分		
伴随疾病 a			每种症状计1分		

注：—为无此项。≤4分为缓解期，5～7分为轻度活动期，8～16分为中度活动期，>16分为重度活动期。
a 伴随疾病包括关节痛、虹膜炎、结节性红斑、坏疽性脓皮病、阿弗他溃疡、裂沟、新瘘管和脓肿等。

2. 使用 Best 等的 CDAI 计算法（表 3-5）

（1）疾病活动：CDAI≥150分。

（2）临床缓解：CDAI<150分。

（3）有效：CDAI下降≥100分（也有以≥70分作为标准）。

（4）复发：经过药物治疗缓解后，克罗恩病的临床症状再次出现，并且有实验室炎症反应指标、内镜检查及影像学检查提示疾病活动。可以 CDAI>150分且较前升高100分（亦有以升高70分）作为标准。复发的类型包括偶发（发作≤1次/年）、频发（发作2次/年）和持续型（克罗恩病症状持续活动，不能缓解）。早期复发：经治疗达到缓解期至复发的时间<3个月。

表 3-5 Best 等的 CDAI 计算法

变量	权重
稀便次数（1周）	2
腹痛程度（1周总评，0～3分）	5
一般情况（1周总评，0～4分）	7
肠外表现与并发症（1项1分）	20
阿片类止泻药（0、1分）	30
腹部包块（可疑2分，肯定5分）	10
血细胞比容降低值（正常 a：男0.40，女0.37）	6
100×（1-体重/标准体重）	1

注：总分为各项分值之和；CDAI<150分为缓解期，≥150分为活动期，其中150～220分为轻度，221～450分为中度，>450分为重度。
a 血细胞比容正常值按中国人的标准。

3. 根据内镜表现评估

内镜表现也是进行疗效评估的重要参考，内镜检查主要通过溃疡的深浅、大小、范围和有无狭窄情况来进行评估。此外，高水平 CRP 在除外合并病原体感染后，也提示疾病活动，可作为疗效评估的重要指标。

（三）药物的不良反应

5-ASA 的安全性较高，不良反应的发生与用药剂量无关。较常见的不良反应有消化道症状，如腹泻、恶心、呕吐、厌食、消化不良等，还可表现为发热、头痛、关节痛、皮疹等，中断药物治疗后可得到缓解。长期服用药物可能导致男性精液及精子异常，对妇女的生育能力无明显影响。临床较少见严重不良反应，包括肾毒性（间质性肾炎、肾病综合征等）、胰腺炎、肝炎等。口服 5-ASA 的不良反应主要为腹泻，栓剂及灌肠剂的全身不良反应轻微，发生率也较低，主要为肛门刺激症状。

（四）并发症

并发症主要包括中毒性巨结肠、肠梗阻、穿孔、大出血、异型增生及癌变等。

（五）依从性

口服药物可分次服用或顿服，顿服患者依从性明显好于分次服用，且每天 1 次顿服与分次服用等效。其他剂型如栓剂、灌肠剂等患者依从性尚可。

三、糖皮质激素应用过程中的随访内容

目前认为糖皮质激素治疗溃疡性结肠炎疗程较短，治疗克罗恩病疗程较长，一般用药 8～12 周症状控制后逐渐减量，并且糖皮质激素不能作为维持治疗的药物，诱导缓解后需要缓慢减量，如快速减量可能导致炎症性肠病早期复发。在使用糖皮质激素治疗的过程中，需要密切关注以下问题。

（一）根据对激素的反应进行疗效评估

对于激素治疗的患者需及时评估疗效，激素无效或依赖的患者，需要考虑转换治疗方案，而不能一味地应用激素维持治疗。

1. 临床好转

2. 激素无效　经相当于泼尼松剂量 0.75～1mg/（kg·d）治疗超过 4 周，疾病仍处于活动期。

3. 激素依赖　虽能维持缓解，但激素治疗 3 个月后泼尼松仍不能减量至 10mg/d 或在停用激素后 3 个月内复发。

（二）监测能够预测糖皮质激素治疗溃疡性结肠炎疗效的指标

1. 临床症状　监测排便次数或体温。研究数据表明，应用糖皮质激素的第 2

天，排便次数＞12 次/天，结肠切除率为 55%；应用糖皮质激素的第 3 天，排便次数＞8 次/天或排便次数 3～8 次同时 CRP＞45mg/L，结肠切除率为 85%。

2. 实验室指标 包括 CRP 水平升高、低白蛋白水平及 pH 下降。入院时 ESR ＞75mm/h 或体温超过 38℃，结肠切除的可能性增加 5～9 倍。

3. 影像学/内镜检查 结肠扩张＞5.5cm，结肠切除率约为 75%。此外是否存在肠梗阻、结肠溃疡深度等均与结肠切除率相关。

（三）不良反应

（1）向心性肥胖、满月脸、水牛背、皮肤紫纹瘀斑、类固醇性糖尿病（或加重糖尿病）、骨质疏松、自发性骨折甚至股骨头坏死、女性多毛、月经紊乱或闭经不孕、男性阳痿、出血倾向等。

（2）诱发或加重感染、消化性溃疡，甚至造成消化道大出血或穿孔。

（3）高血压、心力衰竭、动脉粥样硬化及血栓形成，高脂血症，尤其是高甘油三酯血症。

（4）肌无力、肌肉萎缩、伤口愈合迟缓、青光眼、白内障，精神症状如焦虑、兴奋、抑郁、失眠、性格改变等，严重时可诱发精神失常、癫痫发作。儿童长期应用激素会影响生长发育。

四、硫唑嘌呤等免疫抑制剂应用过程中的随访内容

（一）硫嘌呤类药物

硫唑嘌呤（AZA）和硫嘌呤（6-MP）属于硫嘌呤类药物，是用于 IBD 维持缓解的一线免疫抑制剂，其中 AZA 的应用更为广泛。硫嘌呤类药物对于 2/3 的患者是有效的，然而其中有 1/5 的患者因为不良反应而停用，缓解期患者停用该药物后复发风险较前升高。在临床随访工作中，需要定期监测硫嘌呤类药物的相关不良反应，同时对于疗效差的患者需分析原因，必要时加量或更换其他药物。

1. 不良反应

（1）胰腺炎：AZA 诱发的急性胰腺炎在 IBD 患者中较为常见，主要发生于女性，尤其是 CD 患者，吸烟或应用泼尼松龙的患者也需注意监测。近期还发现一个与 AZA 诱发胰腺炎相关的遗传预测因子（*HLA-DQA1**02：01-*HLA-DRB1**07：01 单体）。胰腺炎通常发生在用药后 1 个月内，也可发生于用药几个月后。对于已经发生胰腺炎的患者，不能再继续应用 AZA。

（2）恶心与呕吐：出现恶心、呕吐后，可尝试将 AZA 换为 6-MP，或者继续

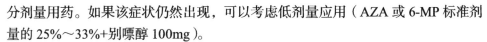

分剂量用药。如果该症状仍然出现，可以考虑低剂量应用（AZA 或 6-MP 标准剂量的 25%～33%+别嘌醇 100mg）。

（3）流感样症状：在应用 AZA 时出现流感样症状，如头痛、发热、全身关节肌肉酸痛，转换为 6-MP 仍有可能出现相同反应，需更换为其他免疫抑制剂。

（4）肿瘤：硫嘌呤类药物的应用可能使 IBD 患者出现淋巴瘤（包括肝脾 T 细胞淋巴瘤）和非黑色素瘤性皮肤癌，但风险较低。研究显示，与停用或从未应用硫嘌呤类药物治疗的患者相比，正在应用硫嘌呤类药物治疗的患者发生淋巴组织增生性疾病的概率更高，这种风险随着年龄增长和治疗年限的增加而增加。肝脾 T 细胞淋巴瘤是一种罕见且致命的疾病，通常发生于应用硫唑嘌呤治疗超过 2 年的年轻男性患者（<35 岁），或硫唑嘌呤与抗 TNF-α 类药物联用的患者。口服免疫抑制剂治疗的 IBD 患者的宫颈肿瘤及泌尿系肿瘤的发生率升高，建议患者进行宫颈肿瘤及泌尿系肿瘤的筛查。

（5）骨髓抑制：硫嘌呤类药物会增加骨髓抑制（导致贫血、白细胞减少或血小板减少）的风险，呈剂量依赖性，主要表现为白细胞减少，多发生在药物应用 8 周内，也可在多年后出现。尽管白细胞减少，特别是淋巴细胞减少被认为是药物有效的标志，但白细胞的过度减少可致感染等严重的不良后果。硫嘌呤类药物诱导的白细胞减少在亚洲较为常见，因此，我国应用硫嘌呤类药物的剂量通常低于推荐剂量。

（6）肝损害：硫嘌呤类药物的代谢产物 6-MMP 水平升高时可致肝损害，别嘌醇可能抑制参与 6-MMP 生成的黄嘌呤氧化酶，因此，减少药物剂量或加用别嘌醇，肝功能可能恢复，必要时给予停药。偶见硫嘌呤类药物诱导的肝门静脉硬化，导致门静脉高压。偶见硫嘌呤类药物诱发的结节性再生性增生，与药物剂量及用药时间呈正相关。

（7）过敏反应：最常见的过敏反应是中性粒细胞性皮病，在某些情况下符合药物诱导的 Sweet 综合征的诊断标准。

（8）机会性感染：IBD 患者应用硫嘌呤类药物后发生机会性感染的风险增加 3 倍，与激素联用时，机会性感染的风险增加 5 倍，与英夫利昔单抗合用时，感染风险亦增加。机会性感染包括 EB 病毒、巨细胞病毒、单纯疱疹病毒、水痘带状疱疹和细小病毒等的病毒感染；单核细胞增生李斯特菌或结核分枝杆菌等的细菌感染；卡氏肺孢子菌或烟曲霉等的真菌感染。病毒感染和败血症是骨髓抑制的危险因素。与高死亡率（≤30%）相关的噬血细胞综合征可能使这些感染复杂化。在应用 AZA 的患者中,EB 病毒感染会增加噬血细胞综合征和淋巴瘤的发生风险。巨细胞病毒感染在免疫功能低下的患者中可能导致脑炎、视网膜炎、结肠炎、肺炎和食管炎等。

2. 监测项目

（1）硫嘌呤甲基转移酶（thiopurine S-methyltransferase，TPMT）：催化 6-MP 甲基化为 6-MMP，*TPMT* 基因突变导致该酶活性下降，导致 6-MMP 水平下降或缺失，而 6-MP 另一代谢产物 6-硫鸟嘌呤核苷酸（6-TGN）增多，6-TGN 与药物疗效及骨髓抑制相关，而 6-MMP 与肝毒性相关。因此，在开始硫嘌呤类药物治疗前，需检测 TPMT 状态。然而，在出现硫嘌呤类药物诱导的白细胞减少的 IBD 患者中，仅 1/4 存在 *TPMT* 基因突变。TPMT 基因型预测骨髓抑制特异度高，但在汉族人群中敏感度很低，不做常规推荐。如果 TPMT 活性正常，硫嘌呤类的常规剂量为 0.75～1.5mg/（kg·d），其中硫唑嘌呤的常规剂量为 1.5～2.5mg/（kg·d）。传统的剂量升级方法是以 50mg/d 的剂量开始，监测白细胞减少和其他可能的副作用，如没有副作用出现，每 1～2 周或 4 周增加 25mg，直到标准剂量。这种逐步增量的策略可能有助于减少 AZA 相关骨髓抑制的发生。研究显示逐渐增加剂量的方法较适合东亚地区的 IBD 患者，且应用较低剂量的 AZA 或 6-MP 可能是安全有效的。另一种方式是基于 TPMT 的活性，开始即给予全剂量。根据这种方式，正常 TPMT 活性的患者接受标准剂量，中等 TPMT 活性的患者接受 50% 的标准剂量。然而，低 TPMT 活性的患者（约为正常人群的 3%）不应给予硫嘌呤类药物。

（2）*NUDT15* 基因型：*NUDT15* 基因变异与骨髓抑制相关，在开始应用硫嘌呤类药物之前，进行 *NUDT15* 基因型的检测，有助于识别在硫嘌呤类药物应用期间容易出现白细胞减少的患者。编码 p.Arg139Cys 的 *NUDT15* 风险等位基因与硫嘌呤类药物诱发白细胞减少有较高的相关性，且在东亚地区发生率更高。

（3）6-TGN 和 6-MMP：AZA 和 6-MP 的有效代谢产物是 6-TGN，这是起治疗作用的主要活性代谢产物，亦可导致骨髓抑制。研究显示 6-TGN 浓度 >225pmol/（8×10^8）红细胞（RBC）与临床应答相关，6-TGN 浓度 >420pmol/（8×10^8）RBC 与白细胞减少相关。现多项研究建议 6-TGN 的有效治疗窗浓度为 230～450pmol/（8×10^8）RBC，此浓度范围不良反应发生少。在与 IFX 联用时，有研究认为 6-TGN 浓度 ≥125pmol/（8×10^8）RBC 即可获得满意的疗效。当嘌呤类免疫抑制药物剂量稳定后 1 个月，或治疗足够疗程后仍处于疾病活动期，或出现可能与硫嘌呤类相关的不良反应时，建议行 6-TGN 药物浓度测定。另一代谢产物 6-MMP 水平升高[>5700pmol/（8×10^8）RBC]与肝毒性相关，减少药物剂量，肝功能可恢复。监测 6-TGN 和 6-MMP 有助于优化治疗剂量，减少副作用。

（4）肝功能及肾功能：在开始用药的前两个月，需较为频繁地测量肝功能，当出现肝功能异常时，需停药并检查硫嘌呤类药物的代谢产物。在肝功能恢复正常后，可尝试低剂量 AZA/6-MP+别嘌醇 100mg，继续监测肝功能。因硫嘌呤类药物的代谢产物经肾排泄，对于肾损害的患者，如果肌酐清除率为 10～50ml/min，则剂量为常规剂量的 75%；如果肌酐清除率 <10ml/min，则剂量为常规剂量的 50%。

（5）血常规：应用硫嘌呤类药物的所有患者均需监测血常规，观察是否出现骨髓抑制。建议用药后第 1 个月每周查一次血常规，第 2 个月每两周查一次血常规，第 3～6 个月每个月查一次血常规，随后每两个月查一次血常规。大多数严重的白细胞减少（白细胞计数$<1000/mm^3$）可在治疗早期突然出现，尤其是前 8 周，需立即停药。如果用药早期出现轻度白细胞减少（白细胞总数$<3.5\times10^9/L$ 或中性粒细胞计数$<2\times10^9/L$），则给予停药；如长期用药后出现上述轻度白细胞减少，可以给予药物减量及密切的监测。如果中性粒细胞计数$<1\times10^9/L$，伴发热，则给予抗生素+粒细胞集落刺激因子。硫嘌呤类药物经常与 5-ASA 联用，由于 5-ASA 影响 6-TGN 的水平，联用后可增加硫嘌呤类药物的毒副作用，目前不支持两药联合治疗。

（6）乙型肝炎：对于仅有抗 HBc 阳性的患者，用药期间每 3 个月需复查肝功能和 HBV DNA。

3. 优化治疗　出现骨髓抑制的患者，当血常规恢复正常时，6-TGN 浓度高，可以重新应用较低剂量硫嘌呤类药物，并监测血常规及其代谢产物；6-MMP 浓度高，可以考虑应用较低剂量硫嘌呤类药物+别嘌醇 100mg；6-TGN 浓度偏低或正常，建议停用硫嘌呤类药物。活动期患者，如果 6-TGN 浓度$<230pmol/（8\times10^8）RBC$，建议优化用药剂量；如果 6-TGN 浓度达到 $450pmol/（8\times10^8）RBC$，则考虑转换其他免疫抑制剂治疗。

4. 停药　ECCO 指南指出，应用硫嘌呤类药物维持缓解的 CD 患者，缓解期超过 4 年后，可考虑停药。停药后，疾病复发风险较高，需权衡疾病复发风险与长期硫嘌呤类药物治疗风险，包括感染和肿瘤，特别是随着年龄的增长，患淋巴瘤的绝对风险显著增加。在停用硫唑嘌呤后加用 5-ASA，可以进一步降低 UC 复发率。建议应用硫嘌呤类药物处于长期缓解且黏膜愈合的 IBD 患者，可以讨论停药的风险和利弊及患者的偏好。停药后复发时，再次用药通常是有效的。停药后需监测粪钙防卫蛋白，预测疾病复发风险。

（二）甲氨蝶呤

甲氨蝶呤（MTX）最初用于治疗白血病，后以低剂量治疗自身免疫性疾病，包括 IBD。MTX 起效慢，副作用与硫嘌呤类药物相当，是 CD 患者常用的另一种免疫抑制剂，主要用于对硫嘌呤类药物无应答或不能耐受的患者。在用药过程中需观察 MTX 的不良反应。

1. 不良反应

（1）肝损害：MTX 可导致暂时的肝损害，部分患者在未停用 MTX 的情况下可恢复正常，而当少部分患者出现持续明显的转氨酶升高时（转氨酶大于正常值上限 2 倍且超过 4 周），需停用 MTX。预防性补充叶酸可能降低 MTX 诱发的肝损害。每周应用一次 MTX 的患者，肝脏药物浓度不高，但长期每日应用 MTX，可致肝脏药物浓度升高，反复出现肝损害，激活乙型肝炎病毒等，最终可能诱发肝硬化。在开始应用 MTX 前需检测 HBV 和 HCV，询问饮酒史，对怀疑有慢性肝病的患者，需进行肝活检，结果显示有活动性病毒性肝炎、慢性乙型肝炎及严重肝纤维化或肝硬化的患者禁用 MTX。

（2）胃肠道不适：应用 MTX 期间，有高达 40% 的患者可出现胃肠道不适，补充叶酸（每日 1mg 或每周 5mg）可以降低 MTX 诱导的胃肠道不适，停用 MTX 后胃肠不适可恢复。

（3）肺毒性：应用 MTX 期间发生急性间质性肺炎较为罕见，临床表现为呼吸困难、干咳和发热。大多数病例在停用 MTX 后可恢复。所有的患者在开始应用 MTX 前应该进行胸部 X 线检查。

（4）致畸性：甲氨蝶呤可致胎儿畸形，育龄妇女在治疗期间和停药后 6 个月内需严格避孕。暂没有证据支持男性应在备孕期停用甲氨蝶呤。

（5）骨髓抑制：研究显示，平均治疗时间为 17 个月的患者中，有 4.5% 的患者出现骨髓抑制。

2. 监测项目

（1）检验：在开始应用 MTX 前需检验基础血常规、肝功能、尿素和电解质，在开始应用 MTX 后，在第 2、4、8 和 12 周复查上述指标，随后至少每 3 个月检验一次。

（2）肝穿刺活检或瞬时弹性成像：MTX 可诱发肝硬化，但风险较低，因此没有必要常规进行肝活检。对于应用 MTX 期间出现 AST 升高或低白蛋白血症的患者，建议每 4~8 周进行肝穿刺活检，给予 MTX 减量，当出现中至重度纤维化或肝硬化时，需停药。对于有危险因素如 $BMI > 28kg/m^2$ 或每周饮酒超过 14 次的患者，可进行瞬时弹性成像评估肝纤维化程度。

3. 补充叶酸 MTX 抑制二氢叶酸还原酶，使二氢叶酸不能还原成有生理活性的四氢叶酸，影响嘌呤核苷酸和嘧啶脱氧核苷酸的合成，对骨髓、口腔黏膜和胃肠道黏膜等快速分裂的细胞影响较大，因此，需补充叶酸以减少 MTX 的毒性，推荐在 MTX 应用 24 小时后补充叶酸。

（三）环孢素

环孢素（CsA），用于激素难治型重症 UC 的挽救治疗。其引起的剂量依赖性副作用包括肾毒性、高血压、淋巴瘤、感染、癫痫、多毛症和过敏反应。通过隔日监测血清 CsA 的浓度可以显著降低不良反应的发生率。高剂量 CsA[>5mg/（kg·d）] 与感染并发症相关，其中包括肺孢子虫肺炎、疱疹食管炎、感染性动脉瘤和葡萄球菌败血症。应用 CsA 的肾移植、心脏移植或肝移植患者发生恶性肿瘤的风险增加，这与 CsA 的剂量和应用时间有关，低剂量明显降低肿瘤的发生风险，

在 IBD 患者中暂未见相关报道。CsA 不增加 UC 患者术中及术后并发症。研究显示 CsA 未增加先天畸形的风险，但有可能轻度增加早产和低出生体重儿的风险。由于 CsA 可少量进入乳汁，应用 CsA 的哺乳期女性不建议哺乳。建议静脉或口服用药，分别每两天或每两周测量空腹血糖、电解质（包括镁）、肾功能和血压。同时接受两种或多种免疫抑制剂的患者需要预防性应用抗生素。

五、沙利度胺应用过程中的随访内容

沙利度胺（thalidomide）又名反应停，通过促进 TNF-α mRNA 的降解，减少 TNF-α 的生成，在 IBD 的治疗中逐渐被认可。其可用于治疗难治性 CD 和 UC，对部分生物制剂治疗失败的 IBD 患者仍有效。研究显示在停用沙利度胺的患者中，大部分是因为出现了不良反应而停药，因药物失效停药的患者仅占 12%。因此，在应用沙利度胺时，需密切关注药物的不良反应，即时停用或减量。

（一）不良反应

1. 神经功能障碍

（1）周围神经病变：沙利度胺诱发的周围神经病变主要累及长且大的多发感觉神经纤维，多数患者可以恢复，少部分患者不可逆。其临床表现为颤抖、感觉异常、麻木和刺痛等。周围神经病变是沙利度胺最常见的副作用，与应用沙利度胺的累积剂量有关，通常发生在用药几个月后，研究显示在累积剂量小于 28g 时没有发现周围神经病变的发生，而大多数周围神经病变发生在累积剂量为 40～50g 时。因此，在出现周围神经病变后需减量或停用沙利度胺。

（2）镇静与困倦：沙利度胺最初作为镇静剂上市。在用药前几周可以观察到患者出现镇静状态与困倦，随后逐渐耐受，其镇静程度通常与每日剂量呈正比，因此，建议患者睡前服用，必要时减量服用。服药期间不可驾驶汽车或进行高空作业等。

（3）癫痫与卒中：急性严重的神经事件如癫痫和卒中发作较为罕见，发生时需立即停药。

（4）精神障碍：少部分患者在应用沙利度胺后可能出现注意力不集中、焦虑、抑郁、易怒、躁动或幻觉，严重时日常生活受到影响，需停用沙利度胺。

2. 致畸性　沙利度胺有致畸性，曾出现过震惊世界的"海豹儿"事件。患者在确定未妊娠后方可应用沙利度胺，在应用沙利度胺期间需严格避孕，女性停药 6 个月后可妊娠，男性需停药至少 3 个月。

3. 皮肤表现　干性皮炎、皮疹、脂溢性皮炎等皮肤表现是沙利度胺常见的不良反应，通常较为轻微，可给予减量或停药，在恢复正常后，一些患者可继续服用。其他少见的皮肤表现还包括脱发、银屑病、荨麻疹和痤疮等。

4. 胃肠道表现 便秘在应用沙利度胺的患者中较为多见，少数患者因严重便秘而停药。少数患者还可出现恶心及食欲缺乏。

5. 卵巢功能减退 长期应用沙利度胺可能影响女性卵巢储备功能，导致女性生育能力下降和生殖内分泌功能紊乱，甚至发展为卵巢早衰。研究表明每日剂量大于 75mg 或累积剂量大于 5g，且治疗时间超过 10 个月时，沙利度胺可能会降低患者的卵巢储备功能，建议这类患者定期进行卵巢功能评估，必要时停用沙利度胺。

6. 深静脉血栓 对于存在血栓形成高风险因子（红斑狼疮、吸烟、口服避孕药物、产生抗磷脂抗体、高同型半胱氨酸血症、高凝状态）的患者，加强监测，必要时行预防性抗凝治疗。对应用沙利度胺的患者，停用任何抗血栓作用的药物（如抗疟药物、抗凝药和阿司匹林）时需格外谨慎。

7. 其他 在应用沙利度胺期间，少部分患者可能出现白细胞减少、水肿、心律失常、直立性低血压、性欲减退、机会性感染等。机会性感染发生率较低；多数诱导的中性粒细胞减少是轻度的；少数患者可能出现心动过缓，心率<50 次/分，伴有乏力、头晕，甚至出现晕厥，应嘱患者自行记录脉搏。

（二）定期监测项目

1. 神经传导检查 所有患者在开始应用沙利度胺前应进行基础神经传导研究，告知正在应用沙利度胺的患者，需报告暗示神经病变的症状如颤抖、感觉异常、麻木和刺痛等，然后进行详细的神经系统评估（包括振动敏感性的评估），其中神经传导检查有助于监测神经病变的发生和演变。对于没有出现周围神经病变症状的患者，建议每 3～6 个月进行神经传导检查。周围神经病变在肌电图上的变化包括电位潜伏期增加和电位幅值降低。

2. 血栓监测 如患者出现潜在血栓事件的体征和症状（肢体肿胀、呼吸短促、胸痛），需进行凝血象、双下肢血管彩超及肺 CTA 检查等。

3. 卵巢储备功能检查 评估卵巢储备功能的指标包括年龄、性激素[雌二醇素（E_2）、卵泡刺激素（FSH）]水平、窦状卵泡数（AFC）、抗米勒管激素（AMH）水平。符合以下 4 项中任意 2 项以上者即可判定为卵巢储备功能下降：年龄≥40岁；基础 FSH≥12IU/L；AFC≤5 个；AMH≤1.1ng/ml。

4. 其他 如血常规等。

（三）患者宣教

用药期间严格避孕；了解用药期间可能出现的副作用，及时告知医师进行剂量调整；因药物副作用较多，药物的调整需咨询 IBD 医师，不可自行加量。

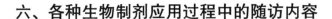

六、各种生物制剂应用过程中的随访内容

现在我国常用于治疗 IBD 的生物制剂包括英夫利昔单抗（IFX）、阿达木单抗（ADA）、维多珠单抗（VDZ）及乌司奴单抗等。

（一）抗 TNF-α 类药物（IFX、ADA）

1. 疗效评估　UC 和 CD 患者可早期对抗 TNF-α 类药物出现临床应答，无应答者在维持阶段也很少获益。应用负荷剂量抗 TNF-α 类药物 2～4 周后需要进行临床评估，对于临床应答者，建议进行主动治疗药物监测（therapeutic drug monitoring，TDM），包括药物浓度监测和抗药物抗体监测，根据 TDM 结果调整药物剂量至合适的药物浓度，既可维持疗效，又可减少不良反应的发生；如完全无应答，则更换为其他治疗药物。研究显示规律抗 TNF-α 类药物治疗的应答率和缓解率较不规律用药者高，建议患者不要随意延长用药间隔。

2. 优化治疗　研究显示 IFX 治疗后，第 2 周和第 6 周的药物浓度高与早期黏膜愈合相关。诱导治疗期间和治疗后的 IFX 和 ADA 药物谷浓度与药物疗效相关。许多研究证实药物的血清浓度未检出及抗药物抗体的产生均与较差的临床反应有关。

（1）谷浓度：通常指下次输注前 24 小时内测定的药物血浓度。建议使用相同的检测方法，且在固定的时间检测药物谷浓度以保持结果之间的可比性。IFX 的有效谷浓度推荐为 3～7μg/ml，而对于伴有肛瘘的 CD 患者可能需要更高的 IFX 药物浓度（>10μg/ml，甚至>20μg/ml）。

（2）英夫利昔单抗抗体（antibody to infliximab，ATI）：一般于 IFX 治疗 4 次后出现，因此检测时间不应早于治疗后 14 周。ATI 可能为一过性产生，需要重复检测。

（3）原发无应答：一般指在足剂量抗 TNF-α 类药物治疗后的 8～12 周，患者的临床症状和体征均未见明显好转。约 20% 的 IBD 患者对抗 TNF-α 类药物存在原发无应答，相关因素包括药物浓度低；产生 ATI；疾病涉及多种机制，需联合治疗；疾病的发生主要不是通过 TNF-α 介导的。

（4）继发失效：指患者对 IFX 存在初始应答，之后随时间应答反应逐渐减弱。多发生于免疫介导的药物中和抗体的产生，测量药物浓度和药物抗体水平有助于判断。

（5）主动 TDM：在 IFX 治疗期间，IFX 血药浓度低可导致 ATI 的产生，进而导致继发失应答。处于缓解期的患者，可定期进行 TDM，根据药物谷浓度低或过高，增加或减少药物用量或调整用药间期，可减少 ATI 的产生，提高临床缓解率及可能节省治疗费用。对于计划停药的缓解期患者，进行 TDM，如检测不到抗

TNF-α 类药物血药浓度，说明患者维持缓解不依赖于抗 TNF-α 类药物，此时停药后的复发率较低。

（6）被动 TDM：在原发无应答或继发失效时，为寻找原因而进行 TDM 监测称为被动 TDM。对于原发无应答的患者，如 TDM 显示无药物抗体的产生，血清药物谷浓度低，可通过增加药物剂量（提高至 10mg/kg）、缩短用药间期（注射间期缩短至 6 周）或联用 AZA 来提高药物浓度，一旦重新达到缓解期，维持 3～4 个月后，可降低剂量或再次延长注射间期以维持缓解；如 TDM 显示有足够的药物浓度（阿达木单抗＞4.5μg/ml 或英夫利昔单抗＞3.8μg/ml），提示抗 TNF-α 类药物无效，需更换其他作用机制的药物如乌司奴单抗或维多珠单抗等。对于继发失效的患者，需首先排除并发症如感染的发生，进行 TDM，如无药物抗体产生且药物谷浓度低，可通过增加药物剂量或缩短用药间期提高药物浓度；如出现少量抗 TNF-α 抗体，可加用 AZA，减少抗 TNF-α 抗体的产生，维持抗 TNF-α 类药物的疗效；如药物谷浓度低且出现大量抗 TNF-α 抗体（ADA 可能是低滴度抗体），建议转换治疗，因既往对抗 TNF-α 类药物有效，建议转换成另一类抗 TNF-α 类药物。研究显示主动 TDM 较被动 TDM 可为患者带来更多的临床获益。

值得注意的是，对一种生物制剂治疗产生抗体的患者可能较易对另一种生物制剂产生抗体，因此在应用第二种生物制剂时，可加用免疫抑制剂，有助于减少药物抗体的产生，降低对药物失应答的风险。

3. 不良反应

（1）肿瘤：目前，单独应用抗 TNF-α 类药物是否增加肿瘤（如淋巴瘤）的发生风险是存在争议的。单独应用抗 TNF-α 类药物可能增加非黑色素皮肤癌的发生风险，因此需要定期进行皮肤检查。

（2）药物输注反应：IFX 输注期间及停止输注 2 小时内可能出现药物输注反应，轻中度的输注反应在减慢用药速度或停药后可自行缓解。严重的输注反应并不常见，但需停止治疗。对曾经发生过输注反应的患者可在给药前 30 分钟先给予抗组胺药或激素预防输注反应的发生。存在抗 IFX 抗体的患者易发生输注反应。

（3）机会性感染：应用抗 TNF-α 类药物会明显增加机会性感染的风险，如结核、李斯特菌病、诺卡菌病和侵袭性曲霉菌病，甚至发生严重感染，多发生于呼吸系统和泌尿系统。因此，在开始应用抗 TNF-α 类药物前需排除结核感染等。50 岁以上的 IBD 患者接受免疫抑制治疗有较高的机会性感染的风险。与激素联用者可能出现严重感染。研究显示疾病活动度与机会性感染的发生风险呈正相关，但抗 TNF-α 类药物是否增加术后感染仍存在争议。

（4）迟发型变态反应：为应用 IFX 14 天内出现肌痛、关节痛、发热、皮疹、面部或四肢水肿等，多发生于中断 IFX 治疗时间超过 3 个月的患者。症状轻者可

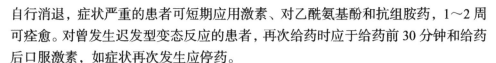

自行消退，症状严重的患者可短期应用激素、对乙酰氨基酚和抗组胺药，1～2周可痊愈。对曾发生迟发型变态反应的患者，再次给药时应于给药前30分钟和给药后口服激素，如症状再次发生应停药。

（5）肝损害：抗TNF-α类药物可能诱发肝损害、自身免疫性肝炎等。定期监测血清ALT和AST，若任意一种转氨酶出现下列情况需停药：＞8倍正常值上限（upper limit of normal value，ULN）；＞5ULN，持续2周；＞3ULN，且总胆红素＞2ULN或国际标准化比值＞5；＞3ULN，伴疲劳及消化道症状等逐渐加重和（或）嗜酸性粒细胞增多（＞5%）。

（6）骨髓抑制：在抗TNF-α类药物治疗期间，偶可发生骨髓抑制，包括中性粒细胞减少、血小板减少和贫血。约16%的患者可能发生短暂的中性粒细胞减少。如出现全血细胞减少和再生障碍性贫血，应及时停药。

（7）皮肤反应：约1.5%的患者在抗TNF-α类药物治疗期间发生皮肤反应，包括微生物性湿疹、花斑糠疹、单纯疱疹再激活、体癣和急性葡萄球菌感染等。注射部位和注射后的急性反应发生率高达1%。抗TNF-α类药物可诱发银屑病的发作，银屑病样皮肤反应是一种特定的免疫模式，对乌司奴单抗有效。其他皮肤相关表现：脱发、苔藓样反应、白癜风、痤疮样疹、血管炎、环形肉芽肿和间质性肉芽肿皮炎。若局部外用药物治疗效果不理想，需考虑停药，停药后多可缓解。

（8）心力衰竭和神经并发症：有病例研究报道抗TNF-α类药物可能导致心力衰竭患者死亡率升高，IBD患者出现中枢神经系统脱髓鞘新发作或加重。因此，对于既往有心力衰竭或脱髓鞘疾病的患者，在应用抗TNF-α类药物时，需保持高度警惕，如怀疑出现任何恶化，应立即终止治疗。如在抗TNF-α类药物治疗期间出现神经系统脱髓鞘病变如多发性硬化、吉兰-巴雷综合征等，需立即停药，并与专科医师讨论治疗计划。

（9）其他：研究显示应用抗TNF-α类药物的患者，约40%出现血清抗核抗体，15%出现抗双链DNA抗体，约1%的患者发生药物性红斑狼疮，表现为关节炎、多浆膜腔炎、面部蝶形红斑等。产生自身抗体的患者无须停药，但出现药物性红斑狼疮的患者需停药，停药后症状可迅速缓解。

4. 监测项目

（1）用药前评估：每次用药前需复查血常规、肝功能、CRP和红细胞沉降率，同时记录患者的症状和体征，如在用药期间出现发热，需及时行全腹部CT、肺CT、肛周MRI等检查寻找感染病灶，如患者存在感染，应暂停用药；如合并严重感染如败血症，宜在感染彻底控制3～6个月后再继续IFX治疗。

（2）结肠镜检查：在第3次给药后4周进行结肠镜检查，并在维持治疗过程中每年进行1次结肠镜检查，具体检查时间可根据患者病情提前或延后。

（3）感染监测：应用抗 TNF-α 类药物会明显增加机会性感染及严重感染的发生风险（虽然风险较应用激素时低），特别是结核，因此，对于应用抗 TNF-α 类药物的患者建议每年进行胸部影像学检查及 T-spot 试验等结核相关检查。对于前往结核流行地区的患者，在返回时应重新进行结核相关筛查。对于 HBsAg 阴性的患者应监测 HBV DNA，对于有 HIV 感染风险的患者进行 HIV 复检。建议每次疾病复发时进行艰难梭菌、CMV 等检查，排除感染。

5. 联合用药 使用 IFX 的患者可能产生 IFX 抗体，导致 IFX 继发失效，研究发现早期 IFX+AZA（前 6 个月）联合治疗可减少 IFX 抗体的产生，提高 IFX 的血药浓度，提高临床缓解率及黏膜愈合率。但长期联合治疗会增加机会性感染及肿瘤（如淋巴瘤等）的发生风险，虽然肿瘤发生风险较低，但在联合应用前仍需权衡利弊。对于老年患者和年轻患者（<25 岁）联合治疗需更加谨慎。研究显示硫嘌呤类药物与 ADA 联合应用可增加肿瘤和非黑色素皮肤癌的发生风险。在硫嘌呤类药物与抗 TNF-α 类药物联合应用的患者中，穿孔型 CD 患者较非穿孔型 CD 患者癌症发生的风险高；<35 岁的 CD 男性患者发生肝脾 T 细胞淋巴瘤的风险升高。因此，选择联合治疗的患者需进行个体化评估，尤其是年轻 CD 男性患者，尽量避免年轻 IBD 患者进行早期联合治疗，避免将联合应用作为维持治疗。

6. 停药 对 IFX 维持治疗达 1 年、保持临床无激素缓解、内镜下黏膜愈合、CRP 正常者，可考虑停用 IFX，继以免疫抑制剂维持。研究显示停药 1 年后约 1/3 的患者复发，2 年后约 1/2 的患者复发。复发后重新给予抗 TNF-α 类药物治疗后，约 4/5 的患者仍有效，但输液反应和过敏反应的发生率可能增加。与复发风险相关的因素包括年龄小、吸烟、病程长、CD 伴肛瘘、贫血、CRP 及粪钙防卫蛋白水平升高、抗 TNF-α 类药物治疗剂量高和 MRE 持续异常。倾向停药的患者包括没有并发症、手术史及活动性炎症证据的老年患者，有增加感染风险的共病患者，无法检测出药物谷浓度的患者及一些实际原因不能继续注射或输液的患者。近年，循环使用生物制剂的概念被引入，其指在深度缓解时停用，在临床复发前重新开始治疗，但目前尚没有安全证据。粪钙防卫蛋白水平升高发生在出现临床症状之前，因此粪钙防卫蛋白的规律测定有助于早期升级治疗，可用于停用抗 TNF-α 类药物治疗后显著焦虑的患者。

（二）维多珠单抗

维多珠单抗（VDZ）主要与胃肠归巢 T 细胞表达的 α4β7 整合素结合，阻止 α4β7 整合素与黏膜内皮细胞表面的黏膜地址素细胞黏附分子-1 的相互作用，抑制 T 细胞向肠道组织迁移。VDZ 不影响其他炎症或免疫过程。5 项随机对照试验的综合安全性分析显示，VDZ 不增加严重不良反应、严重感染、进展性多灶性白质脑病（progressive multifocal leukoencephalopathy，PML）、死亡和癌症的风险。因此，

VDZ 被建议用于感染风险高的老年 IBD 患者。由于其他整合素受体拮抗剂联合免疫抑制剂治疗时可发生罕见的 PML，虽暂未发现 VDZ 与 PML 相关，仍建议对使用 VDZ 的患者进行监测，并报告出现的任何神经系统症状。一项有关 VDZ 治疗 IBD 患者 3 年的有效性与安全性研究显示：16.1%的患者出现了严重的不良反应即严重的 IBD 暴发；23.5%的患者出现了感染，包括鼻咽炎、胃肠道感染、上呼吸道感染、流感、鼻窦炎和咽炎，其中需要关注呼吸道感染（特别是上呼吸道感染）和肠内感染（如艰难梭菌感染）。其他少见的不良反应还包括头痛、恶心、关节痛、感觉异常等。在治疗浓度时，VDZ 主要清除率呈线性。GEMINI 研究确定了低白蛋白与非常高的 BMI 是 VDZ 加速清除的预测因子。VDZ 的免疫原性很低，研究显示不到 5%的患者至少检测出一次抗 VDZ 抗体。不到 1%的患者抗 VDZ 抗体持续阳性。

（三）乌司奴单抗

乌司奴单抗（UST）安全性较高，研究显示其导致继发感染的发生率较抗 TNF-α 类药物低。UST 治疗 IBD 常见的不良反应包括头痛、鼻咽炎、上呼吸道感染、恶心、呕吐、腹痛、关节痛、发热和疲劳。其中严重的感染包括肺炎、肛门脓肿、胃肠炎（包括病毒性胃肠炎）、肾盂肾炎、腹腔脓肿、巨细胞病毒性结肠炎和胆囊炎，CD 患者较 UC 患者发生严重感染的风险大。少见的不良反应包括过敏反应、心血管不良事件等。暂未发现 IBD 患者在 UST 治疗期间出现严重的过敏反应，少部分患者出现的过敏反应表现为喉咙发紧、呼吸急促、胸部不适、皮肤潮红、荨麻疹及发热，在应用激素和抗组胺药物后得以缓解。在 UST 治疗期间还需注意心血管不良事件的发生，包括心脏事件如心肌梗死、深静脉血栓和肺栓塞等，在疾病活动期，深静脉血栓的发生风险升高。银屑病治疗相关研究显示 UST 可能激活乙型肝炎病毒，必要时联合应用抗病毒药物治疗，同时严密随访。UST 的半衰期约为 3 周，多项研究显示 UST 的血清浓度与临床缓解率、内镜缓解率等相关，因此，在治疗期间可进行 TDM，最佳 UST 的血清浓度范围仍需进一步研究。

VDZ 和 UST 禁用于活动性结核、败血症或机会性感染，包括肠道感染，如艰难梭菌感染。在药物应用前需与抗 TNF-α 类药物治疗一样进行检查。对于潜在结核感染应该在开始用药前进行治疗。如情况允许，在开始药物治疗前应及时接种疫苗。在用药期间，应接种灭活疫苗，而不是活疫苗。如果出现严重的感染，两种药物均应停用。

七、饮食及营养

在疾病缓解期，仍有多数 IBD 患者存在营养不足，尤其是 CD 患者。营养不足使患者面临着药物疗效减弱、并发症的发生率升高、生活质量下降等风险。在临床工作中，需要对 IBD 患者进行营养监测。通过营养支持及饮食调整改善 IBD 患者的营养不足，减少因营养不足导致的相关风险。

（一）营养不足的相关因素

我国大多数 IBD 患者存在营养不足，其相关因素如下。①营养摄入不足：梗阻、食欲缺乏、进食诱发腹痛或腹泻等消化道症状导致患者不思饮食、不敢进食。②吸收障碍：肠道黏膜病变、肠道手术、肠瘘及微生态失调均可导致营养物质吸收障碍。③营养丢失：肠皮瘘导致营养流失，肠道炎症导致营养物质丢失。④需求增加：妊娠、儿童生长阶段、合并感染等对营养物质的需求增加。⑤药物与营养的相互作用：如柳氮磺吡啶可导致叶酸缺乏等。

（二）营养不足的风险

营养不足将给 IBD 患者带来如下风险：①抗感染能力下降；②住院率上升，住院时间延长，治疗成本增加；③药物疗效减弱；④骨折、静脉血栓形成等并发症发生率升高；⑤急诊手术风险增大，术后切口愈合差，导致手术并发症如感染或吻合口瘘的发生率增加，术后病死率增加；⑥儿童和青少年生长发育迟缓或停滞。

（三）营养监测

1. 营养元素的监测　IBD 患者常缺乏多种元素，包括铁、叶酸、镁、钙、锌及维生素 A、维生素 B_{12}、维生素 D、维生素 E 和维生素 K 等。摄入减少、胃肠道血液流失、UC 患者合并储袋炎及铁代谢异常可导致 IBD 患者出现铁缺乏，缺铁是 IBD 患者贫血最常见的原因；在存在炎症，铁蛋白高达 $100\mu g/L$ 时仍可能有铁缺乏，此时测量转铁蛋白饱和度可能有所帮助。回肠末端受累的 CD 患者、回肠或回盲部切除的 IBD 患者、进行直肠结肠切除术和回肠袋吻合术的 UC 患者常存在维生素 B_{12} 缺乏。口服柳氮磺吡啶、硫唑嘌呤和甲氨蝶呤可导致叶酸缺乏。胃肠丢失可以导致 IBD 患者出现镁缺乏，继发低血钙，镁缺乏患者可能表现为腹部绞痛、愈合能力下降、乏力和骨痛。慢性腹泻、营养不良和各种分解代谢状态可见锌缺乏，儿童 CD 患者锌缺乏更常见。IBD 患者常见骨密度降低及骨质疏松、骨折风险增加，这与营养不足、低 BMI、维生素 D 与钙缺乏、回肠造口、小肠疾

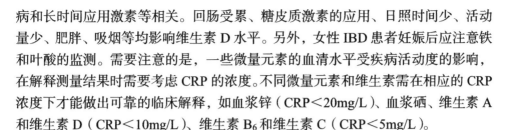

病和长时间应用激素等相关。回肠受累、糖皮质激素的应用、日照时间少、活动量少、肥胖、吸烟等均影响维生素 D 水平。另外，女性 IBD 患者妊娠后应注意铁和叶酸的监测。需要注意的是，一些微量元素的血清水平受疾病活动度的影响，在解释测量结果时需要考虑 CRP 的浓度。不同微量元素和维生素需在相应的 CRP 浓度下才能做出可靠的临床解释，如血浆锌（CRP＜20mg/L）、血浆硒、维生素 A 和维生素 D（CRP＜10mg/L）、维生素 B_6 和维生素 C（CRP＜5mg/L）。

2. 营养风险筛查与营养状态评估　合并感染、应用糖皮质激素、疾病活动期、肠梗阻或肠瘘等多种因素均能影响患者的营养状态，因此需要动态评估。BMI 显著下降或低 BMI 的患者需要营养支持。由于 IBD 患者存在身体的改变，如瘦体重下降，伴随着脂肪组织正常或增多，BMI 不足以评估 IBD 患者的营养状态。推荐应用主观整体营养状态评估表（PG-SGA）将营养状况分为重度营养不良（≥9分）、中度营养不良（4～8 分）和营养正常（0～3 分）。推荐应用 NRS2002 评估营养风险，NRS2002 评分≥3 分提示有营养风险，需要进行营养支持治疗；NRS2002 评分＜3 分的患者，建议进行动态营养筛查。营养不良对手术结果的影响较大，术前营养状态的评估尤其重要。ESPEN 指南中提出符合以下情况属于术前严重营养不足：6 个月内体重下降超过 10%～15%；BMI＜18.5kg/m²；主观全面评定法（SGA）C 级或营养风险评分 5 分；血清白蛋白水平低于 3.0g/dl。

（四）营养康复

饮食不当可诱发或加重腹泻、便血、肠梗阻或肠穿孔等。因此，饮食调整与营养补充应遵循减轻 IBD 症状、诱导和维持 IBD 临床缓解的原则。

1. 肠内营养制剂　分为整蛋白型、短肽型和氨基酸型，除含有蛋白质、脂肪和糖之外，还含有多种人体必需的微量营养要素。肠内营养治疗在 UC 中的作用主要是纠正营养不足和降低营养风险。在 CD 中除可以纠正患者的营养不足，还可以诱导和维持 CD 缓解，促进 CD 儿童和青少年生长发育，降低手术及术后并发症发生的风险，促进手术患者康复，预防 CD 术后的复发。氨基酸型肠内营养制剂更适用于有严重消化吸收不良、肠道病变严重、存在狭窄或穿透性病变的 IBD 患者。肠道病变不严重的患者可以选择整蛋白型或短肽型肠内营养制剂。

长时间全肠内营养并不符合正常人的饮食生理和心理，因此对于达到临床缓解的患者建议进行部分肠内营养（PEN）结合 CD 排除性饮食。PEN 指患者在进食的基础上，每日需求总能量的 50%由肠内营养制剂提供。所需总能量如下：缓解期能量供给为 25～30kcal/（kg·d）；活动期及生长发育期分别需要高出缓解期 8%～10%及 10%～20%。

2. 微量元素　铁缺乏是 IBD 患者贫血最常见的原因，可给予口服和静脉补铁，每日口服铁剂 50～200mg，同时补充维生素 C 有利于铁的吸收。对于铁剂口服不耐受或有严重病变的患者可选择静脉补铁，每日补铁量不宜超过 100mg。镁缺乏的患者可以口服或静脉补充镁剂，口服补充可能加重腹泻。ECCO 指南建议 IBD 患者需停止吸烟，口服钙＞1g/d，以预防骨流失。对于持续应用激素或双能 X 线吸收计量法 $T<1.5$ 的患者给予补充维生素 D 和钙。对于切除＞20cm 末端回肠的 CD 患者需要终身给予维生素 B_{12} 替代治疗，剂量为每月 1mg 维生素 B_{12}；如此类患者已经存在维生素 B_{12} 缺乏，应每天或隔天肌内注射 1mg，7 天后每周肌内注射 1mg，持续 4～8 周后，改为每月注射 1mg 或每日口服 1～2mg。IBD 妊娠女性及接受柳氮磺吡啶、甲氨蝶呤治疗的患者需补充叶酸。锌缺乏的 IBD 患者预后差，建议补锌，尤其是儿童 CD 患者。维生素 D、锌及铁缺乏单纯通过复合制剂不能完全纠正，需要进行针对性治疗。

3. 饮食方案 IBD 患者应该尽量减少以下饮食：高蛋白、高脂肪、高糖的食物，牛乳制品，海鲜，高小麦和加工食品。狭窄型 CD 患者需减少纤维性食物的摄入量，同时补充肠内或肠外营养，以满足营养需求。酒精可以引起 IBD 患者复发，所以需限制酒精摄入。不宜盲目地服用鹿茸、人参、阿胶这类具有强力滋补作用的药材，以免诱发或加重 IBD 病情。为更好地辅助 IBD 治疗，维持 IBD 缓解，以下 4 种饮食方案可以作为参考，但并不建议长时间维持以下 4 种饮食，以防出现微量元素等缺乏。

（1）特定碳水化合物饮食（SCD）：是一种碳水化合物和加工食品含量低的排除性饮食，可用于 IBD 患者。它包含单糖、限制能引起细菌过度增殖及肠道损伤且难以消化的双糖和多糖（除外蔗糖和某些淀粉）。SCD 中包含水果、某些蔬菜、坚果、肉、鸡蛋；排除了某些淀粉（尤其是谷物）、食用糖、大多数防腐剂或食品添加剂及乳制品（发酵酸奶和硬乳酪除外）。SCD 可帮助 CD 和 UC 患者缓解症状，改善生化指标，但容易出现维生素 D 缺乏，需给予监测。

（2）CD 排除性饮食（CDED）：进食天然食物，其中排除可能改变肠道屏障功能、导致菌群失调、增加肠道渗透性及有利于细胞移位的食物。排除的食物包括小麦、乳制品、乳化剂、麦芽糊精、卡拉胶和亚硫酸盐。PEN 结合 CD 排除饮食法可能成为对生物制剂反应差的 CD 患者的另一有效治疗方法，可用于维持 CD 缓解。

（3）低发酵低聚糖、二糖、单糖和多元醇（FODMAP）饮食：可以缓解 IBD 患者的腹痛、腹胀、胀气和腹泻症状。低 FODMAP 饮食 6～8 周后可以逐渐在患者耐受的情况下重新引入食物，避免加重营养不足及加重菌群失调。低 FODMAP 饮食适用于伴有胀气等临床症状的缓解期 IBD 患者及有狭窄或梗阻的 IBD 患者。

（4）自身免疫饮食：避免麸质和乳制品。在排除阶段，排除以下饮食：谷物、加工过的糖、油、酒精、咖啡因、坚果、乳制品、鸡蛋甚至豆类；待临床症状和炎症控制后，应用自身免疫饮食维持 5 周后，重新依次引入食物，以便确定引起

疾病复发的食物种类。在临床实践中，对自身免疫饮食仍缺乏足够的研究。

4. 回肠造口饮食 不适用于短肠、空肠造口或高输出回肠造口的患者。开始建议少食多餐，营养密集，必要时口服肠内营养制剂；为防止电解质紊乱，每日在饭菜上加入半勺至 1 勺盐；监测血清钾，如钾低，可增加富含钾的食物如香蕉、马铃薯、瘦肉等；高纤维素摄入会增加稀便，加重胀气和腹胀。为避免慢性脱水，建议每日补充 2～2.5L 液体，在炎热天气下或运动时需补充更多液体，检查尿钠以确定是否脱水；避免摄入过多低渗（如茶）和高渗（如果汁）饮品，因其增加输出，加重脱水；鼓励饮用等渗饮料（如双氧电解质、运动饮料）；如果回肠造口输出每天超过 1L，建议口服补液（1L 水含有六匙糖、一匙盐、半匙碳酸氢钠或枸橼酸钠），添加或不添加调味料；餐前半小时服用洛派丁胺 1～2 片（2～4mg）；仔细咀嚼食物，谨慎食用水果皮、蔬菜皮、甜玉米、芹菜，不食用坚果，避免输出口堵塞；监测维生素 B_{12}；嘱患者监测液体平衡，降低因脱水的再入院率。

（五）饮食日记

记录每餐食物的种类与量，同时记录出现腹痛、腹泻、便血等症状的时间与严重程度。记录饮食日记的目的是排除引起自身肠道免疫反应的食物。根据饮食日记，临床医师可以更好地为 IBD 患者制订饮食计划，以便更好地控制病情。

八、日 常 护 理

IBD 是一种需要长期治疗的慢性、复发性疾病，目前无法治愈，预防复发是治疗的关键。IBD 的病程分为活动期和缓解期两个阶段，所有活动期的 IBD 患者都应该接受系统治疗，缓解期的 IBD 患者仍维持缓解治疗。因此，院外治疗和日常护理对预防复发具有重要影响。

（一）戒烟

吸烟（包括被动吸烟）对 UC、CD 的影响有很大不同，但从患者整体健康的角度考虑，建议所有的患者戒烟。

越来越多的研究表明：吸烟可以增加患 CD 的风险，而且这种风险与吸烟者的性别有关，女性吸烟者的风险更高。如果在胎儿期、刚出生时或童年时经常被动吸烟也会增加发生 CD 的风险。吸烟可加速疾病进展，使 CD 病情加重（如腹泻、腹痛等）和诱发并发症（如肠道狭窄、瘘管、脓肿等），疾病复发次数增多。多项研究表明：女性吸烟患者需要更大剂量的激素治疗和更有效的药物（如免疫抑制剂、生物制剂等）来治疗，而且药物疗效更差，对英夫利昔单抗等药物有效应答率低。加拿大的一项研究表明：吸烟使疾病恶化加快，手术治疗概率增加。荷兰的研究表明，吸烟的 CD 患者出现皮肤、关节等并发症的概率更高。研究进一步表明：CD 患者吸烟并不存在安全剂量，即每天抽烟少于 5 根，仍会使病情恶化、住院率增加，被动吸烟亦是如此。吸烟量越大，对病情的不良影响也越大。研究也发现：吸烟对 CD 的影响与病变部位有关，病变更可能累及小肠，而不是结肠。一项研究表明：吸烟的 CD 患者疾病复发的风险是已戒烟患者的 2 倍。戒烟后，CD 患者会很快感到症状减轻。目前研究认为，戒烟对 CD 的有益作用较为长久。

与 CD 不同的是，吸烟人群患 UC 的比例低于不吸烟人群，而且童年时被动吸烟，长大后似乎不易得 UC。吸烟的 UC 患者病情似乎较轻，男性患者更为明显，吸烟的 UC 患者疾病复发次数更少，住院率更低，使用激素与免疫抑制剂的需求和手术需求更低，炎症累及全结肠的风险更低。加拿大的一项研究表明：戒烟反而会导致 UC 发生或加重。甚至有人认为：被动吸烟对 UC 患者有利。但也有研究发现：吸烟的 UC 患者发生皮肤和关节等并发症的风险增加。

为什么吸烟对 CD 和 UC 的影响会是相反的呢？到目前为止，尚没有确定的结论。尼古丁可能是产生这种影响的主要物质。有学者用尼古丁做实验来预测吸烟对肠道炎症的影响，但未发现吸烟对肠道的保护作用。而且，吸烟会增加人们患肺癌、心血管疾病等其他疾病的风险。总之，吸烟的害处远大于吸烟对 UC 的有利作用。吸烟危害健康，建议所有患者戒烟。很多 IBD 患者成功戒烟，并从中受益。戒烟是个很困难的过程，戒烟期间患者会出现很多不适症状，这些都是正常的，建议患者不要给自己太大压力，不要心急，可以积极寻找外部帮助，获得专业指导，循序渐进，顺利戒烟。

（二）营养与饮食

IBD 患者常伴有营养障碍，部分患者的营养障碍复杂并严重。CD 以小肠病变多见，小肠的消化、吸收功能下降，所以 CD 和 UC 患者相比较，CD 患者的营养障碍更为严重。引起 IBD 患者营养障碍的主要原因如下：①摄入减少，如腹痛、腹泻引起食欲减退，造成摄入减少；②营养素消耗增多，如发热造成营养素消耗增多；③丢失增加，如腹泻可造成营养素丢失增加；④有炎症的肠道对营养物质的消化吸收能力下降；⑤手术切除了部分肠段或肠造瘘，影响食物的消化吸收；⑥过度限制饮食；⑦药物与营养元素相互作用。建议 IBD 患者进行营养风险筛查与营养状况评定（表 3-6），有营养不良的患者只通过饮食建议很难得到纠正，必须进行营养支持，因此营养支持是 IBD 临床诊疗的重要内容。

表 3-6 住院患者营养风险筛查 NRS2002 评估表

姓名: _____ 性别: _____ 年龄: _____ 住院号: _____

病区: _____ 床号: _____ 身高（cm）: _____ 体重（kg）: _____

体重指数（BMI）: _____ 蛋白质（g/L）: _____ 临床诊断: _____

目录	评分标准	分值							
	评估日期								
	评估时间								
疾病状态	骨盆骨折或慢性病患者合并疾病：肝硬化、慢性阻塞性肺疾病、长期血液透析、糖尿病、肿瘤	1							
	腹部重大手术、脑卒中、重症肺炎、血液系统肿瘤	2							
	颅脑损伤、骨髓抑制、加护病患[急性生理学及慢性健康状况评分系统（APACHE）>10分]	3							
营养状况指标	正常营养状态	0							
	3个月内体重减轻>5%或最近1周进食量（与需要量相比）减少20%～50%	1							
	2个月内体重减轻>5%或BMI在18.5～20.5kg/m² 或最近1周进食量（与需要量相比）减少50%～75%	2							
	1个月内体重减轻>5%（或3个月减轻>15%）或BMI<18.5kg/m²（或血清蛋白<35g/L）或最近1周进食量（与需要量相比）减少70%～100%	3							
年龄	年龄≥70岁加1分	1							
营养筛查总分									
处理方式	总分≥3分：患者有营养不良的风险，需营养支持治疗								
	总分<3分：若患者将接受重大手术，则每周重新评估其营养状况								
护士签名									

注：NRS2002总评分包括三个部分的总和，即疾病状态+营养状况指标+年龄。

BMI=体重（kg）/身高²（m²）。

例如：身高为1.74m，体重63kg，BMI=63÷（1.74×1.74）=20.8（kg/m²）。

营养支持有三种途径：经口、肠内、肠外。简单地说，即包括经口进食或经口服用肠内营养制剂；经留置管路（如鼻胃管、鼻肠管等）输注肠内营养制剂（也就是管饲）；经静脉血管输注肠外营养制剂。临床上选择营养支持的原则：只要肠道有功能，就首选肠内营养。口服与管饲的区别在于管饲可以保证营养液的均匀输注，充分发挥胃肠道的消化吸收功能，管饲的效果和依从性都好于口服。口服对胃肠道功能的要求极高，只适合能口服摄食但摄食量不足者。管饲有明显的不良反应（如吸入性肺炎等），也不符合正常人的饮食习惯，而且管饲过程中使用的输注泵和输注管路等价格不菲，日常护理也有一定难度，因此选择管饲时要慎重。肠内营养制剂通常分为三大类：整蛋白型、短肽型和氨基酸型，根据医生建议选择合适的肠内营养制剂。推荐使用模拟管饲的方法口服肠内营养制剂来达到肠内营养治疗的目的。首先，将已选择好的营养制剂按说明书兑好 $200\sim300$ml，放在保温杯中，每 $3\sim5$ 分钟口服一次，每次 $30\sim50$ml。这种模拟管饲的口服方法能提高患者对肠内营养制剂的耐受性和依从性，方法简便易行，能有效达到肠内营养治疗的目的。

IBD 的发生与饮食关系密切，IBD 主要累及消化道，因此患者应高度重视其日常饮食。有研究者发现，饮食和 IBD 存在相关性，但目前并没有科学证据证实饮食引起了 IBD，也未发现 IBD 特异性饮食。但较差的饮食习惯，常被认为是导致基因易感人群发生 CD 的可能因素。

是否有适合 IBD 患者的某种饮食？每个人的病情不同，即使是同一名患者，疾病在不断变化，不同阶段的病情也不同。病友适合的饮食种类和方式并一定适合每患者，去年的饮食有可能现在就不合适了。所以 IBD 患者需要个性化饮食，制订适合自己的饮食计划，平衡膳食，保持良好的营养状态。日常饮食中的错误做法包括过度限制，食谱非常狭窄；不限制，饮食不规律，不吃早餐，暴饮暴食。

1. 主食（米、面）　自古以来，米是我国最常见的主食之一。米粥、米汤易于消化和吸收，而且少渣，对消化道有良好的调节作用，可根据疾病情况调整烹调方式食用。小麦面粉制作的面食也是我国最常见的主食。但部分人可能对面食中的麸质蛋白过敏，国外调查显示，部分 CD 患者对麸质蛋白敏感，调整饮食后这些患者胃肠道症状减轻。因此，IBD 患者应留意自己是否对面食中的麸质蛋白过敏，如有过敏，则不能食用面食。如无过敏，可根据疾病情况调整烹调方式。

2. 蔬菜、水果　近年来，国外不少学者报道，蔬菜和水果可降低 IBD 的发病率，可能与膳食纤维摄入增加有关。但对于活动期 IBD 患者，进食蔬菜、水果则会加重腹痛和腹泻，因此，活动期应不进食或少进食蔬菜和水果，尤其不能生食蔬菜、水果。对于缓解期 IBD 患者，可根据病情适量进食蔬菜、水果，并调整烹调方式以方便进食。进食的种类和数量以不加重病情为前提。大便稀烂，应减少进食蔬菜、水果量；大便较硬，应增加进食蔬菜、水果量；大便干结甚至便秘，则应该多进食蔬菜、水果。

调整烹调方式以适应病情。不建议生食蔬菜，宜烹调后食用，以蒸、煮、炖等方式将蔬菜加工至软烂为宜。水果多以生食常见，最好去皮去籽，细嚼慢咽，也可将蔬菜、水果榨汁饮用，必要时可过滤后饮用，以最大量地保存膳食纤维、维生素和矿物质，并减少肠道负担。一些水果也可烹调后进食，如煮熟的苹果等。

3. 肉、蛋类 肉类是大多数人群（素食者除外）补充蛋白质和矿物质的主要来源。肉类营养丰富，深受大多数人群喜爱。牛肉、羊肉、猪肉、鸡肉、鸭肉、鹅肉等是餐桌上最常见的肉类。

牛、羊肉：有研究表明，IBD 的发生和发展与食用过多的牛、羊肉等红肉相关。IBD 患者不宜过量食用牛肉，更应避免进食没有熟透的牛肉。活动期可少量进食牛肉汤，缓解期可酌情适量进食。食用羊肉通常会诱发或加重 IBD 病情，活动期和缓解期都不适宜食用羊肉。

猪肉：营养丰富，易于消化和吸收，可改善营养不良，纠正缺铁性贫血。活动期以适量进食猪肉汤和猪肝汤为宜。缓解期可酌情适量进食，但不能食用未熟透的猪肉。

鸡、鸭、鹅肉：活动期少量进食鸡汤，缓解期可酌情适量进食，调整烹饪方式以适应机体需要，但不能食用未熟透的鸡肉。活动期不宜进食鸭、鹅肉，缓解期可少量酌情食用鸭、鹅肉或汤。

鸡蛋是营养非常丰富的食物，是人体重要的优质蛋白和其他营养来源。尤其是在活动期也可以食用鸡蛋羹。缓解期可酌情适量进食，调整烹饪方式以适应机体需要，但不能食用生鸡蛋。

4. 水产品 无论是活动期还是缓解期，IBD 患者均禁食生海鲜和河鲜。活动期时熟海鲜也应禁食，可少量食用熟河鲜。缓解期可酌情适量食用熟河鲜，熟海鲜慎用。

5. 奶制品 活动期 IBD 患者禁食生鲜牛奶，缓解期可谨慎酌情尝试。但总体来说，中国人对鲜牛奶中的半乳糖不耐受的概率较高，所以食用生鲜牛奶应谨慎。

酸奶：酸奶中半乳糖含量明显降低，含有丰富的乳酸杆菌等益生菌，对 IBD 患者是有益的，活动期不宜食用含膳食纤维的酸奶，缓解期尤其是大便干结或便秘时，可酌情食用富含膳食纤维的酸奶。

6. 豆类和豆制品 从营养和健康的角度来看，豆制品对 IBD 患者是有益的，可根据患者的具体病情，权衡利弊，酌情适量进食豆类和豆制品。

7. 酒水、饮料类　活动期忌酒。IBD 患者不宜饮用碳酸饮料。活动期忌茶、咖啡，缓解期可适量在餐后饮茶、咖啡，仍需避免浓茶、浓咖啡。

8. 速冻食品和零食　随着生活节奏的加快和生活方式的改变，速冻食品逐渐普及，速冻食品中都不同程度地含有添加剂和防腐剂，会诱发或加重 IBD 病情，所以，患者宜少食速冻食品。同理，零食中不仅含有色素和防腐剂等，部分零食还高糖、高油，对 IBD 有害无益，应避免进食。还应注意的是，从冰箱里取出的食物不能立刻进食，应在室温下放置或加热后方可食用。

9. 总体饮食原则　IBD 患者消化道消化和吸收功能有不同程度的异常，所以应避免油腻食物、辛辣、刺激性食物、生冷硬粗糙食物、海鲜和牛奶。缓解期适宜的食物：低脂肪、适量蛋白质、高维生素、高膳食纤维、清淡易消化食物。寻找适合自己的个体化饮食是一个不断摸索的过程，可以通过记饮食日记的方法寻找自己能耐受和不能耐受的食物；记录饮食日记能清楚了解自己食用了什么，食用以后身体是否不适，每天摄入的营养是否足够；如果每次食用某种食物后都感到不适，出现腹痛、腹泻等，可以改变烹调方式，或改变食物种类，这样有利于摄入多样化食物，保证营养。

10. 烹调方式　推荐的烹调方式：蒸、煮、炖，目的是将食物烹调至熟、烂的状态，其中的纤维被破坏，从而使肠道更容易接受。

（三）心理健康

IBD 的发生与心理因素有关。IBD 是需要长期治疗的慢性、复发性疾病，一旦确诊，患者心理压力大，易发生心理异常，其与病情迁延、反复发作呈正相关。心理压力过大会对身体产生负面影响，尽管心理因素不是导致 IBD 发生的关键因素，但是，心理、精神方面的异常会导致 IBD 的加重和复发，甚至导致一些原本症状不明显的患者症状加重。IBD、心理压力、免疫系统这三者之间存在相互影响。需要找出压力的原因并加以解决，适时地减压以保持良好的心境。积极主动的科学的减压有助于缓解由压力引发的疾病症状。给予患者真实的信息，可将期望值放得实际一些，虽然 IBD 是严重的慢性病，但它并不致命，随着治疗经验的逐步积累，以及疗效更好且副作用更少的药物的出现，患者可长期处于缓解期，仍能够拥有丰富多彩的人生。

国内的研究显示：84.4%的 IBD 患者心理压力大，存在精神健康问题，患者表现为焦虑、抑郁、自卑、愤怒、敌意等；进一步的研究也表明，IBD 患者存在明显的焦虑、抑郁心理，其生活质量、生存质量显著降低，两者呈正相关。当心理压力过大时要获得专业医生的帮助，可以应用药物治疗。有20%的 IBD 患者通过心理治疗可缓解压力，常用的心理疗法有积极心理干预、正念认知治疗、放松技术、认知行为疗法、肠指导催眠疗法等，这些疗法需在专业人士指导下完成。

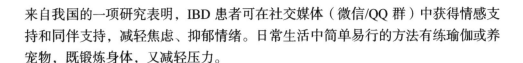

来自我国的一项研究表明，IBD 患者可在社交媒体（微信/QQ 群）中获得情感支持和同伴支持，减轻焦虑、抑郁情绪。日常生活中简单易行的方法有练瑜伽或养宠物，既锻炼身体，又减轻压力。

（四）工作与休闲

良好的睡眠对保持身体健康至关重要，专家建议每个人每晚应连续不间断睡眠数小时，而 IBD 患者可能因为腹痛、腹泻而睡眠中断、睡眠时间不足，得不到充分的休息，从而使病情迁延不愈，形成恶性循环。也可能因为心理压力过大而失眠。IBD 患者经常会存在其他原因导致疲劳乏力，甚至出现过度嗜睡的情况，患者需要把这些情况反馈给医生，以帮助其改善睡眠，查找原因，纠正疲劳乏力。

运动对保持身体健康很重要。活动期，患者需卧床休息，不能进行运动。缓解期，可养成规律进行运动的习惯。经常运动的好处很多，包括减轻心理压力、获得幸福感、强壮身体等。晨起的运动可以使肠蠕动更加活跃，建议将运动的时间安排在中午或一天结束的时候，可以减少肠道的正常反应。可选择的运动方式有很多，推荐一些常见的有氧运动，如快步走、骑自行车、游泳、练瑜伽、打太极等。

IBD 患者只要体力允许，完全可以参与和完成日常工作及学习。当疾病发作、住院治疗时可暂停或部分暂停工作或学习，因门诊看病等原因，经常需要请假，会带来很多麻烦，甚至遭到歧视。当患者将自己患有 IBD 的情况告诉自己的上司（老师）或同事（同学），告诉他们面临的问题和需要的帮助时，麻烦可能会减少很多。但与谁、什么时候、如何公开自己的病情至关重要。缓解期的 IBD 患者在自我管理的同时，完成日常的工作学习是完全可以的，很多患者都是如此和 IBD 共处的，很多儿童、青少年 IBD 患者完成了学业，走上了工作岗位，很多成年 IBD 患者都回到了原来的工作和家庭中，并坚持着曾经的兴趣和爱好。有资料显示：合适的工作岗位会减轻 IBD 患者的抑郁。

鼓励 IBD 患者参加正常的社交活动，社交活动是日常生活的一部分。研究表明，良好的氛围和愉快的心情对 IBD 本身也是有益的。但社交场合的饮食必须高度注意，千万不要因为环境和情绪的影响而暴饮暴食，甚至打破饮食禁忌，引起疾病复发。患者也可外出旅游或出差，应选择在疾病缓解期，规划好行程，尽量选择自己安排饮水、饮食，且沿途有较多公共厕所的区域。注意要携带足够多的药物，并避开静脉输液治疗时间。

（五）坚持服药

尽管目前 IBD 无法治愈，但可以用药物来控制炎症、缓解症状，并预防远期并发症。无论是住院治疗还是回家治疗，都需要确定治疗药物。每当开始使用一种新药时，务必用药的前两周内和医生保持积极沟通，以便讨论药效。这是弄清方案是否有效、患者自身能否耐受治疗的唯一方法。如存在药物过敏、发生严重药物副作用或经济上无法负担，应尽早告知医生，以免医生误以为治疗顺利，在向医生讲述自己的情况时，要开诚布公、实事求是。

1. 氨基水杨酸类 作用于肠道黏膜，不影响免疫系统，所以被公认是治疗 IBD 最安全的一类药。这类药已被很多国家批准用于 UC 的活动期治疗和缓解期维持。其治疗 UC 的效果非常好，而且副作用小，长期使用可降低患结肠癌的风险。对于 CD，只有病变局限在结肠，这类药才有疗效，否则其疗效不优于安慰剂。氨基水杨酸类药物有许多不同种类，如美沙拉秦、巴柳氮、奥沙拉秦和柳氮磺吡啶。其使用原则是"剂量越大，效果越好"，剂量的加大不会导致副作用增加。活动期治疗，不能擅自改变剂量或自行调整用药次数，缓解期或症状已明显好转时，不能擅自停药，临床中可见到很多这样的患者，以为 UC 已治愈（很久没复发）而自行停药，症状复发后，又必须开始新一轮的氨基水杨酸类药物治疗，不仅增加花费，而且严重危害患者健康。

相较于美沙拉秦的安全可靠，柳氮磺吡啶是个例外，它的副作用是骨髓抑制，加大剂量后副作用会增加，因此，在服用柳氮磺吡啶时要进行额外监测，以保证安全。大多数患者对氨基水杨酸类药物耐受良好并从中受益，但也会发生一些罕见的副作用，如脱发、头痛、肺炎、胰腺炎和肾脏损害等。

2. 糖皮质激素类 是活动性 IBD 药物治疗的基石，被我国指南推荐为一线治疗药物。其价格低廉、起效迅速、给药途径多样（口服、静脉、灌肠），选择激素治疗时要非常谨慎（表 3-7），激素并非长期治疗的手段，当开始激素治疗时，就应该有一个明确的撤药策略。

使用激素类药物前，应请患者签署知情同意书，做好告知工作，使患者明确使用的目的、给药方法、可能出现的问题，提高患者用药依从性。住院患者使用激素往往从静脉给药开始，症状得到控制后，再过渡到口服激素。若从静脉到口服转变太快，患者出院后会出现不适症状，如睡眠变差、腹痛加重等，要恰当地处理这一转变。

口服激素要做到：明确剂量，餐时服药，服药时间尽量安排在上午 8～10 点（清晨顿服）。服药后：监测血糖、控制饮食、补充钙剂、预防感染、预防跌倒；观察用药后的不良反应：应观察病情变化，如出现精神异常、腹痛、黑便、血糖升高、血压升高等不良反应，及时联系医生给予对症处理，以免造成严重后果。

表 3-7　激素提示卡

激素提示卡：（××医院消化内科）		
开始用药时间：　　　年　　　月　　　日		
注意事项	依从性（√）	备注（就诊时用药咨询，复查时间）
在医生的指导下服用，不能擅自增减药量及停药。病情稳定后，听从医生指导，缓慢减药直至停药，记录增减药量的时间及药量		
口服时，于进餐时服用（最好清晨顿服），以减少胃肠道反应，勿饮酒、咖啡及应用非甾体抗炎药（如阿司匹林等），若出现胃部疼痛、柏油样便或大便呈红色等，请及时就医		
服药期间控制饮食量，限制钠盐摄入量，多食清淡、高钾食物		
预防感染，如出现迟迟不愈的伤口、皮肤破损、炎症等需尽快就诊		
注意有无情绪、行为、精神状态及睡眠的改变		
注意有无背痛、腰痛或其他部位骨痛，注意防止骨折（如肱或股骨头缺血性坏死）		
查血常规、红细胞沉降率、超敏 C 反应蛋白、血糖等（每月一次），如有糖尿病病史，需严密监测血糖		

3. 免疫抑制剂　常用的免疫抑制剂有嘌呤类药物、甲氨蝶呤、环孢素等。嘌呤类药物起效慢，不良反应常见，且可能导致严重不良反应，应在医生指导下服药。用药期间应全程监测、定期随诊，定期检测的项目有血常规、肝功能等。甲氨蝶呤的不良反应：胃肠道反应、骨髓抑制、肝损伤、感染、肺炎、致畸，用药期间密切监测不良反应及临床治疗应答。

4. 生物制剂　对于免疫抑制剂无应答或不耐受的患者来说，生物制剂的出现是革命性的。基于丰富的循证证据，抗 TNF-α 类药物在多种生物制剂中脱颖而出，被全球多项权威指南推荐为生物治疗的一线方案。使用生物制剂前必须完成相关筛查，排除禁忌证后才可使用。英夫利昔单抗是第一生物制剂，目前可选的生物制剂还有阿达木单抗、乌司奴单抗、赛妥珠单抗、那他珠单抗等。每一种生物制剂都有自己的专利，所以价格高，随着一些生物制剂逐渐进入医保范围，使用生物制剂的患者在逐渐增多。但是，有医学研究显示：一部分患者对生物制剂无应答，疗效不明显；还有一部分患者对生物制剂不耐受，表现为过敏反应等。

英夫利昔单抗过敏可立即出现呼吸困难、发绀，血压下降等；迟发型变态反应有皮肤瘙痒、发热、关节疼痛、肌肉疼痛等，一般在静脉滴注后数小时，甚至数天后出现，持续数天后症状逐渐减轻至消失，若症状严重需及时就医。静脉滴注英夫利昔单抗可提前与医生联系,采取预约输注的形式,在全国很多城市都有生物制剂输注中心,请留意相关城市信息。

阿达木单抗的注射方式为皮下注射,患者多可以自己注射,因此被称为可自己注射的生物制剂。注射方法及使用注意事项需依据说明书,并接受专业指导。阿达木单抗最常见的不良反应:鼻咽炎、鼻窦炎和上呼吸道感染等;注射部位出现红斑、瘙痒、出血、疼痛或肿胀,较轻微,无须停药;头痛和骨骼肌疼痛。

5. 其他药物 沙利度胺又称反应停,用于 IBD 的治疗。优点:价格低廉,口服给药方便,治疗效果良好。缺点:不良反应较多,如致畸性、外周神经病变、困倦、白细胞减少等,不良反应中致畸性危害最大,孕妇禁用,使用期绝对避孕。

中医运用中药内服及灌肠等综合疗法治疗 IBD 取得独特疗效。例如,云南白药粉剂可灌肠、胶囊可口服,治疗 IBD 伴出血时有较好疗效。

IBD 患者肠道内菌群失调,益生菌可用于辅助治疗,调节肠道菌群及促进消化,是维持缓解治疗的手段之一。益生菌保存在低温环境中,服用时水温不应过高,益生菌对胃酸和胆汁不太耐受,所以餐后半小时服用较佳,避免和抗生素同时服用或服用抗生素期间暂不使用益生菌。

止泻药和镇痛药是最常见的对症支持治疗药物。有几种不同的止泻药,一些为处方药,另一些为非处方药,处方药一定在专业医生的指导下服用,居家时可暂时使用非处方药物。常用的非处方药物蒙脱石散较为安全,优点是价格低廉,购买方便,副作用小;宜在空腹时服用,即餐前或两餐之间服用。镇痛药的选择更要慎重,使用时间要短,因为它们往往有成瘾性。推荐使用乙酰氨基酚,首先它是非处方药物,价格低廉,购买方便,并且不像其他镇痛药对胃有一定刺激,可用于治疗头痛及其他疼痛,也可用于降低体温。不推荐使用其他非处方药物,如布洛芬、阿司匹林等,有研究表明,非甾体抗炎药物可增加 IBD 活动风险,故在非必要情况下不服用非甾体抗炎药物。常年炎症刺激引起的慢性疼痛,可在疼痛专科医生的协助下给予其他非药物干预。

(六)症状管理

腹泻和腹痛是 IBD 常见的症状。引起腹泻、腹痛的原因有很多,最常见的原因是消化道活动性炎症。每天精确记录腹泻、腹痛情况将有助于治疗。尽可能详细记录腹痛的性质、时间等,以及腹泻的颜色、性质、次数等。例如,腹痛是持续型吗?腹痛的位置在哪?腹痛会转移吗?餐后或夜晚会加重吗?在什么情况下,腹痛会缓解?进食某食物后,是否发生腹泻?大便的形状怎样?腹痛不是 IBD 独有的症状,有些 IBD 患者的腹痛与 IBD 无关,可能是消化性溃疡、胆囊炎,也可能是其他疾病引起的症状。所以,IBD 患者要进行自我症状管理,记录自我管理日记（表 3-8）。

表 3-8　自我管理日记示例

日期	有症状前的活动	症状	处理	效果
3 月 20 日	外出就餐	腹泻		
5 月 10 日	规律进食	腹痛	卧床休息	好转

IBD 常合并各种肠外表现，如皮肤病变、关节及骨骼病变、眼部病变等。CD 肠外表现的发生率为 35%；21%～36% 的 UC 会有肠外表现。因此，对 IBD 患者要全面检查，细心观察。

（七）复诊与社交媒体的使用

IBD 为终身性疾病，具有反复发作的特点，拥有可供咨询、定期复诊的专业医疗团队将会使患者受益匪浅。选择一个专业的医疗团队，与医疗团队建立良好的相互信任的医患关系，并保持密切而充分的沟通。与医生确定复诊的时间，尽可能完成复诊。临床医生大多数都很忙碌，不会刻意增加患者的复诊次数，其安排的复诊都是必要的，且每次复诊的时间都是经过选择的。所以，尽可能完成复诊，最好别迟到。如遇到特殊情况改动复诊日期，需提前联系医生共同确定新的复诊计划。每次复诊前，列一张复诊问题清单，并按照重要顺序进行排序，以防在一次复诊中无法谈完所有问题。复诊前，把所有的资料（如检查检验报告、影像图片、饮食日记、服药卡、自我管理日记等）随身携带，这有利于医生及时做出准确的判断。复诊中可以做笔记，或请人陪同，这样在离开医生办公室后不会忘记有价值的信息。每次复诊后，整理保存这些资料，这样做有助于医护人员了解病情，减轻患者身体上的痛苦及经济负担。

目前医患沟通的桥梁和媒介有很多，我国各大 IBD 治疗中心都建立了自己的网站和主页、公众号、微信群和 QQ 群。一份来自我国的研究表明，这些新型通信技术的应用对 IBD 患者有积极的帮助作用。研究进一步表明，年轻、高学历患者更愿意从社交媒体上获取健康信息，特别是有专门医生管理的微信/QQ 群。患者可以预约门诊时间，可以线上咨询或就诊。这项研究提供了新的依据，那些有消化科医生指导和管理的微信群和 QQ 群，患者受益最大。

哈尔滨医科大学附属第二医院消化内科建立了 IBD 公众号、微信群和 QQ 群。每年一度召开患教会，广邀 IBD 患者和 IBD 专家共聚一堂，通过现场直接交流，形成患者和专家的良性互动，患者加深了对疾病的认识和理解，增强了应对疾病的信心，提高了对治疗的依从性。患者每日在微信群/QQ 群上进行疾病咨询，获取健康资讯，从而增强对主治医生的信任，而且还可以获得情感支持和同伴支持。

近年来，IBD 在我国的发病率逐年明显升高，目前已成为我国消化系统常见病之一，得到了全社会的关注和帮助，IBD 患者和家属也积极参与，寻求积极主动的自我管理方法。相信在多方面的努力下，IBD 患者会有更好的未来。

九、发生癌变的监测与随访

IBD 具有一定发生癌变的概率，包括消化道组织的癌变及其他器官或组织的癌变，尤以病程时间长、病变范围广泛、需应用多种干预免疫反应药物者为著。治疗过程中，需注意监测及筛查。

患者肠道癌症的监测内容应包括症状、体征、实验室检查项目、本人及家族的疾病史等，且必须将肠镜及染色、放大观察、病理，甚至将超声肠镜纳入监测方案内。在监测开始时，应重点评估病变范围、程度，确定是否存在发育异常，之后应确定监测间隔时间，及时有效地发现肠道的早期癌变，改善预后，延长患者生存期。

具有 IBD 合并癌变的危险因素，尤其是病程时间长、病变广泛的 UC 患者，应尽早行结肠镜筛查，通常在发病后 8 年启动肠道癌变的筛查，此后复查间隔不应长于 2 年，并做多部位活检；如合并原发性硬化性胆管炎的患者应立即行结肠镜及病理筛查，此后复查间隔不长于 1 年。如组织学检查发现有异型增生者，需密切随访，一经确认立即干预。

扁平性病灶，且病理诊断为高级别上皮内瘤变，应视为黏膜内癌，需外科手术切除病变肠段，并根据手术标本的病理学结果，酌情考虑是否需要进一步的化疗。扁平性低级别上皮内瘤变也可行病变肠段切除，或 3～6 个月后进行重复活检监测。隆起性异型增生病变应首选行 ESD 完整剥离，切后标本经病理观察切缘及基底异型增生情况，如为阴性，同时其他肠道部位未见异型增生，可推迟结肠切除术并密切随访，随访间隔为 3 个月，1 年后随访间隔为 6 个月。如切后标本组织学切缘及基底仍有异型增生病灶，则应追加外科手术，行病变肠段切除术。如内镜无法切除，则应行外科手术。

有证据表明，长期规律服用 5-ASA 制剂并积极有效地治疗 UC 能减少结直肠癌的发生风险。氨基水杨酸类制剂应用 10 年以上的患者发生癌变的风险明显低于停药或不能坚持用药的患者。此外，应用熊去氧胆酸治疗 UC 合并原发性硬化性胆管炎，也能够降低癌变的发生率。

预后方面，IBD 患者合并癌变多为散发、多发，而且通常因病情需要而使用免疫抑制剂、激素、生物制剂等干预免疫反应的药物，一旦发生癌变，进展较快，因此其预后较其他普通人群肠癌预后差。

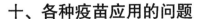

十、各种疫苗应用的问题

IBD 患者各种疫苗接种多用于预防特定感染，但患者多数免疫力下降，需考虑因疫苗注射而发生机会性感染的风险。因此，原则上 IBD 患者不接种活疫苗。

妊娠期妇女应用生物制剂治疗，或可诱导婴儿免疫耐受，增加婴儿后期感染风险、影响免疫系统发育，并影响婴儿疫苗接种后的免疫应答。子宫内暴露抗 TNF-α 抗体的婴儿，在出生后可按正常婴儿的非活疫苗接种方案定期接种相关疫苗。但这不适用于轮状病毒活疫苗、口服脊髓灰质炎活疫苗和卡介苗等，6～12 月龄且血液中检测不出抗 TNF-α 抗体药物的婴儿，可正常应用轮状病毒活疫苗、口服脊髓灰质炎活疫苗及卡介苗。

十一、妊娠与生育的问题

1. IBD 患者妊娠与生育的现状 IBD 患者受孕率较普通人群有所降低，这与一些患者主动避孕有关。患者因惧怕疾病活动、用药对胎儿有害，担心胎儿出生后发生 IBD 的风险增高，或因腹痛、腹泻症状困扰而主动避孕，还有部分患者担心妊娠可能会引起疾病复发而避免妊娠。实际上，IBD 并非妊娠的禁忌证，或许患者的年龄、营养情况、腹部手术史等因素可能会引起受孕率、生殖能力的下降，但就 IBD 的患者群体而言，控制疾病于缓解期，绝大多数女性患者均可以正常地受孕、妊娠、分娩。

2. 可能影响 IBD 患者妊娠的因素 IBD 患者生殖能力确与疾病活动程度有关，具体来讲，可能与活动期腹部炎症、手术的干预或手术史、腹部粘连情况有关。缓解期患者的生殖能力与正常人群无明显差异。建议计划妊娠的患者，首先将疾病控制并稳定在缓解期。

在 IBD 用药对妊娠的影响方面，对于女性患者，除了甲氨蝶呤、沙利度胺有明确的致畸作用，备孕及孕期严禁应用外，其他大部分药物本身对女性患者的生殖能力并无影响。生物制剂中对英夫利西昔抗的研究相对较多，普遍认为它并不降低女性生殖能力，可在女性备孕期使用。对于男性患者，柳氮磺吡啶可导致 60% 男性出现不孕症，这可能与精子的数量减少、运动能力下降有关，但该影响是可逆的，停药或更换为 5-ASA 制剂后，生殖能力可恢复正常。其他常用于治疗 IBD 的制剂如糖皮质激素、硫唑嘌呤等，不影响精子的质量及生殖能力，不会导致男性不育。关于甲氨蝶呤对男性生殖能力的影响尚无一致的结论，但鉴于其有明确的致畸作用，男性备孕前需至少停用该药 3～6 个月。英夫利昔单抗对男性精子质量并无影响，或许会使精子的形态发生轻微改变，这些改变目前尚无充足的证据证明其能够降低生殖能力，备孕期的男性患者可以使用英夫利昔单抗。关于 IBD 的治疗药物环孢素和他克莫司对男性生殖能力的影响尚缺乏足够的数据，但这些药物也同时应用于脏器移植后的患者，对这些患者的研究数据表明它们并不影响男性生殖功能。

IPAA 治疗后的 UC 女性患者发生不孕症的风险是普通内科治疗患者的 3 倍，这可能与 IPAA 导致的输卵管炎、输卵管结构及走行改变、输卵管积水、输卵管通畅程度降低等并发症有关。而男性行 IPAA 后，有部分患者可能会出现射精及勃起功能障碍，生殖能力降低，少数男性患者甚至出现不育。但也有部分患者术后生殖能力非但没有降低，其性功能反而有所增强。总体而言，UC 男性患者进行 IPAA 手术后性功能与术前相比多数无明显差别。

3. 妊娠对 IBD 的影响　如果 IBD 患者处于疾病的活动期，妊娠后约 50%的患者疾病仍会存在中重度的活动性，即使给予积极的药物干预，妊娠过程中多数患者病情也会处于活动期，不易控制。而如果妊娠发生时，疾病处于缓解期，那么约 75%的患者妊娠期间仍能够停留在缓解期，所以建议患者在缓解期计划妊娠。但即使是在妊娠期间疾病复发，也不必恐慌，更不应终止妊娠，流产并不能够改善疾病情况，相反却有可能加重疾病的进展。

IBD 患者受孕后的分娩方式应根据具体受孕情况及产后括约肌、盆底肌损伤风险进行评估，按照产科适应证，并考虑对胃肠道可能产生的不良影响，决定是顺产还是剖宫产，如 IPAA、回直肠吻合术后的 UC 患者，建议行剖宫产；既往具有结肠或回肠造口等手术史的患者，若符合产科指征，可考虑顺产。

UC 妊娠患者与非妊娠患者相比，在妊娠期及产后具有较高的复发风险。CD 妊娠及分娩后患者维持原有治疗，复发风险无升高，但穿透型 CD 患者在产后复发风险有所增加。

4. IBD 对子代的影响　在病情持续活动时受孕或妊娠，发生流产、早产、低体重儿、死产等不良事件的概率有所增加。但若在病情缓解期妊娠，则上述不良事件发生率与常人无异，且产程顺利，足月生产的新生儿 Apgar 评分、重症监护室监护率、死亡率等与健康组相比无明显差异。

IBD 患者子代患病风险有所增加。与无家族史的 IBD 患者相比，有家族史的患者发病年龄更早，且这部分患者与亲代多为 UC 或 CD 的同种疾病类型。

既往认为在妊娠晚期，即孕 36 周后 IBD 的抗 TNF-α 抗体治疗药物不应继续应用，以避免对婴儿出生后疫苗注射或感染产生不良影响，但截至目前尚无该类药物引起婴儿感染或诱发免疫耐受、减弱疫苗接种后免疫反应的确切证据。目前主流观点认为，除轮状病毒活疫苗、脊髓灰质炎活疫苗、卡介苗等活疫苗外，子宫内暴露于抗 TNF-α 类药物的胎儿，在出生后仍可按照正常婴儿的疫苗接种计划

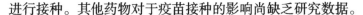

进行接种。其他药物对于疫苗接种的影响尚缺乏研究数据。

5. 妊娠期 IBD 的临床特点　IBD 孕产妇的主要临床表现为腹痛、腹泻、黏液脓血便、瘘管形成、体重增加不明显等。体格检查与普通 IBD 患者几乎没有区别，均可出现苍白、口腔溃疡、腹部压痛等，CD 患者还可能出现肛瘘、肛裂、肛周脓肿等表现。

实验室检查方面，妊娠期可能会出现轻度贫血，多为小细胞低色素性贫血。C 反应蛋白及粪钙防卫蛋白仍可用于疾病诊断、活动度评估及鉴别诊断。用于中毒性巨结肠诊断的 X 线检查对孕产妇及胎儿的影响比较小，一般不会导致胎儿畸形、流产、早产等，可应用于临床。磁共振结肠成像（MRC）、MRE、腹部超声等检查对于孕妇几乎无风险，可应用于临床。内镜检查对于妊娠患者具有评估疾病程度、病变范围及鉴别诊断的意义，但作为一种侵入性检查，其安全性尚有争议。一般认为以乙状结肠为终点的内镜检查是安全的，且已经起到鉴别诊断及评估病情的作用，可不行全结肠检查；另外，妊娠后期因为胎儿较大，压迫腹腔及盆腔器官，从而引起肠镜插入困难，也不建议强行检查全结肠。部分学者认为在妊娠早期行插入性肠镜检查，可能增高流产率，所以，对于 IBD 合并妊娠的患者，如有必要行肠镜检查，操作者应为有经验、技术熟练的内镜医师，且应谨慎权衡利弊。

IBD 合并妊娠者，由于疾病活动、吸收不良、代谢旺盛、生产过程等原因更容易出现营养不良，加重 IBD 的病情，且不利于胎儿宫内发育。故而该类患者营养支持治疗十分重要。在妊娠前、妊娠全程及哺乳期均应关注孕妇体重、宏量营养素及微量营养素的摄入，如蛋白质、叶酸、维生素 B_{12}、维生素 D、铁、钙、锌、铜、硒等，如有异常及时给予纠正。

6. IBD 合并妊娠患者的治疗　妊娠如发生在疾病活动期，或患者妊娠时出现疾病加重，此时妊娠的不良事件发生率远高于药物所致的不良反应发生率，因此，对于 IBD 合并妊娠的治疗，应首先考虑控制病情。妊娠发生前即备孕期及妊娠过程中，及时控制 IBD 的活动、诱导并维持疾病的缓解是保证 IBD 患者孕产成功的关键因素。

除沙利度胺及甲氨蝶呤之外，缓解期患者妊娠期间仍应继续原有药物治疗。活动期患者应按照关于妊娠期用药安全性分级的标准，参考病情活动程度、病变范围、既往用药史等，在符合原则的基础上，个体化用药，将疾病控制在缓解期，预防并发症。美国 FDA 妊娠期用药安全性分级中 A、B、C 级相对安全，且尽量选择 A、B 级药物，C 级药物在 IBD 合并妊娠患者中可酌情使用，D 级及 X 级药物应避免使用。

氨基水杨酸制剂是 UC 治疗的基石，在妊娠期 UC 患者应用比较安全。常规剂量柳氮磺吡啶及美沙拉秦制剂等均为 B 级药物，不增加孕产过程中不良事件的发生率，但 4g/d 美沙拉秦的大剂量给药，有引发新生儿肾功能不全的报道。尤需注意的是，某些 5-ASA 制剂的药物表面有邻苯二甲酸二丁酯涂层，该成分有增加新生儿发生先天畸形的风险，因此，含有该成分涂层的美沙拉秦被降为 C 级。奥沙拉秦亦为 C 级用药。另外，柳氮磺吡啶在服用过程中，因其作用机制或可影响叶酸的合成，在妊娠前、妊娠中、产后哺乳期均应适量补充叶酸。

糖皮质激素在中重度 IBD 治疗过程中有着重要的地位和作用，多可迅速诱导缓解病情。糖皮质激素中，可的松在妊娠期用药安全性分级中为 D 级，倍他米松和地塞米松为 C 级，泼尼松、泼尼松龙、甲泼尼龙在胎儿体内药物浓度明显低于倍他米松和地塞米松，列为 B 级，全身用药时应首选。糖皮质激素的应用不增加IBD 合并妊娠患者流产、早产、死产、低体重儿的发生风险。尽管妊娠期间使用糖皮质激素控制病情相对安全，但仍应尽可能避免妊娠早期用药，用药过程应选择较小剂量，且应关注孕产妇糖尿病、高血压的发生风险，检测血糖、血压的变化。

硫唑嘌呤及巯嘌呤因可能诱发感染、引起胎儿畸形，妊娠安全分级为 D 级，妊娠前建议停用此类药物。妊娠期间需权衡利弊，如有必要可继续使用维持病情缓解，但一般不建议将此类药物作为诱导、维持治疗的首选。环孢素具有肝肾毒性，对于激素诱导无效的重度 UC 患者，为避免手术治疗可考虑应用环孢素。手术治疗与新生儿死亡、产妇病死率增高等严重不良事件有关，故在临床决策时，应尽量避免 IBD 合并妊娠患者外科手术治疗，抗 TNF-α 类药物英夫利昔单抗为 B级药物，安全性较环孢素高，并且该药物临床应用经验相对丰富，对于重度 UC、暴发性 UC 或激素无效的难治性 UC 患者，多考虑应用英夫利昔单抗治疗而非环孢素。他克莫司治疗 IBD 合并妊娠患者的临床经验较少。

甲氨蝶呤对胎儿有明确致畸作用，且能够诱发孕妇发生习惯性、自发性流产，禁用于计划妊娠、已妊娠的女性。男性或女性患者应用甲氨蝶呤治疗，应在妊娠前至少停药 3 个月，如在药物治疗过程中意外妊娠，应立即停用甲氨蝶呤并补充大剂量叶酸，同时，必须经产科专科医师评估并监测胎儿情况，必要时终止妊娠。

英夫利昔单抗在 FDA 妊娠期用药安全性分级中为 B 级，妊娠早中期使用是安全的，对母体无毒性，无致畸、致突变作用，不增加早产、流产、死胎等概率，妊娠中晚期应用该药物时，新生儿体内可检测到英夫利昔单抗，且由于新生儿单核巨噬系统清除抗体能力低下，药物浓度较母体高，或许会增加出生后婴儿感染的风险，或可影响出生后疫苗接种时的免疫应答反应。但此时若停止应用药物，会增加疾病复发的风险。妊娠的 IBD 患者停止应用英夫利昔单抗的适宜时间尚无定论。目前一般认为妊娠早中期应用是安全有效的，缓解期维持治疗时，妊娠期间的最后一次注射应尽早，但如果疾病处于活动期，应全程应用该药物。男性患者备孕期可继续使用英夫利昔单抗。阿达木单抗同为 FDA 分级的 B 级药物，相对较安全。目前尚缺乏其他生物制剂妊娠期安全性评估的有效数据，如临床考虑应用，需谨慎评估风险及利弊。

在发生机会性感染时可能会应用抗生素，常用的有甲硝唑、环丙沙星等。甲硝唑属于 FDA 分级的 B 级药物，相对较安全，环丙沙星为 C 级药物。如临床需要，评估利弊，可以考虑短期使用，但妊娠早期应避免使用，且不应长期使用。

当符合外科手术指征时应适时行外科干预。手术明显增加 IBD 合并妊娠的患者发生妊娠相关不良事件的风险，妊娠早期可能导致胎儿流产，妊娠晚期可能引起早产。但如果不及时手术治疗，IBD 本身会严重威胁母体及胎儿孕育过程，甚至引起死亡，其危害远大于手术可导致的风险，因此如有手术指征，及时手术治疗，此时首选造口术。

十二、发生感染的风险

机会性感染是指在免疫功能低下时由机会致病菌引起的感染。IBD 患者本身即存在免疫功能异常，同时，应用糖皮质激素、免疫抑制剂、生物制剂等各种药物，机体的免疫功能均受到一定程度的抑制，会增加机会性感染的发生风险。另外，患者年龄、合并其他疾病、营养不良、致病微生物暴露等，均可增加机会性感染的发生率。其中，患者年龄超过 50 岁或小于 1 岁，均为机会性感染风险增加的危险因素。在炎症性肠病中有较高比例患者会出现营养不良，其主要原因可能为摄入不足、吸收不良、手术影响等，应对患者进行营养不良现状及营养不良风险评估，及时干预并补充营养素，降低疾病活动度，减少发生机会性感染的风险。

可能导致机会性感染的微生物主要包括病毒、细菌、真菌、寄生虫等。

1. 病毒感染　我国是乙型肝炎病毒感染的高发区，该病毒的主要传播途径为血液传播、母婴传播。IBD 患者在初次诊断时均应行乙型肝炎相关检查，包括血清学标志物、HBV DNA 定量、AST 及 ALT 浓度等。表面抗原阳性的慢性乙型肝炎的患者，在开启针对 IBD 免疫抑制治疗前 2 周至停药后 1 年，均应选用耐药率低的恩替卡韦、替诺福韦等药物快速、有效地抑制病毒。相反，干扰素可能加重IBD，且该药副作用大，因此不推荐应用干扰素进行 IBD 合并乙型肝炎的治疗。对于表面抗原阴性的 IBD 患者，建议进行乙肝疫苗的接种。

丙型肝炎病毒亦可通过输血、母婴等方式传播，IBD 治疗用药糖皮质激素的使用，可能会增加丙型肝炎病毒的肝毒性，促进肝纤维化、肝癌的发生及进展。目前已有相当多的丙型肝炎患者可治愈，如在 IBD 诊断时发现丙型肝炎，若病情允许，可给予丙型肝炎相关治疗后再给予 IBD 治疗。如已开始 IBD 的治疗过程，其间发生丙型肝炎病毒感染，则应与专科医师咨询后综合评估、谨慎用药，因丙型肝炎治疗用药干扰素可能会加重 IBD 病情，新型蛋白酶抑制剂特拉普韦、博赛普韦可显著增加环孢素和他克莫司的血药浓度，使不良反应发生率增加。不推荐在发现丙型肝炎后停用免疫抑制剂及生物制剂。

HIV 的主要传播途径为性传播、血液和母婴传播，该病毒感染会导致 CD4$^+$ T 细胞数量减少，并进一步破坏由其介导的细胞免疫应答，最终引起相关感染及肿瘤的发生。IBD 患者诊断时均应进行 HIV 的检测。对于合并 HIV 感染的 IBD 患者，应立即进行高效抗反转录病毒疗法，此时用于治疗 IBD 的免疫抑制药物的使用并非绝对禁忌，应评估利弊进行综合考虑。

巨细胞病毒感染率比较高，人群感染率可达 40%～100%，主要通过患者的唾液、尿液等传播。患者感染时多无症状，也有患者出现较重症状，病毒可累及多器官、多部位，包括脑、视网膜、肺、食管、肝、结肠等。巨细胞病毒结肠炎的表现与 IBD 类似，或可出现腹痛、腹泻、黏液脓血便等，IBD 合并巨细胞病毒感染的患者病情重、结肠手术切除率高。血常规分析可见单核细胞数增高，血液检查巨细胞病毒 DNA、抗体，PCR 检测，肠道活检标本行病理学及免疫组织化学观察有助于诊断。巨细胞病毒感染应使用更昔洛韦治疗，可给予静脉滴注 3～5 天，症状缓解后改为口服治疗，共 2～3 周。如患者为多器官感染，需停用免疫抑制剂。

EBV 感染很普遍，80%～90%成年人都发生过。多数为隐性感染或症状轻微，也可出现严重的临床症状。患者可出现咽痛、发热、淋巴结肿大，体格检查发现黄疸、肝脾肿大，实验室检查可发现淋巴细胞和单核细胞数升高。EBV DNA、EBV 血清学 IgM 抗体有助于现症感染的诊断。EBV 感染后，尤其应用免疫抑制剂后可引起淋巴细胞增殖性疾病甚至淋巴瘤的发生，临床上需引起重视，注意鉴别。IBD 患者在使用免疫抑制治疗前建议进行 EBV 检测，如治疗 IBD 的过程中发生 EBV 的严重感染，应立即启动更昔洛韦或膦甲酸钠等抗病毒药物治疗，并停用免疫抑制剂。

除以上在 IBD 治疗开始前均需常规筛查的病毒外，还有很多其他能够引起机会性感染的病毒，如单纯疱疹病毒、流感病毒、人乳头瘤病毒等。在临床中应警惕相关的报警症状，综合考虑病情，给予个体化治疗。

2. 细菌感染 结核杆菌感染率有上升趋势。呼吸道传播为主要的传播途径。IBD 患者在初诊时、治疗中均应警惕结核杆菌感染的发生。结核病表现多样，治疗 IBD 的免疫抑制剂、生物制剂等可能引起隐性结核病的发病，且病情更重，因此，在临床诊断及鉴别诊断时应常规筛查结核。结核接触史、肺部 CT、结核菌素试验、T-spot 试验、干扰素释放试验等均为诊断结核的常用手段。结核菌素皮试后硬结直径超过 5mm 即判定为阳性，敏感度高，但特异度相对较差。干扰素释放试验敏感度、特异度较高，可用于潜伏结核的诊断。结核治疗的方案选择，应包含异烟肼的联合标准化用药，且强调足量、足疗程，治疗时长 6～9 个月，推荐 9 个月疗程。治疗中应严密监测不良反应，包括但不限于肝肾功能异常，如出现黄疸和（或）转氨酶升高，应给予保肝治疗，如出现转氨酶升高幅度超过 5 倍，要考虑停药或换药。IBD 合并结核的患者如考虑应用生物制剂或免疫抑制剂，应抗结核至少 3 个月后启用，急重 UC 除外。如患者在治疗过程中出现结核杆菌机会性感染，则应停用生物制剂，立即给予抗结核治疗，8 周后根据 IBD 及结核病的情况决定是否需再次启动生物制剂治疗。

艰难梭菌属于厌氧菌，在正常人肠道内寄居。当过度应用抗菌药物时，该菌可快速繁殖成为优势菌，引起假膜性肠炎。细菌产生的主要致病毒素是 A 毒素和 B 毒素，分别产生肠毒性和细胞毒性。艰难梭菌既可感染普通人群，也可感染 IBD 患者。在 IBD 治疗药物中，糖皮质激素及免疫抑制剂尤其是硫唑嘌呤的使用可增加艰难梭菌的感染率。引起症状可轻可重，患者可出现无症状感染、腹痛、腹泻、发热或暴发性感染，血常规检查白细胞计数增高。患者感染艰难梭菌时在肠镜检查中可见特征性的假膜，临床初诊 IBD 有疑诊时或结肠炎治疗过程中复发时可进行相关检查。如今艰难梭菌的诊断主要采用细胞毒素中和法检测粪便中的毒素，或采用核酸扩增技术检测毒素的基因。并非所有的艰难梭菌感染均能够出现假膜性肠炎的典型表现，经验丰富的内镜医师根据肠镜下的假膜可提出疑诊，黏膜标本的细菌培养对诊断有价值，但内镜检查本身不作为艰难梭菌感染的诊断依据。艰难梭菌的治疗首先可应用甲硝唑，如效果欠佳应转换为万古霉素。目前可将万古霉素针剂溶解后，每 6 小时口服 125mg，疗程为 10～14 天。二线药物可选择应用利福昔明、替加环素等。粪菌移植治疗也有一定的疗效。

肺炎链球菌是 IBD 患者尤其是应用免疫抑制剂治疗的患者群中最常见的机会致病菌，目前已有相应的疫苗，用于预防肺炎链球菌感染，在应用免疫抑制剂及生物制剂之前可考虑进行疫苗注射。呼吸道传播是最常见的传播途径，患者感染后有或轻或重的临床表现。咳嗽、咳痰、发热等是较常见的临床症状，脑膜炎也是肺炎链球菌严重感染时的表现。血培养查见白细胞数增高，痰培养出现该菌可诊断。治疗用药应选择覆盖肺炎链球菌的敏感药物，在治疗过程中，可视感染严重程度决定是否需要暂停应用免疫抑制剂及生物制剂。

同样可引起呼吸道机会性感染的有军团菌感染，尤其是应用抗 TNF-α 抗体类生物制剂联合免疫抑制剂治疗的患者，诊断主要依靠痰菌培养，治疗首选大环内酯类药物、喹诺酮类药物，在感染的急性期，考虑暂停使用生物制剂及免疫抑制剂。

诺卡菌为需氧放线菌属的革兰氏阳性杆菌，广泛分布于土壤中。可通过皮肤或呼吸道传播，感染的靶器官主要有中枢神经系统、肺、肝、皮肤。IBD 患者在使用生物制剂、免疫抑制剂、糖皮质激素，尤其是生物制剂联合免疫抑制剂治疗时容易出现该菌感染。主要依靠痰培养病原学检查，或对痰液、胸腔积液或支气管灌洗液进行染色而诊断。治疗用药主要有磺胺类、头孢类、碳青霉烯类药物单药或联用。疗程需足够长，有神经系统受累者应持续 1 年以上，对于需要长期使用免疫抑制剂、生物制剂治疗的 IBD 合并该菌感染的患者，需长期应用抗生素。

其他可能的机会致病菌包括沙门菌、金黄色葡萄球菌、李斯特菌等。伤寒沙门菌感染早期可加重 IBD 患者的胃肠道症状，特别是肠伤寒的发生，之后易发生播散，导致脑膜炎、毒血症及全身感染症状。金黄色葡萄球菌可为社区获得或医院获得。患者血液或体液、粪便中分离、培养出致病菌可诊断。治疗需应用第三代头孢菌素、喹诺酮类药物或根据药敏结果选择用药，感染时应暂停应用生物制剂、免疫抑制剂、激素等药物，治疗过程应与感染科专业医师共同评估并制订治疗计划。

3. 真菌感染　IBD 患者真菌感染率相对较低，但使用激素、抗生素、生物制剂、免疫抑制剂时，机会性真菌感染的比例有所增高。孢子菌和念珠菌为主要的机会致病真菌。体液、排泄物真菌涂片镜检有助于诊断。累及肺部的真菌感染一般病情较重，多见于应用激素及免疫抑制剂的患者。抗真菌的治疗用药主要有氟康唑、伊曲康唑，根据病情在治疗时生物制剂、免疫抑制剂可暂停使用，或同时治疗。IBD 患者常规治疗前可不进行真菌感染的筛查。

4. 寄生虫感染　肠道寄生虫对 IBD 的影响目前尚不完全确定。有报道称幼年感染某些种类寄生虫能够降低成年人 IBD 的患病率，但具体寄生虫类别、有效的预防成分为特种异体蛋白还是代谢物等尚不明确，盲目补充幼虫或虫卵会引起肠外肺、脑等其他部位定植，并进一步造成严重的危及生命的临床症状。目前仍需更多的数据及可靠的实验探索进行深入研究。

不同的地区机会性寄生虫感染的种类有所不同，特异性疫区接触史是疾病诊断的重要依据。IBD 患者常规治疗前可不进行寄生虫感染的筛查，但应详细询问疫区接触史，如有明确疫区旅居史或接触史，应行进一步检查以确诊并给予相应治疗。

十三、运动需求与风险

IBD 的发生发展是多个因素共同作用的结果，主要包括遗传因素、环境因素、肠道菌群改变和黏膜免疫系统功能障碍。其中环境因素中生活方式的转变，包括饮食结构的改变和体力活动的下降，被认为是主要因素之一。体力活动是指由骨骼肌收缩导致能量消耗的任何身体部位的活动。运动是指有计划、重复和有目的的体力活动。研究显示体力活动水平与全身炎症水平呈负相关，提示运动诱导的抗炎作用可能对慢性病患者有益。目前，规律的体力活动已成为多种慢性病的

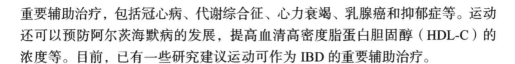

重要辅助治疗，包括冠心病、代谢综合征、心力衰竭、乳腺癌和抑郁症等。运动还可以预防阿尔茨海默病的发展，提高血清高密度脂蛋白胆固醇（HDL-C）的浓度等。目前，已有一些研究建议运动可作为 IBD 的重要辅助治疗。

（一）IBD 患者的运动情况

IBD 患者的日常体力活动水平较普通人群明显降低。Chan 等调查了 IBD 患者的运动情况，其中 66% 的 IBD 患者仍在运动（这部分患者中，只有 32% 的患者每天运动，57% 的患者每周进行少量运动，其余偶有运动）；运动的方式包括步行、慢跑、健身房锻炼、游泳、骑自行车、跳舞、练瑜伽及其他。在 Chae 等的调查研究中，超过 50% 的 IBD 患者认为运动是令人开心和有益健康的，76.5% 的患者希望能够得到运动计划，56.8% 的患者认为每次运动可以超过 30 分钟，26.6% 的患者认为每次运动可以维持 20～30 分钟，43.1% 的患者每周可以进行 3 次运动，24.1% 的患者每周可以进行 2 次运动。Gatt 等的调查显示 46.1% 的患者认为医师没有提示体力活动的重要性，13.2% 的患者认为健康管理专家的支持可以使他们达到更好的运动水平。

（二）影响 IBD 患者运动的因素

越来越多的研究显示运动有益于 IBD 患者维持缓解，但仍有许多 IBD 患者较少运动，具体因素如下：①患者因腹泻、腹痛、疲劳及关节痛等症状减少运动。一项调查研究显示 23% 的患者认为运动让他们感觉更差，其中乏力是最常见的问题，其他还包括排便次数增多、腹痛增多、关节疼痛加重、运动后恢复时间长。②患者因恐惧排便急迫及周围没有洗手间而限制运动。③患者因学习工作忙而缺少时间运动。④临床医师因担心加重症状或出现并发症而不敢开出运动处方。⑤诊断为 IBD 后，运动水平发生改变，尤其对于年轻人。研究显示既往运动者在确诊为 IBD 后，运动水平下降；而既往运动较少者在确诊为 IBD 后，运动水平反而上升。⑥一项研究报道约 15.2% 的 IBD 患者伴有抑郁，而抑郁影响患者的自我管理行为，如运动行为。

（三）运动获益

1. 运动可改善骨骼健康，提高骨密度　研究显示 40%～50% 的 IBD 患者存在骨量减少，约 15% 的患者发展为骨质疏松。低骨密度使得患者骨折风险增加。儿童骨量减少对进入青春期后的生长模式也会产生影响。除了药物和营养的补充，运动是治疗低骨密度最好的方式，运动通过机械负荷作用于连接骨的肌肉，引起合成代谢，导致骨的形成。运动有助于增加年轻人的骨密度，减少骨质流失，改善平衡力，增加肌肉力量，提高灵活性和协调性，降低跌倒导致骨折的风险。

2. 运动可缓解焦虑和抑郁，改善生活质量 随着生物制剂的出现，多数患者的病情可以得到很好的控制，但仍不能够治愈。部分 IBD 患者因长期反复的胃肠道症状（腹痛、腹泻、腹胀、排便窘迫等）、肠外表现（关节疼痛、结节性红斑等）、全身症状（乏力、消瘦）、高额的治疗费用、疾病致残、工作学习能力的下降甚至失业等因素，可能出现严重的心理障碍（焦虑甚至抑郁等）。研究显示年轻 IBD 患者健康相关生活质量明显降低，而精神疾病的发生率明显升高。心理压力大的 IBD 患者易患焦虑和抑郁。这些心理压力会加重肠道炎症，甚至降低患者治疗的依从性，导致疾病复发加重。所以，IBD 的治疗不仅要注重对症状和黏膜炎症的直接治疗，也要关注患者的心理健康。运动已被证实可以分散 IBD 患者对疾病的关注，改善睡眠，提高社交技能，提升幸福感和自信，降低抑郁和焦虑发病率，使得患者心理、社交和身体三个方面同时得到改善。

3. 运动可以降低结肠癌的发生风险 IBD 患者有发生结肠癌的风险，尤其是 UC 患者。研究显示运动可降低普通人群结肠癌的发病率。目前没有运动与 IBD 患者结肠癌发生风险之间关系的研究，但对于 UC 等结肠癌高危人群，运动可能成为重要的预防因子。这可能与运动促进一种酸性且富含半胱氨酸的肌肉因子（SPARC）的释放有关。运动时，SPARC 水平在骨骼肌中升高，分泌入血液循环，通过增加细胞凋亡抑制结肠肿瘤的发生。

4. 运动可以改善症状，改善营养状态 乏力是 IBD 患者常见的症状，研究显示即使处于疾病缓解期，仍有 40% 的 IBD 患者感到乏力。致残性疲劳可使患者丧失日常的工作和生活能力，使患者的生活质量明显下降。患者由于乏力很难开始运动，但在运动后反而会感到精力充沛。Lauran Vogelaar 等研究显示与健康人群及无乏力感的 IBD 患者相比，感觉乏力的 IBD 患者可伴有心肺功能和肌力受损。运动可以改善心肺功能，增加肌力，进而改善乏力。另有研究显示运动可以改善患者对疾病的感知，减轻疲劳感。强直性脊柱炎是 IBD 的肠外表现之一，运动可以改善关节僵硬及关节疼痛感。运动还可以改善腹胀，改善食欲，促进患者进食增多，改善营养状态。

5. 运动改善少肌症 少肌症表现为与 BMI 无关的瘦体重下降、肌力下降，在 IBD 患者中常见，尤其是体力活动水平低，合并营养吸收障碍及应用激素的患者中少肌症的发病率更高。研究显示体力活动可以增加肌肉质量和提高肌肉功能，抗阻训练有助于增加短肠综合征患者的瘦体重，可以预防甚至逆转少肌症的发展。

6. 运动具有抗炎作用 规律运动通过骨骼肌收缩释放肌肉因子 IL-6，能够抑制 TNF 的产生，促进 IL-1Rα 和 IL-10 的释放，具有抗炎作用，有益于 IBD 的控制。Yeo 等研究显示中等强度运动较高等强度运动可分泌更多的肌肉因子。运动可能通过减少内脏脂肪量和（或）在每一轮运动中诱导抗炎环境发挥其抗炎作用。运动期间，肌肉释放 IL-6，介导肠道 L 细胞释放胰高血糖素样肽-1（GLP-1）。胰高血糖素样肽是营养生长因子，可促进受损肠黏膜的恢复。IL-15 是肌肉生长的合成因子，通过力量训练可以上调骨骼肌中 IL-15 mRNA 的水平。研究显示 IL-15 在小鼠肌肉中过表达时，伴随有内脏脂肪量的减少，但皮下脂肪量没有减少。此外，血液循环中 IL-15 水平的升高可导致体脂显著减少，并增加骨矿物质含量。在近期的研究中，一种新的肌肉因子鸢尾素，可在运动中释放，引起白色脂肪细胞向棕色脂肪细胞转化。10 周规律持续的训练可以显著升高血浆中鸢尾素的水平。越来越多的证据表明在不同的分解状态下，过氧化物酶体增殖物激活受体-γ 共激活因子-1α（PGC-1α）和 TWEAK-Fn14 是骨骼肌肉的关键调节因子。TWEAK-Fn14 信号通路的激活导致肌肉消耗。IBD 中炎症反应激活 TWEAK-Fn14 系统，而运动具有拮抗作用。

（四）运动风险

在长时间的高强度运动如铁人三项等极端运动中，30%～81%的人会经历一系列肠胃不适，包括绞痛、腹胀、腹泻、恶心、大便失禁，甚至诱发缺血性结肠炎等。这与强烈运动减少内脏血流，导致肠道缺血性炎症，增加肠道渗透性及促炎性细胞因子的释放等有关。已知高强度运动可以导致急性短暂的炎症反应，加重 IBD 的症状。因此，不建议 IBD 患者进行高强度运动。另有一项研究显示儿童患者进行间断的高强度运动，没有出现不良后果。研究显示强迫跑步机运动使得小鼠结肠炎症加重，而自愿跑步运动对结肠炎小鼠有保护作用。强迫跑步运动增加了腹泻次数，相反，30 天的自愿跑步运动可减少远端结肠炎症基因的表达，减少腹泻次数。因此，应根据每名患者的不同情况，选择患者身体可接受的运动种类和时长。CD 以肠道全层透壁性的炎症为特征，可伴有窦道及瘘管等，活动期肠道溃疡较深，在强烈运动时可能诱发穿孔，因此，处于疾病活动期的 CD 患者或伴有狭窄肠管扩张的 CD 患者加强运动时出现穿孔的概率也会增加。活动期 UC 患者剧烈运动时可能会加重出血，因此活动期 IBD 患者不适合加强运动。

（五）运动处方

运动以改善和维持身体健康为目的。在开始锻炼计划之前，应该了解患者的疾病活动度、并发症、肠外表现并测量患者的骨密度，根据患者的基本健康状况量身定制运动处方，配合药物及营养治疗。建议针对缓解期患者实施运动计划，而对于活动期的患者，运动可能加重症状，诱导并发症的发生，需进一步研究其安全性。以往的研究发现，以有氧能力的 40%～60%进行有氧运动不会影响肠道通透性，步行 3.5km 及中等强度的跑步每周 3 次，不会加重 IBD 症状，同时会改善心理和身体状况。集体锻炼不仅能够提高患者依从性和社交能力，还能让锻炼体验更愉快。为了增加锻炼的参与，需了解 IBD 患者面临的障碍，避免可能导致个人尴尬、耻辱和焦虑的社交活动。做好简单的准备工作，如明确卫生间位置、准备大量的水以防脱水等。少肌症的缓解期 IBD 患者可进行抗阻运动，一项研究显示少肌症的缓解期患者进行有氧结合抗阻运动训练 8 周：结合健身房的器械，在教练和研究者的监督下进行中等强度逐渐加强的运动，每周训练 3 次。8 周后 IBD 患者身体组分发生改变，包括瘦组织增多，脂肪组织减少，而疾病活动度、情绪和压力、促炎性细胞因子如 TNF-α 和 CRP 没有发生明显改变。Klare 等研究显示监督下行中等强度（中等强度是指跑步时还可以说话的程度）的户外跑每周 3 次，持续 10 周，可使 IBD 患者生活质量及幸福感明显提高。在临床工作中，需要根据每名患者的具体情况，为患者提供运动意见。

综上所述，适当的运动可能预防 CD 和 UC 的发生，同时也有利于 IBD 的维持缓解，改善免疫功能，缓解焦虑和抑郁，降低乏力感，提高骨密度，逆转少肌症，改善患者的生活质量。对于活动期 IBD 患者，需进一步研究运动安全性。对于缓解期 IBD 患者，根据个人情况，可逐渐增加运动的强度及持续时间，避免长时间高强度运动。

十四、精神心理异常的干预与自我调节

精神心理因素在 IBD 的发病、复发、治疗过程中起着不容忽视的作用。机体内存在脑-肠轴，是精神心理因素与肠道疾病状态对话的病理生理学依据。该调节轴涉及自主神经系统、中枢神经系统、下丘脑-垂体-肾上腺轴、肠道促肾上腺皮质激素释放因子系统，包括肠道黏膜屏障、肠道微生态及肠道免疫应答的小肠免疫应答反应等。该过程通过释放激活肥大细胞、释放多种炎症介质，抑制抗炎因子并促进促炎因子的产生，调节免疫细胞活性，改变肠黏膜结构和功能，增加肠黏膜的通透性，改变肠道微生态结构，引起疾病发作。

笔者所在团队曾在全国范围内调查 462 例 IBD 患者的年龄、收入状况、教育程度，以及焦虑及抑郁的现状，IBD 患者合并焦虑的总发生率约为 37.4%，抑郁发生率为 28.6%。IBD 目前并不能被治愈，且反复用药经济费用支出巨大，这成为患者焦虑或抑郁的主要原因。其实，虽然不能根治 IBD，但用药后可获得疾病良好的控制，疾病能稳定在缓解期的患者，均可正常学习、生活、工作、生育。在疾病治疗费用上，随着越来越多有效的药物进入临床、进入医保报销范畴，治疗疾病的可选药物越来越多，药效强同时副作用轻的药物不断出现，医保报销比例越来越高，药效比更优化，这对于降低患者的经济和心理负担都是有利的。

另外，IBD 患者应调整心态，主动与家人、朋友、医师和其他病友交流，获得家人的理解和支持，有助于缓解心理压力和促进疾病的治疗。

大部分患者通过有效的心理调节和与亲友的沟通，均能缓解心理压力，调整精神状态，改善焦虑或抑郁的现状，但仍有少部分患者症状较严重，承担着巨大的痛苦，此时应进行药物干预。治疗可考虑应用加兰他敏调节胆碱能信号通路，抑制肠道炎症反应，或应用美利曲辛治疗精神焦虑或抑郁，建议进行心理科或精神科医师的专科咨询，给予必要的精神心理治疗。

（李　惠　邢　慧　王　爽　李慧博　潘　超）

参 考 文 献

陈灏珠，钟南山，陆再英，2018. 内科学. 第9版. 北京：人民卫生出版社.

代续杰，龚剑峰，朱维铭，2020. 溃疡性结肠炎患者腹腔镜全结直肠切除联合回肠储袋肛管吻合术后发生早期并发症的相关因素分析. 中华炎性肠病杂志（中英文），4（2）：109-113.

丁炎明，2015. 静脉治疗护士手册. 北京：人民卫生出版社.

董伟华，陈瑞东，唐文，2019. 粪便钙卫蛋白检测在炎症性肠病患者中的意义. 临床消化病杂志，31（6）：406-409.

冯冠能，刘志坚，2020.2019年某院门诊克罗恩患者的用药分析. 名医，（8）：325-326.

何琼，李建栋，2019. 炎症性肠病流行病学研究进展. 实用医学杂志，35（18）：2962-2966.

何文英，侯冬藏，2019. 实用消化内科护理手册. 北京：化学工业出版社.

贺小露，周青，黄晓晖，2021. 英夫利昔单抗治疗炎症性肠病失应答的研究进展. 实用药物与临床，24（5）：477-480.

黄金，2018. 营养管理护士临床工作手册. 北京：人民卫生出版社.

黄敏，周刚，骆宏，2020. 炎症性肠病与精神心理因素关系的研究现状. 健康研究，40（5）：554-557，563.

黄蓉，曹莞婷，范一宏，等，2021. 超声技术对炎症性肠病诊断的研究进展. 中华超声影像学杂志，30（4）：362-368.

贾红玲，苏连明，张杰，等，2018. 粪便钙卫蛋白与炎症性肠病的研究进展. 中国现代医生，56（7）：165-168.

姜安丽，钱晓路，2018. 新编护理学基础. 北京：人民卫生出版社.

鞠静怡，孙晓敏，2020. 精神心理因素与炎症性肠病的关系. 胃肠病学，25（3）：183-186.

克罗恩病肛瘘共识专家组，谷云飞，吴小剑，2019. 克罗恩病肛瘘诊断与治疗的专家共识意见. 中华炎性肠病杂志，3（2）：105-110.

邻国虎，李春雨，2014. 实验室检查在溃疡性结肠炎诊断中的意义. 中国普外基础与临床杂志，21（3）：383-387.

李惠，曲波，2021. 超声内镜及相关技术在炎症性肠病诊治中的应用. 中国临床医生杂志，49（3）：259-262.

李乐之，2018. 静脉治疗护士临床工作手册. 北京：人民卫生出版社.

李美，苗建壮，许述，2018. 炎症性肠病小分子免疫抑制剂的研发进展. 药学学报，53（8）：1290-1302.

李明松，石汉平，杨桦，2021. 中国炎症性肠病饮食管理专家建议. 中华消化病与影像杂志（电子版），11（3）：97-105.

李明松，朱维铭，陈白莉，2015. 溃疡性结肠炎. 北京：高等教育出版社.

李学锋，彭霞，周明欢，2020. 我国炎症性肠病流行病学研究进展. 现代消化及介入诊疗，25（9）：1265-1267.

李雪华，冯仕庭，黄丽，等，2021. 中国炎症性肠病影像检查及报告规范专家指导意见. 中华炎性肠病杂志，5（2）：109-113.

刘盛会，2019. 优质护理对重症溃疡性结肠炎的护理效果分析. 中外医学研究，17（8）：104-105.

刘笑，方森，王方，等，2020. 克罗恩病营养支持治疗进展. 南方医科大学学报，40（12）：1874-1878，1884.

芦桂芝，李强，2015. 成人护理学. 第四册. 消化系统疾病病人护理. 北京：人民卫生出版社.

马雪萍，郭红梅，2021. 基因多态性预测抗肿瘤坏死因子-α 单克隆抗体治疗炎症性肠病疗效的研究进展. 中华炎性肠病杂志，5（1）：88-91.

南楠，李卉，田丰，2020. 炎症性肠病患者合并焦虑和抑郁状态的影响因素. 中华炎性肠病杂志，4（3）：217-222.

彭昊，董筠，2021. 炎症性肠病心身论治的研究进展. 世界中西医结合杂志，16（3）：582-584，588.

乔馨瑶，马亚，石磊，2021. 关于欧洲和中国的炎症性肠病营养治疗指南或共识的比较分析. 中华炎性肠病杂志（中英文），5（1）：96-99.

史久华，2017. 优特克单抗诱导克罗恩病缓解. 国际生物制品学杂志，40（6）：313.

汪静静，2021. 探讨心理干预对克罗恩病患者的效果研究. 心理月刊，16（7）：189-190.

王凤纤，缪应雷，张雪芹，等，2020. 炎症性肠病的肠内营养治疗. 临床消化病杂志，32（2）：132-136.

王昆华，缪应雷，李明松，等，2019. 炎症性肠病临床实践. 北京：人民卫生出版社.

文宗曜，1990. 血沉现象研究进展. 大自然探索，（2）：77-82.

吴惠平，付方雪，2018. 现代临床护理常规. 北京：人民卫生出版社.

谢芳，许岸高，白岚，2012. 炎症性肠病诱发骨质疏松症发病机制的研究进展. 中国骨质疏松杂志，18（12）：1167-1170.

许凌云，陈思玮，刘欢宇，等，2020. 炎症性肠病的常见心理问题及诊治进展. 中国医药导报，17（25）：49-52.

杨红，金梦，钱家鸣，2016. 肠内营养在诱导和维持成人克罗恩病缓解治疗中存在的问题. 胃肠病学，21（12）：708-710.

杨倩，齐明明，董卫国，2020. 他汀类药物在炎症性肠病中的作用. 胃肠病学和肝病学杂志，29（9）：983-986.

印琴琴，2019. 克罗恩病患者心理特点及临床护理分析. 实用临床护理学杂志，4（15）：128，131.

尤黎明，吴瑛，2012. 内科护理学. 第 5 版. 北京：人民卫生出版社.

尤黎明，吴瑛，2017. 内科护理学. 第 6 版. 北京：人民卫生出版社.

曾星，叶向红，孙琳，等，2019. 克罗恩病患者出院后体力活动状况限制需求及影响因素. 解放军护理杂志，36（10）：1-3.

曾星，叶向红，孙琳，等，2019. 克罗恩病患者运动干预研究进展. 护理学报，26（16）：38-42.

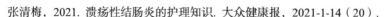

张清梅，2021. 溃疡性结肠炎的护理知识. 大众健康报，2021-1-14（20）.

张素，颜霞，2017. 内科护理技术规范. 北京：人民卫生出版社.

张涛，苏晓兰，毛心勇，等，2021. 生物制剂在炎症性肠病治疗中的应用与展望. 转化医学杂志，10（2）：112-115.

张薇薇，刘淼，张笑，等，2021. 克罗恩病的典型影像学表现和临床实践. 中国普外基础与临床杂志，28（4）：520-523.

张旭，2018. 心理护理对克罗恩病患者焦抑郁情绪的影响. 中国现代医生，56（33）：137-139，145.

张玉茹，2020. 下消化道疾病诊疗手册. 北京：人民卫生出版社.

赵祥运，陈尼维，2011. 炎症性肠病的流行病学研究进展. 国际消化病杂志，31（6）：342-344.

郑浩杰，贾彦生，2019. 消化内科疾病观察与护理技能. 北京：中国医药科技出版社.

郑家驹，2012. 炎症性肠病问题与解答. 北京：人民卫生出版社.

中国医药教育协会炎症性肠病专业委员会，2021. 中国炎症性肠病消化内镜诊疗共识. 中华消化病与影像杂志（电子版），11（1）：1-7.

中华医学会消化病学分会炎症性肠病学组，2017. 抗肿瘤坏死因子-α 单克隆抗体治疗炎症性肠病的专家共识（2017）. 中华消化杂志，37（9）：577-580.

中华医学会消化病学分会炎症性肠病学组，2017. 炎症性肠病合并机会性感染专家共识意见. 中华消化杂志，37（4）：217-226.

中华医学会肠内肠外营养学分会，中国医药教育协会炎症性肠病专业委员会，2021. 中国炎症性肠病营养诊疗共识. 中华消化病与影像杂志（电子版），11（1）：8-15.

中华医学会消化病学分会炎症性肠病学组，2018. 炎症性肠病诊断与治疗的共识意见. 中华消化杂志，38（5）：292-311.

中华医学会消化病学分会炎症性肠病学组，2018. 中国炎症性肠病治疗药物监测专家共识意见. 中华消化杂志，38（11）：721-727.

中华医学会消化病学分会炎症性肠病学组，2019. 炎症性肠病妊娠期管理的专家共识意见. 协和医学杂志，10（5）：465-475.

中华医学会消化病学分会炎症性肠病学组，2020. 炎症性肠病外科治疗专家共识. 中华炎性肠病杂志，4（3）：180-199.

中华医学会消化病学分会炎症性肠病学组，中华医学会肠外与肠内营养学分会胃肠病与营养协作组，2018. 炎症性肠病营养支持治疗专家共识（第二版）. 中华炎性肠病杂志，2（3）：154-172.

朱维铭，2019. 术后肠梗阻诊治再认识. 中国实用外科杂志，39（12）：1279-1283.

Ali MF, He H, Friedel D, 2020. Inflammatory bowel disease and pregnancy：fertility, complications and treatment. Ann Gastroenterol，33（6）：579-590.

Ambruzs JM，Larsen CP，2018. Renal manifestations of inflammatory bowel disease. Rheum Dis Clin North Am，44（4）：699-714.

Annese V，Daperno M，Rutter MD，et al，2013. European evidence based consensus for endoscopy in inflammatory bowel disease. J Crohns Colitis，7（12）：982-1018.

Arias-Loste MT，Castro B，Rivero M，et al，2012. Epidemiology of intrafamilial inflammatory bowel disease throughout Europe. Ann Gastroenterol, 25 (3): 188-192.

Beaugerie L, Itzkowitz SH, 2015. Cancers complicating inflammatory bowel disease. N Engl J Med, 372 (15): 1441-1452.

Bemelman WA, Warusavitarne J, Sampietro GM, et al, 2018. ECCO-ESCP consensus on surgery for Crohn's disease. J Crohns Colitis, 12 (1): 1-16.

Bischoff SC, Escher J, Hébuterne X, et al, 2020. ESPEN practical guideline: clinical nutrition in inflammatory bowel disease. Clin Nutr, 39 (3): 632-653.

Bonovas S, Nikolopoulos GK, Lytras T, et al, 2017. Comparative safety of systemic and low-bioavailability steroids in inflammatory bowel disease: systematic review and network meta-analysis. Brit J Clin Pharmaco, 84 (2): 239-251.

Bots S, Gecse K, Barclay M, et al, 2018. Combination immunosuppression in IBD. Inflamm Bowel Dis, 24 (3): 539-545.

Bruining DH, Zimmermann EM, Loftus EV Jr, et al, 2018. Consensus recommendations for evaluation, interpretation, and utilization of computed tomography and magnetic resonance enterography in patients with small bowel Crohn's disease. Gastroenterology, 154(4): 1172-1194.

Bunu DM, Timofte CE, Ciocoiu M, et al, 2019. Cardiovascular manifestations of inflammatory bowel disease: pathogenesis, diagnosis, and preventive strategies. Gastroenterol Res Pract, 2019: 3012509.

Carvello M, Watfah J, Włodarczyk M, et al, 2020. The management of the hospitalized ulcerative colitis patient: the medical-surgical conundrum. Curr Gastroenterol Rep, 22 (3): 11.

Charlebois A, Rosenfeld G, Bressler B, 2016. The impact of dietary interventions on the symptoms of inflammatory bowel disease: asystematic review. Crit Rev Food Sci Nutr, 56(8): 1370-1378.

Colombel JF, Sandborn WJ, Reinisch W, et al, 2010. Infliximab, azathioprine, or combination therapy for Crohn's disease. N Engl J Med, 362 (15): 1383-1395.

Cox SR, Prince AC, Myers CE, et al, 2017. Fermentable carbohydrates [FODMAPs] exacerbate functional gastrointestinal symptoms in patients with inflammatory bowel disease: a randomised, double-blind, placebo-controlled, cross-over, re-challenge trial. J Crohns Colitis, 11 (12): 1420-1429.

D'Haens G, Sandborn WJ, Feagan BG, et al, 2007. A review of activity indices and efficacy end points for clinical trials of medical therapy in adults with ulcerative colitis. Gastroenterology, 132 (2): 763-786.

D'Haens GR, Vermeire S, van Assche G, et al, 2008. Therapy of metronidazole with azathioprine to prevent postoperative recurrence of Crohn's disease: a controlled randomized trial. Gastroenterology, 135 (4): 1123-1129.

Darb Emamie A, Rajabpour M, Ghanavati R, et al, 2021. The effects of probiotics, prebiotics and synbiotics on the reduction of IBD complications, a periodic review during 2009—2020. J Appl Microbiol, 130 (6): 1823-1838.

De Cruz P, Kamm MA, Hamilton AL, et al, 2015. Crohn's disease management after intestinal resection: a randomised trial. Lancet, 385 (9976): 1406-1417.

Dewint P, Hansen BE, Verhey E, et al, 2014. Adalimumab combined with ciprofloxacin is superior to adalimumab monotherapy in perianal fistula closure in Crohn's disease: a randomised, double-blind, placebo controlled trial (ADAFI). Gut, 63 (2): 292-299.

Dignass A, Lindsay JQ, Sturm A, et al, 2012. Second European evidence-based consensus on the diagnosis and management of ulcerative colitis part 2: current management. J Cronhns Colitis, 6 (10): 991-1030.

Dignass A, Van Assche G, Lindsay JO, et al, 2010. The second European evidence-based consensus on the diagnosis and management of Crohn's disease: current management. J Crohns Colitis, 4(1): 28-62.

Dignass A, Eliakim R, Magro F, et al, 2012. Second European evidence-based consensus on the diagnosis and management of ulcerative colitis part 1: definitions and diagnosis. J Crohns Colitis, 6 (10): 965-990.

Dignass A, Lindsay JO, Sturm A, et al, 2012. Second European evidence-based consensus on the diagnosis and management of ulcerative colitis part 2: current management. J Crohns Colitis, 6 (10): 911-1030.

Eckert KG, Abbasi-Neureither I, Köppel M, et al, 2019. Structured physical activity interventions as a complementary therapy for patients with inflammatory bowel disease-a scoping review and practical implications. BMC Gastroenterol, 19 (1): 115.

Fazio VW, Kiran RP, Remzi FH, et al, 2013. Ileal pouch anal anastomosis: analysis of outcome and quality of life in 3707 patients. Ann Surg, 257 (4): 679-685.

Ferro JM, 2014. Neurologic manifestations of inflammatory bowel disease. Gastroenterol Hepatol (NY), 10 (9): 599-600.

Filippi J, Al-Jaouni R, Wiroth JB, et al, 2006. Nutritional deficiencies in patients with Crohn's disease in remission. Inflamm Bowel Dis, 12 (3): 185-191.

Forbes A, Escher J, Hébuterne X, et al, 2017. ESPEN guideline: clinical nutrition in inflammatory bowel disease. Clin Nutr, 36 (2): 321-347.

Gerasimidis K, Mcgrogan P, Edwards CA, 2011. The aetiology and impact of mal-nutrition in paediatric inflammatory bowel disease. J Hum Nutr Diet, 24 (4): 313-326.

Gionchetti P, Dignass A, Danese S, et al, 2017. 3rd European evidence-based consensus on the diagnosis and management of Crohn's disease 2016: part 2: surgical management and special situations. J Crohns Colitis, 11 (2): 135-149.

Gionchetti P, Rizzello F, Annese V, et al, 2017. Use of corticosteroids and immunosuppressive drugs in inflammatory bowel disease: clinical practice guidelines of the Italian Group for the Study of Inflammatory Bowel Disease. Dig Liver Dis, 49 (6): 604-617.

Golda T, Zerpa C, Kreisler E, et al, 2013. Incidence and management of anastomotic bleeding after ileocolic anastomosis. Colorectal Dis, 15 (10): 1301-1308.

Gomollón F, Dignass A, Annese V, et al, 2017. Third European evidence-based consensus on the diagnosis and management of Crohn's disease 2016: part 1: diagnosis and medical management. J Crohns Colitis, 11 (1): 3-25.

Greuter T, Navarini A, Vavricka SR, 2017. Skin manifestations of inflammatory bowel disease. Clin Rev Allergy Immunol, 53 (3): 413-427.

Gutiérrez A, Rivero M, Martín-Arranz MD, et al, 2019. Perioperative management and early complications after intestinal resection with ileocolonic anastomosis in Crohn's disease: analysis from the PRACTICROHN study. Gastroenterol Rep (Oxf), 7 (3): 168-175.

Hall NJ, Rubin GP, Hungin APS, et al, 2007. Medication beliefs among patients with inflammatory bowel disease who report low quality of life: a qualitative study. BMC Gastroenterol, 7: 20.

Harbord M, Annese V, Vavricka SR, et al, 2016. The first european evidence-based consensus on extra-intestinal manifestations in inflammatory bowel disease. J Crohns colitis, 10(3): 239-254.

Harbord M, Eliakim R, Bettenworth D, et al, 2017. Corrigendum: third European evidence-based consensus on diagnosis and management of ulcerative colitis. Part 2: current management. J Crohns Colitis, 11 (12): 1512.

Harlan WR, Meyer A, Fisher J, 2016. Inflammatory bowel disease: epidemiology, evaluation, treatment, and health maintenance. N C Med J, 77 (3): 198-201.

Hashash JG, Kane S, 2015. Pregnancy and inflammatory bowel disease. Gastroenterol Hepatol, 11 (2): 96-102.

Hedin CRH, Vavricka SR, Stagg AJ, et al, 2019. The pathogenesis of extraintestinal manifestations: implications for IBD research, diagnosis, and therapy. J Crohns Colitis, 13 (5): 541-554.

Iida T, Wagatsuma K, Hirayama D, et al, 2019. The etiology of pancreatic manifestations in patients with inflammatory bowel disease. J Clin Med, 8 (7): 916.

Justiniano CF, Aquina CT, Becerra AZ, et al, 2019. Postoperative mortality after nonelective surgery for inflammatory bowel disease patients in the era of biologics. Ann Surg, 269 (4): 686-691.

Kayal M, Radcliffe M, Plietz M, et al, 2020. Portomesenteric venous thrombosis in patients undergoing surgery for medically refractory ulcerative colitis. Inflamm Bowel Dis, 26 (2): 283-288.

Kiely JM, Fazio VW, Remzi FH, et al, 2012. Pelvic sepsis after IPAA adversely affects function of the pouch and quality of life. Dis Colon Rectum, 55 (4): 387-392.

King D, Reulen RC, Thomas T, et al, 2020. Changing patterns in the epidemiology and outcomes of inflammatory bowel disease in the United Kingdom: 2000-2018. Aliment Pharmacol Ther, 51 (10): 922-934.

Kiran RP, da Luz Moreira A, Remzi FH, et al, 2010. Factors associated with septic complications after restorative proctocolectomy. Ann Surg, 251 (3): 436-440.

Kulaylat AS, Kulaylat AN, Schaefer EW, et al, 2017. Association of preoperative anti-tumor necrosis factor therapy with adverse postoperative outcomes in patients undergoing abdominal surgery for ulcerative colitis. JAMA Surg, 152 (8): e171538.

Kuroda K, Noda E, Takada K, et al, 2017. A case of diffuse enteritis after total colectomy for ulcerative colitis. Nippon Daicho Komonbyo Gakkai Zasshi, 70 (1): 41-46.

Laine L, Kaltenbach T, Barkun A, et al, 2015. SCENIC international consensus statement on surveillance and management of dysplasia in inflammatory bowel disease. Gastrointest Endosc, 81

（3）：489-501. e26.

Lamb CA, Kennedy NA, Raine T, et al, 2019. British Society of Gastroenterology consensus guidelines on the management of inflammatory bowel disease in adults. Gut, 68(Suppl 3): s1-s106.

Lamers CR, de Roos NM, Koppelman LJM, et al, 2021. Patient experiences with the role of physical activity in infammatory bowel disease: results from a survey and interviews. BMC Gastroenterol, 21 (1) : 172.

Lin ZL, Wu HY, Dai SX, et al, 2019. Application of herbaceous medications for inflammatory bowel disease as a complementary and alternative therapy. Inflamm Bowel Dis, 25 (12): 1886-1895.

Linn AJ, van Dijk L, Smit EG, et al, 2013. May you never forget what is worth remembering: the relation between recall of medical information and medication adherence in patients with inflammatory bowel disease. J Crohns Colitis, 7 (11): e543-e550.

Magro F, Gionchetti P, Eliakim R, et al, 2017. Third European evidence-based consensus on diagnosis and management of ulcerative colitis. Part 1: definitions, diagnosis, extra-intestinal manifestations, pregnancy, cancer surveillance, surgery, and ileo-anal pouch disorders. J Crohns Colitis, 11 (6): 649-670.

Majewski S, Piotrowski W, 2015. Pulmonary manifestations of inflammatory bowel disease. Arch Med Sci, 11 (6): 1179-1188.

Marshall JK, Otley AR, Afif W, et al, 2014. Canadian Association of Gastroenterology position statement regarding the use of thiopurines for the treatment of inflammatory bowel disease. Can J Gastroenterol Hepatol, 28 (7) : 371-372.

Massironi S, Rossi RE, Cavalcoli FA, et al, 2013. Nutritional deficiencies in inflammatory bowel disease: therapeutic approaches. Clin Nutr, 32 (6): 904-910.

Ng SC, 2014. Epidemiology of inflammatory bowel disease: focus on Asia. Best Pract Res Clin Gastroenterol, 28 (3): 363-372.

Ng SC, Shi HY, Hamidi N, et al, 2017. Worldwide incidence and prevalence of inflammatory bowel disease in the 21st century: a systematic review of population-based studies. Lancet, 390(10114): 2769-2778.

Nguyen GC, Bernstein CN, Bitton A, et al, 2014. Consensus statements on the risk, prevention, and treatment of venous thromboembolism in inflammatory bowel disease: Canadian Association of Gastroenterology. Gastroenterology, 146 (3): 835-848. e6.

Nguyen GC, Seow CH, Maxwell C, et al, 2016. The toronto consensus statements for the management of inflammatory bowel disease in pregnancy. Gastroenterology, 150(3): 734-757. e1.

O'Moráin C, Segal AW, Levi AJ, 1984. Elemental diet as primary treatment of acute Crohn's disease: a controlled trial. Br Med J (Clin Res Ed) , 288 (6434) : 1859-1862.

Ooi CJ, Fock KM, Makharia GK, et al, 2010. The Asia-Pacific consensus on ulcerative colitis. J Gastroenterol Hepatol, 25 (3): 453-468.

Peyrin-Biroulet L, Deltenre P, Ardizzone S, et al, 2009. Azathioprine and 6-mercaptopurine for the prevention of postoperative recurrence in Crohn's disease: a meta-analysis. Am J Gastroenterol, 104 (8): 2089-2096.

Pithadia AB, Jain S, 2011. Treatment of inflammatory bowel disease (IBD). Pharmacol Rep, 63 (3): 629-642.

Qiu XY, Ma JJ, Wang K, et al, 2017. Chemopreventive effects of 5-aminosalicylic acid on inflammatory bowel disease-associated colorectal cancer and dysplasia: a systematic review with meta-analysis. Oncotarget, 8 (1): 1031-1045.

Rahier JF, Magro F, Abreu C, et al, 2014. The second European evidence-based consensus on the diagnosis and management of opportunistic infections in the inflammatory bowel disease. J Crohns Colitis, 8 (6): 443-468.

Rohde JA, Barker JO, Noar SM, 2019. Impact of eHealth technologies on patient outcomes: a meta-analysis of chronic gastrointestinal illness interventions. Transl Behav Med, 11 (1): 1-10.

Rubin DT, Ananthakrishnan AN, Siegel CA, et al, 2019. ACG clinical guideline: ulcerative colitis in adults. Am J Gastroenterol, 114 (3): 384-413.

Rutgeerts P, van Assche G, Vermeire S, et al, 2005. Ornidazole for prophylaxis of postoperative Crohn's disease recurrence: a randomized, double-blind, placebo-controlled trial. Gastroenterology, 128 (4): 856-861.

Schwartz DA, Ghazi LJ, Regueiro M, 2015. Guidelines for medical treatment of Crohn's perianal fistulas: critical evaluation of therapeutic trials. Inflamm Bowel Dis, 21 (4): 737-752.

Selvaratnam S, Gullino S, Shim L, et al, 2019. Epidemiology of inflammatory bowel disease in South America: a systematic review. World J Gastroenterol, 25 (47): 6866-6875.

Serradori T, Germain A, Scherrer ML, et al, 2013. The effect of immune therapy on surgical site infection following Crohn's disease resection. Br J Surg, 100 (8): 1089-1093.

Sgambato D, Gimigliano F, De Musis C, et al, 2019. Bone alterations in inflammatory bowel diseases. World J Clin Cases, 7 (15): 1908-1925.

Shah H, Zezos P, 2020. Pouchitis: diagnosis and management. Curr Opin Gastroenterol, 36 (1): 41-47.

Shashi P, Shen B, 2019. Characterization of megapouch in patients with restorative proctocolectomy. Surg Endosc, 33 (7): 2293-2303.

Shen B, Kochhar G, Navaneethan U, et al, 2019. Role of interventional inflammatory bowel disease in the era of biologic therapy: a position statement from the Global Interventional IBD Group. Gastrointest Endosc, 89 (2): 215-237.

Sherlock ME, MacDonald JK, Griffiths AM, et al, 2015. Oral budesonide for induction of remission in ulcerative colitis. Cochrane Database Syst Rev, (10): CD007698.

Slonim-Nevo V, Sarid O, Friger M, et al, 2018. Effect of social support on psychological distress and disease activity in inflammatory bowel disease patients. Inflamm Bowel Dis, 24 (7): 1389-1400.

Sood A, Ahuja V, Kedia S, et al, 2019. Diet and inflammatory bowel disease: the Asian Working Group guidelines. Indian J Gastroenterol, 38 (3): 220-246.

Spehlmann ME, Begun AZ, Saroglou E, et al, 2012. Risk factors in German twins with inflammatory bowel disease: results of a questionnaire-based survey. J Crohns Colitis, 6 (1): 29-42.

Steinberg JM, Charabaty A, 2020. The management approach to the adolescent IBD patient: health maintenance and medication considerations. Curr Gastroenterol Rep, 22 (1): 5.

Sturm A, Maaser C, Mendall M, et al, 2017. European Crohn's and colitis organisation topical review on IBD in the elderly. J Crohns Colitis, 11 (3): 263-273.

Su JW, Ma JJ, Zhang HJ, 2015. Use of antibiotics in patients with Crohn's disease: a systematic review and meta-analysis. J Dig Dis, 16 (2): 58-66.

Toh JW, Stewart P, Rickard MJ, et al, 2016. Indications and surgical options for small bowel, large bowel and perianal Crohn's disease. World J Gastroenterol, 22 (40): 8892-8904.

Townsend CM, Nguyen TM, Cepek J, et al, 2020. Adalimumab for maintenance of remission in Crohn's disease. Cochrane Database Syst Rev, 5 (5): CD012877.

Townsend CM, Parker CE, MacDonald JK, et al, 2019. Antibiotics for induction and maintenance of remission in Crohn's disease. Cochrane Database Syst Rev, 2 (2): CD012730.

Turner D, Levine A, Escher JC, et al, 2012. Management of pediatric ulcerative colitis: joint ECCO and ESPGHAN evidence-based consensus guidelines. J Pediatr Gastroenterol Nutr, 55 (3): 340-361.

Van Assche G, Dignass A, Bokemeyer B, et al, 2013. Second European evidence-based consensus on the diagnosis and management of ulcerative colitis part 3: special situations. J Crohns Colitis, 7 (1): 1-33.

Van Assche G, Dignass A, Reinisch W, et al, 2010. The second European evidence-based consensus on the diagnosis and management of Crohn's disease: special situations. J Crohns Colitis, 4 (1): 63-101.

Wilson MZ, Connelly TM, Tinsley A, et al, 2015. Ulcerative colitis is associated with an increased risk of venous thromboembolism in the postoperative period: the results of a matched cohort analysis. Ann Surg, 261 (6): 1160-1166.

Yamanoto T, 2013. Nutrition and diet in inflammatory bowel disease. Curr Opin Gastroenterol, 29 (2): 216-221.

Yang NN, Liang GY, Lin J, et al, 2020. Ginsenoside Rd therapy improves histological and functional recovery in a rat model of inflammatory bowel disease. Phytother Res, 34 (11): 3019-3028.

Yang QF, Gao X, Chen HP, et al, 2017. Efficacy of exclusive enteral nutrition in complicated Crohn's disease. Scand J Gastroenterol, 52 (9) : 995-1001.

Zaghiyan K, Melmed GY, Berel D, et al, 2014. A prospective, randomized, noninferiority trial of steroid dosing after major colorectal surgery. Ann Surg, 259 (1): 32-37.

Zezos P, Kouklakis G, Saibil F, 2014. Inflammatory bowel disease and thromboembolism. World J Gastroenterol, 20 (38): 13863-13878.

彩　图

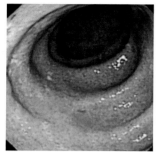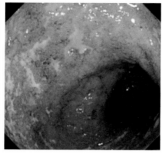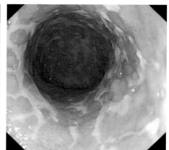

彩图 1　溃疡性结肠炎的结肠镜表现

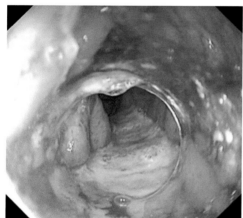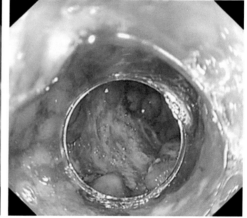

彩图 2　克罗恩病的结肠镜表现

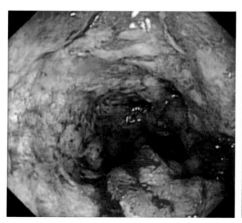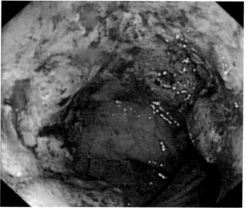

彩图 3　大肠癌的结肠镜表现

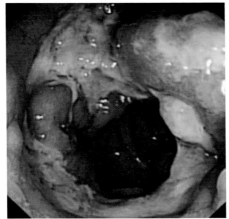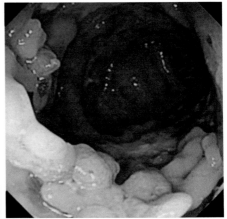

彩图 4　肠结核的结肠镜表现

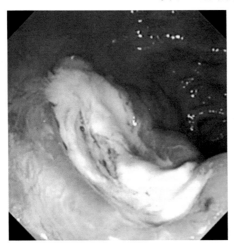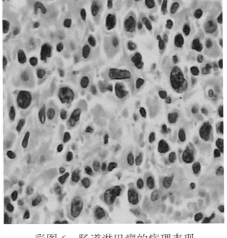

彩图 5　肠道淋巴瘤的结肠镜表现　　　　彩图 6　肠道淋巴瘤的病理表现

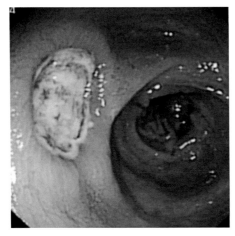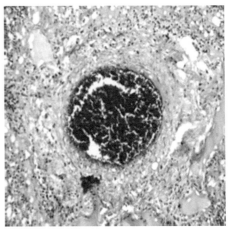

彩图 7　结肠白塞病的结肠镜表现　　　　彩图 8　肠型白塞病的病理表现